脊柱内镜下手术

Microendoscopic Discectomy

主　编　（日）吉田　宗人
和歌山县立医科大学名誉教授/SUMIYA 骨科医院医疗法人、院长

副主编　（日）中川　幸洋
和歌山县立医科大学骨科学讲师

主　译　陈统一
复旦大学附属中山医院二级教授，博士研究生导师

北方联合出版传媒（集团）股份有限公司

辽宁科学技术出版社

·沈阳·

Authorized translation from the Japanese language edition, entitled
脊椎内視鏡下手術
ISBN: 978-4-260-03053-3
編集：吉田　宗人
編集恊力：中川　幸洋
Published by IGAKU–SHION LTD., TOKYO Copyright © 2017
All Rights Reserved. No part of this book may be reproduced or transmitted in any form or by
any means, electronic or mechanical, including photocopying, recording or by any information
storage retrieval system, without permission from IGAKU–SHION LTD.
Simplified Chinese Characters edition published by Liaoning Science and Technology
Publishing House, Copyright © 2019.

©2020，辽宁科学技术出版社
著作权合同登记号：第06–2017–319号。

图书在版编目（CIP）数据

脊柱内镜下手术／（日）吉田　宗人主编；陈统一主
译．—沈阳：辽宁科学技术出版社，2020.2
　ISBN 978-7-5591-1238-5

　Ⅰ．①脊…　Ⅱ．①吉…　②陈…　Ⅲ．①内窥镜—
应用—脊柱病—外科手术　Ⅳ．① R681.5

中国版本图书馆CIP数据核字（2019）第140587号

出版发行：辽宁科学技术出版社
　　　　　（地址：沈阳市和平区十一纬路 25 号　邮编：110003）
印 刷 者：辽宁新华印务有限公司
经 销 者：各地新华书店
幅面尺寸：210 mm × 285 mm
印　　张：15.25
插　　页：4
字　　数：400 千字
出版时间：2020 年 2 月第 1 版
印刷时间：2020 年 2 月第 1 次印刷
责任编辑：凌　敏
封面设计：袁　舒
版式设计：袁　舒
责任校对：栗　勇

书　　号：ISBN 978-7-5591-1238-5
定　　价：198.00 元

投稿热线：024–23284363
邮购热线：024–23284502
邮　　箱：lingmin19@163.com
http://www.lnkj.com.cn

编者名单

主编

吉田　宗人　和歌山县立医科大学名誉教授

　　　　　　SUMIYA 骨科医院医疗法人、院长

副主编

中川　幸洋　和歌山县立医科大学骨科学讲师

参编者

岩崎　　博　和歌山县立医科大学骨科学讲师

筒井　俊二　和歌山县立医科大学骨科学讲师

中尾　慎一　SUMIYA 骨科医院医疗法人

中川　幸洋　和歌山县立医科大学骨科学讲师

野村　和教　SUMIYA 骨科医院医疗法人、副院长

桥爪　　洋　和歌山县立医科大学骨科学讲师

麻殖生和博　和歌山劳灾病院骨科主任

南出　晃人　和歌山县立医科大学骨科学讲师

山田　　宏　和歌山县立医科大学骨科学副教授

吉田　宗人　和歌山县立医科大学名誉教授 / SUMIYA 骨科医院医疗法人、院长

译者名单

主译

陈统一

译者

陈子贤　冯振洲　顾宇彤　蒋　淳　李熙雷

主译简介

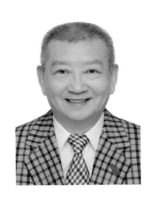

　　陈统一，现任复旦大学附属中山医院二级教授，博士研究生导师。1969年毕业于上海第二医学院医疗系，曾于四川医学院附属医院进修，后在四川省吉祥煤矿附属医院骨外科工作，时任副院长。1980年调入上海市第六人民医院骨科。1988年留学日本大阪市立大学附院学习"诱发电位测定在手术中的应用"，并获准参加临床工作，该课题被日本厚生省认定为先进技术尖端并应用于临床项目（1991年）。1992年年底回国，在复旦大学附属中山医院骨科工作至今。对创伤、脊柱和周围神经损伤等疾病的诊治以及关节外科和游离组织的修复重建有一定经验。曾获国家科技进步二等奖、上海市科技进步二等奖、新疆维吾尔自治区科技进步二等奖、上海市科技进步三等奖等。主编、合作主编、副主编专著8本，参编专著13本，主译专著4本，发表核心期刊论文100余篇，《辞海》第6版主要编写者之一。2006年成功治疗1例多肢畸形患者，接受国内多家电视台及美国Discovery频道采访报道。

译者序

  20 世纪 60 年代初，世界上首例断肢再植手术取得成功，内镜下手术的原理迅速渗透到大外科的各个亚专业中，微创脊柱外科就是在显微外科和经皮介入外科技术的基础上发展而来的。1975 年希基卡塔（Hijikata）等首次采用经皮后外侧入路将直径 7 mm 的导管插入腰椎间盘纤维环内，行非直视下间接减压髓核摘除术，但优良率较低，并发症的发生率较高。1983 年福斯特（Forst R）等首次将改良后的关节镜技术引入脊柱外科手术中，使髓核摘除可在直视下进行操作。同期瑞士的施赖伯（Schreiber）将内镜技术进行了改良，将其用于经皮后外侧髓核突出的治疗并冠名为椎间盘镜。1992 年坎宾（Kambin P）等报道了关节镜辅助下经皮后外侧入路腰椎间盘切除术（AMD）并提出坎宾（Kambin）安全三角的概念。1996 年 4 月，由达斯沃斯达（Ditsworth D A）等研制成功的第一代经椎间孔入路的脊柱内镜投入临床应用中。此后，人们可以在工作通道中灵活操作手术器械。1997 年福利（Foley）和史密斯（Smith）首先开展了显微内镜下髓核摘除术（MED），同年杨（Yeung A T）研究出第三代脊柱内镜系统（YESS）并提出"盘内技术（inside-out）"。2003 年霍格兰（Hoogland T）等研发成功新的经椎间孔内镜脊柱系统（TESSYS）并提出"盘外技术（outside-in）"的概念。经过近 30 年的努力和发展，脊柱内镜下手术已成为当代最具发展潜力和最微创的脊柱手术技术。

  1998 年，日本和歌山县立医科大学骨科引进了 MED 技术，之后的 20 年中几代医师坚持不懈地努力研究脊柱各个部位的内镜下手术以及队列手术技术等课题。他们成功研制出多种内镜镜头、微小器械、高清显示屏幕，并且不断培训日本有志于内镜下手术的年轻医师，开发了术中导航技术和智能化模拟手术训练。在吉田　宗人教授的带领下，日本和歌山县立医科大学骨科已经成为日本脊柱内镜下手术的中心。本书对曾经在该院培训的医师在临床工作中遇到的具体问题进行了系统的解答，其中有很多临床经验的总结，这将对我国脊柱外科技术的发展具有相当深远的影响。

  日本骨科学会（JOA）2016 年报道，2005 年日本国内有 208 家医疗机构开展了脊柱内镜下手术，4 215 例患者接受了脊柱内镜下手术。2009 年增加至 252 家医疗机构，7 543 例患者。2014 年扩大到 328 家医疗机构，12 094 例患者，占同期脊柱外科手术总量的 1/10 以上。

  我国在 20 多年前引进了 MED 技术，但是发展缓慢且不平衡，对于内镜下手术优点的认同当然会有一个过程。值得庆幸的是，有少数医师，如周跃、姜晓幸、邱勇、吕国华、马泽民等积极开展了各种内镜下脊柱手术的探索性工作，取得了优良的成绩，真正开始了我国的微创脊柱外科技术的应用。当前我国脊柱内镜下手术正处在方兴未艾、蓬勃发展的前夜。

  脊柱内镜下手术的优点为超微创（皮肤切口 6 mm），出血少，局部麻醉安全性高，术中患者处于清醒状态，不易误伤神经，在显示幕的显示下操作，对脊柱的稳定性破坏小，从肌间隙内进入等。在复健医师的指导下，患者一般术后 5 h 即可下地活动，2 周内恢复正常工作。当然也应该认识到存在的诸多问题，最主要的是医师学习曲线陡峭，对手术医师临床手术操作技术、微创潜质的要求高，需要有特殊的手术设备等，医师切忌好高骛远、急功近利或盲目扩大手术指征，应该永远牢记医者仁心、造福于民的理念，这是一个有责任心的医师终身追求的目标。在本书的翻译过程中，我们得到了辽宁科学技术出版社和编辑凌敏老师的帮助，在此深表感谢！

陈统一

推荐序

当今，脊柱外科领域出现了一波内镜下手术技术的革新，并逐渐被越来越多的人接受。本书就是由该领域中最权威的学者编写的，几乎涵盖了内镜手术的所有知识。

为了认识本书的价值，我们先以椎间盘髓核突出症为例进行分析。纵观该病的诊疗历史，18 世纪后半期，学者们确立了坐骨神经痛的认知概念。并且，作为治疗而导入手术这一侵袭性的医疗方法是在 20 世纪的前半期出现的。考虑到这些事实，确定手术作为治疗手段之一的地位，并非那么遥远。

1939 年，洛夫（Love G）报道了他的手术方法，这个方法成了以后标准手术技术的基础。之后，经腹膜前方入路（Lane J D，Moore E S，1948）、木瓜酵素化学溶核术（Smith L，1964）、人工椎间盘（Fernstr M U，1966）、经皮髓核摘除（Hijikata S，et al，1975）、微创椎间盘切除（Cospar W，1977/Yasargil M G，1977）、自动经皮髓核摘除（Onik G，1985）、经皮激光椎间盘汽化减压（Choy D S，1989/Ascher P N，1992）等技术不断出现。随后，在 1997 年，福利（Foley）报道了在内镜下进行椎间盘切除术的方法。

在日本，吉田　宗人先生在 1998 年引进 MED 法，并坚持应用到现在。因此我们可以认为，日本脊柱外科的内镜下手术的技术引进和应用是从吉田先生开始的。

这次吉田先生率领他的教研室同事共同编著了本书，毫无疑问，本书将成为脊柱外科内镜下手术的规范教科书。

本书有以下特点：

首先，本书由和歌山县立医科大学从事脊柱外科内镜下手术的高年资医师合作编写。我认为，一本书应有共同的哲学思想贯穿全体。从这个立场上出发，记载的内容以及考虑问题的逻辑方法将始终如一，这是本书拥有的重要价值之一。

其次，本书是由读者期望了解的知识构成的。本书是根据在吉田先生处学习过的医生们的问卷调查结果编写而成的。

最后，关于手术并发症这一问题本书独自设立了一章。遗憾的是，只要进行手术治疗，必然会出现并发症。当问题发生时掌握对应的措施，是手术医师必须掌握的技术。

本书是吉田先生及其教研室同事们共同努力的结晶，一定会成为脊柱外科医师以及全体国民的福音。

2017 年 4 月　**菊地臣一**

（公立大学法人 福岛县立医科大学 常务顾问
兼 福岛国际医疗科学中心 常务参事）

绪论

在日本，脊柱后路内镜手术是从 1998 年开展起来的。回顾这 20 年的历程，技术的发展令人瞠目。不仅是内镜器械本身的改良，摄像机和监视器也日臻完善。我们团队在 1998 年 9 月率先将 MED 方法引入日本，从此开始对机械设备的改良和发展投入了很多精力。手术的适应证从椎间盘髓核摘除开始，逐渐扩大至腰椎管狭窄症、脊髓型颈椎病等疾病，目前脊髓和神经减压手术基本都能在内镜下完成。在这 20 年里，因为内镜、摄像机、监视器制作技术的进步，在显示屏上可以获得非常清晰逼真的手术影像。手术本身也不断有更安全的规范操作以及更确实的减压改良技术。但现状是，虽然在我们的治疗中心脊柱后路内镜手术已经成为标准的手术方法，但是其他医疗机构与我们中心相比，存在技术上的差距。

全日本在 2010 年脊柱后路内镜手术病例数超过了 1 万例，以后每年都在递增，但与腹腔镜胆囊切除等消化道外科手术相比，其治疗数量还是少数。脊柱手术每年约有 13 万例，内镜下手术例数还不到其中的一成。但是，估计今后会达到目前的数倍。因此，有必要推广标准的手术操作技术，根据手术适应证、手术效果，让更多的脊柱外科医师能够把内镜下手术作为脊柱减压手术的优先手术方法。

我们不断改良手术操作的方法，对各种疾病已经确立了手术技术标准。此时，医学书院的北条先生提议将目前在和歌山县立医科大学确立的手术方法总结成书。如今，日本的脊柱内镜下手术类的书有 2 本，手术方法、医院器械设施、主刀医师的学习经历都不相同。当然，从手术入路到使用器械也因为术者的不同而不同。

本书都是由我们医院的医师执笔的，相信统一的想法和手术流程会使读者能够充分理解手术技法。衷心期待这本集我们中心 20 年工作经验编成的书能够对内镜手术的发展有所贡献。

2017 年 4 月　吉田　宗人

目录

第三部分 ## 并发症对策篇

第一部分

基础篇

第1章 脊柱后方入路内镜下手术的解剖学基本知识

一、颈椎（经后方椎板入路）

吉田 宗人、南出 晃人

颈项韧带起于枕骨外嵴、枕外隆突，附着于寰椎后结节和下 6 个颈椎棘突之间。

在颈后部肌群的浅层有斜方肌、头夹肌、肩胛提肌、颈夹肌。其深层有颈最长肌、颈棘肌、颈半棘肌、头长肌、头上斜肌、头下斜肌、头半棘肌、头后大直肌和头后小直肌（图 1-1-1）。

手术切口位于该椎间隙正中外侧约 1.5 cm 处，切开皮肤后用高频手术刀切开颈项韧带，然后一边用手指触摸定位，一边劈裂表层肌群，钝性分离深层肌群以后，确认椎板，用扩张器逐层扩张分离颈半棘肌，游离椎板上的少许肌肉后，插入圆筒形牵开器。插入部位是上下椎的椎板间隙和关节突关节内侧的位置（图 1-1-2）。

在插入部位，下关节突与远位椎的上关节突相重叠，呈叠瓦状，形成关节突关节。在近端椎板下缘和远端椎板上缘之间有黄韧带，在椎板间隙中呈左右对称分布（图 1-1-2），从枢椎（C2）延伸到第 1 骶椎，由弹性纤维组成，呈黄色。在枕骨和 C1 之间有寰椎后头膜，无黄韧带，C1 和 C2 之间有寰椎后头膜。

黄韧带位于近端椎板后下缘与远端椎板下缘间部（Interlaminar Portion）和椎板与上关节突之间的关节突关节囊部（Capsular Portion）。通常颈椎过伸时，脊髓受到近端椎板下缘和远端椎板上缘、黄韧带钳夹压迫的现象称为钳夹机制（Pincers Mechanism）（图 1-1-3）。特别是脊髓型颈椎病患者，通常是从后方

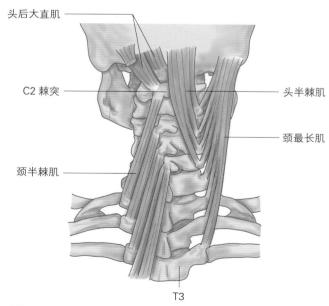

图 1-1-1　颈后部深层肌群

2

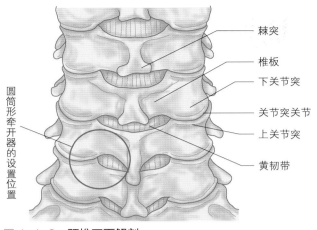

图 1-1-2　颈椎正面解剖

圆筒形牵开器的设置位置

棘突
椎板
下关节突
关节突关节
上关节突
黄韧带

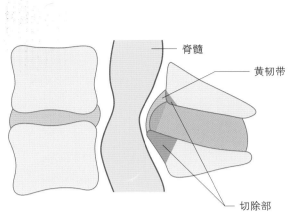

图 1-1-3　钳夹机制（Pincers Mechanism）图解

脊髓
黄韧带
切除部

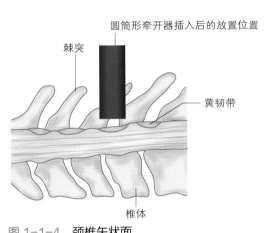

图 1-1-4　颈椎矢状面

棘突
圆筒形牵开器插入后的放置位置
黄韧带
椎体

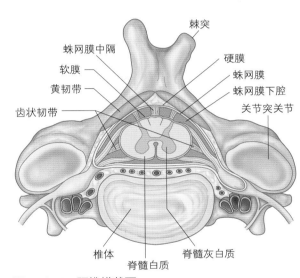

图 1-1-5　颈椎横截面

蛛网膜中隔
软膜
黄韧带
齿状韧带
棘突
硬膜
蛛网膜
蛛网膜下腔
关节突关节
椎体
脊髓白质
脊髓灰白质

椎板减压解除钳夹机制，但在这种情况下，要同时切除近端椎板下缘和远端椎板上缘肥厚的黄韧带（图 1-1-3）。从颈椎侧面来看，圆筒形牵开器应插入并固定在该上下椎板间隙与前方椎间盘水平相平行的方向（图 1-1-4）。

　　脊髓位于椎管内，被硬膜、蛛网膜和软脑膜所覆盖。脊髓头端与延髓相连接，尾端在胸腰椎移行部呈圆锥状，称脊髓圆锥，是中枢神经转为周围神经的部分。脊髓髓节位于相对应椎体头端一个椎体。神经从脊髓侧方前外侧沟发出，前根（运动神经）后外侧沟发出后根（感觉神经），每一个节段的前、后根在椎间孔部形成脊神经。后根在近椎间孔内侧形成膨大，称为脊神经节（Ganglion），其外面有软脑膜反褶即根袖和硬膜包绕覆盖（图 1-1-5）。第一对脊神经从枕部寰椎间发出，C7 和 T1 之间为第 8 对脊神经。

二、颈椎椎间孔部

中川　幸洋

在施行神经根型颈椎病的椎间孔扩大手术时，理解颈椎椎间孔部的解剖尤其重要。

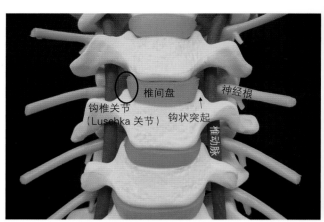

图 1-1-6　颈椎前视图

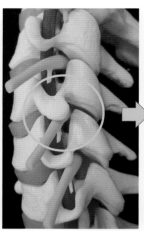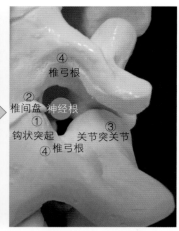

图 1-1-7　颈椎侧视图（左）与颈椎椎间孔部的局部放大
　　　　　（右）

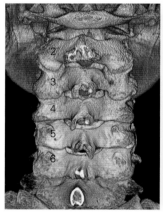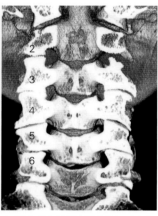

图 1-1-8　颈椎后面（左）和由后向前看到的椎间孔（右）

　　颈椎椎间孔区域是从脊髓产出分支的神经根走行的通道，该通道前壁为钩椎关节（Luschka 关节）*的后外侧面和椎间盘及上位椎体的下方部分构成，上下壁由相邻椎体的椎弓根构成，后壁由关节突关节内侧（上关节突）及相邻部位构成（图 1-1-6～图 1-1-8）。

　　椎间孔的入口部是管状结构最狭窄的部分；而神经根汇合部是最大膨大处，与相对应的椎间孔入口处形成漏斗状组合。

　　在临床上，一般认为神经根的压迫集中在椎间孔入口部，来自前方的压迫因素包括钩椎关节增生的骨赘、膨出的椎间盘，来自后方的压迫因素为上关节突、黄韧带及神经根周围的纤维组织等。

---

* 钩椎关节（Luschka 关节）是指第 3～7 颈椎椎体上面的后外侧缘向上方凸出的部分。该凸出与上位椎体相连接，因此被称为钩椎关节或者 Luschka 关节（钩椎关节，Uncover-tebral Joint）（注：Hubert von Luschka：德国解剖学家，1820—1875）。该部分形成椎间孔的前壁，而骨赘的形成是导致椎间孔狭窄化的原因。

✎ **参考文献**

田中信弘, 他. 椎間孔拡大術に関する解剖学的検討——頸椎椎間孔および神経根の微細解剖研究 [J]. 臨床解剖研究会記録, 2001, 1: 50-51.

三、 胸椎

筒井　俊二

肋骨和胸椎形成关节，并且与胸骨一起构成胸廓。与颈椎和腰椎相比较，胸椎之间几乎不存在活动性，因此退行性疾病很少发生，脊柱后方内镜下手术仅限于切除脊柱后方压迫神经组织的减压手术，其代表性疾病是胸椎黄韧带骨化症。然而，胸椎的构造和形态与颈椎、腰椎有很大的差异，在以定点（Pin-Point）直达病灶的内镜下手术中，必须通过影像监视器画面上所显示的影像随时改变内镜的位置来把握术野和周边组织的位置关系，因此需要充分掌握相关解剖学知识。

a　棘突

棘突与人体横断面呈 40°～60° 的倾斜，棘突尾端位于其尾端 1~1.5 个椎体水平（图 1-1-9）。

b　横突

从椎板和椎弓根的界面向后上方突起，尾端胸椎小而短。椎板的宽度狭小（图 1-1-10）。

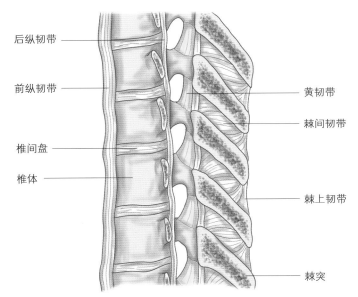

图 1-1-9　胸椎

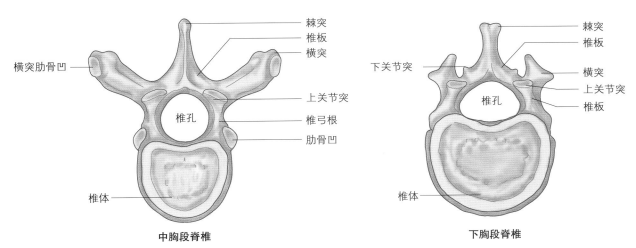

图 1-1-10　中胸段脊椎和下胸段脊椎

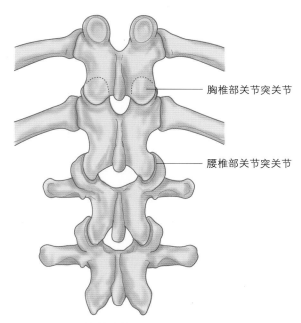

图 1-1-11　关节突关节

胸椎部关节突关节

腰椎部关节突关节

c　关节突关节

从颈椎开始关节突关节的关节面方向由接近横断面的斜坡位逐渐转为额状位，到了腰椎的关节突关节则呈矢状位（图 1-1-11）。

d　黄韧带

黄韧带为膜状、节段性结构，颈段薄而宽，胸段厚而窄，腰段又厚又宽，向外至关节突关节内侧缘，并参与关节囊的组成，外观呈蝶状，后正中部有一裂隙，裂隙部黄韧带较薄，其下有少量脂肪组织和静脉。

e　脊髓

在上中段胸椎中，脊髓各髓节和椎体有 1 髓节的差异，而在下段胸椎中有圆锥上部（第 4 腰髓节至第 2 骶髓节），第 4 腰髓节位于 T11 椎体下缘、T11/12 椎间盘的水平。

四、　腰椎

筒井　俊二

在腰椎后方椎板入路内镜下手术中，无须将脊柱旁肌肉游离到骨膜下，只需要劈开多裂肌的肌纤维，在其间直接设置圆筒形牵开器，确保术野即可。因此不易产生脊柱旁肌失神经支配（Denervation），能以最小的创伤完成软组织分离，手术侵袭性低，患者术后腰部不适感也很轻。

但是在以腰椎椎管狭窄为代表、需要采取手术治疗的病例中，因其与正常解剖结构不同，所以一旦采用非正规入路进行手术，易造成手术部位的误判，有时常常会不必要地切除软组织和骨组织。因此需要在用手指触知解剖学标志点（Land-mark）的同时，通过内镜，在圆筒形牵开器内进行观察，判断操作部位是否正确，所以需要术者具备充分的解剖学知识。

手术的主要目的在于解除对神经组织的压迫，要想在维持微创的同时，准确、安全地完成手术操作，不仅要熟悉被压迫的神经组织，还必须熟悉压迫神经组织的周围组织以及它们相互位置的关系。

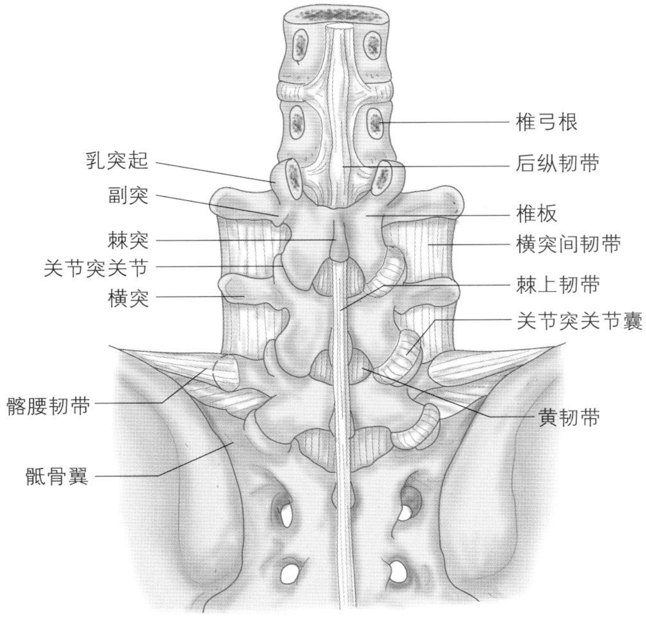
椎弓根
乳突起
后纵韧带
副突
椎板
棘突
横突间韧带
关节突关节
棘上韧带
横突
关节突关节囊
髂腰韧带
黄韧带
骶骨翼

图 1-1-12　**腰椎后方的解剖**

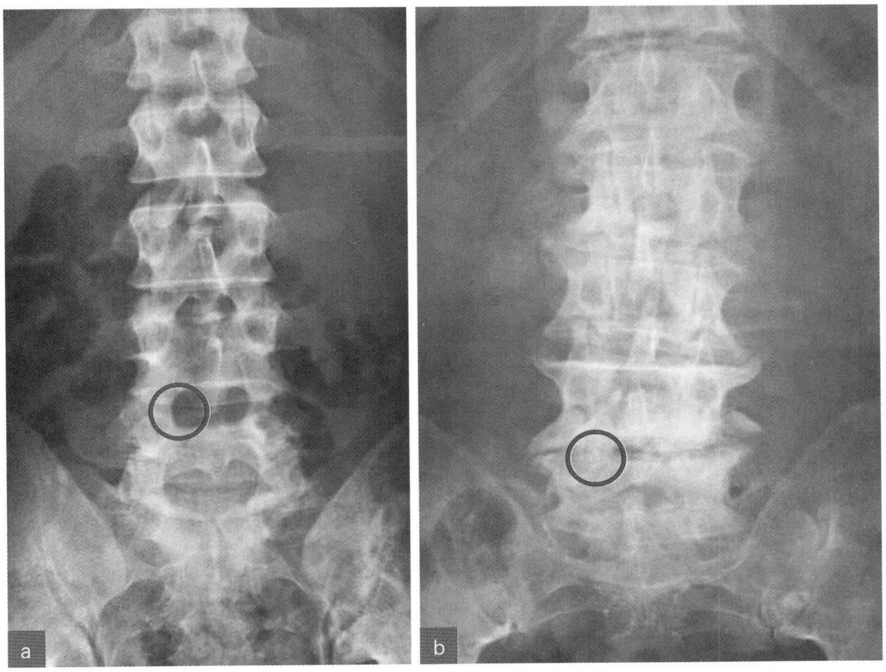
a
b

图 1-1-13　**腰椎单纯 X 线正位像**

a：年轻患者。**b**：高龄患者。
高龄患者椎板间隙已狭窄化，易造成手术部位的定位错误。
○ 圆筒形牵开器

解剖学标志点

a　棘突

棘突是指从椎板的正中开始向后方隆起形成的骨性突起（图 1-1-12）。棘突最靠背侧的皮质有一定厚度，可以用 X 线透视来加以确认，在正位片中可用于确认手术定位的标志点（图 1-1-13），但是，棘突尖通常比该椎体更靠远端，它的位置关系受矢状面中排列的影响，因此需要加以注意（图 1-1-13）。

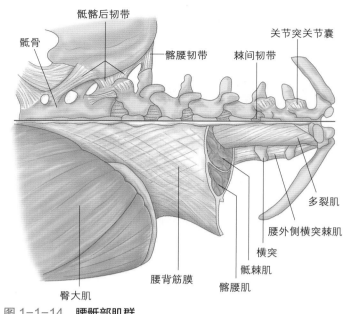

图 1-1-14　**腰骶部肌群**

并且，它的基部也成为圆筒形牵开器设置及开始切除椎板时的标志点。在存在退行性脊柱侧弯等情况时，可能还会出现左右侧偏的问题，会阻碍圆筒形牵开器的设置，因此需要在术前预先进行充分评估。

b　多裂肌

多裂肌从棘突下缘起以辐射状向下方走行，止于尾端腰椎的乳突及骶骨（图 1-1-14）。通过 X 线透视对棘突及后述的椎板间隙进行确认，以此确定手术部位和皮肤切开的位置。通常将距离正中约 1 横指的外侧作为皮肤切口的位置，切开皮肤及皮下组织以后，显露腰背筋膜（图 1-1-14）。打开筋膜，在多裂肌的肌间隙内置入圆筒形牵开器，以手指扩张方式从棘突及椎板部进行充分的游离，必要时在肌肉止点处充分行骨膜下的游离，这有助于确保工作空间。

c　椎板

椎板是从椎弓根后方向后正中走行的桥状结构（图 1-1-12）。椎板下缘是设置圆筒形牵开器时的一个重要标志点。与其尾端邻近椎体的椎板上缘间所形成的椎板间隙，越向下位腰椎靠近，其椎板间隙的宽度和高度越逐渐增大，在腰椎出现退行性改变的情况下，椎板间隙将变小甚至消失，所以术中常会造成定位错误（图 1-1-13）。

另外，设置圆筒形牵开器时最初使用的是较细小的逐级扩张器，如果出现操作上的失误，将会贯通椎板间隙而直接进入椎管内，有损伤硬膜的危险。因此，逐级递增扩张器，使其前端到达椎板表面为止（参照 22 页，常见问题解答 1）。

同时，与上位腰椎相比，下位腰椎的椎板宽度较小，使圆筒形牵开器的设置更加困难（图 1-1-15）。

d　关节突关节

关节突关节是由上、下关节突所组成的滑膜关节，有助于椎体间的活动（图 1-1-12）。因关节在背侧明显隆起，手术医师能够轻易地触知，与此同时，通过最初将圆筒形牵开器设置在便于看到关节突关节和椎板间隙的位置，从而避免手术定位发生误差（图 1-1-13）。

关节面在横截面上向后外侧展开，在限制椎间活动的同时，也有助于稳定化。

从矢状面观察，腰椎越往尾端，关节突关节的角度越从矢状面转为额状面，因此在减压时需要特别注意关节内侧的切除骨量（图 1-1-15）。

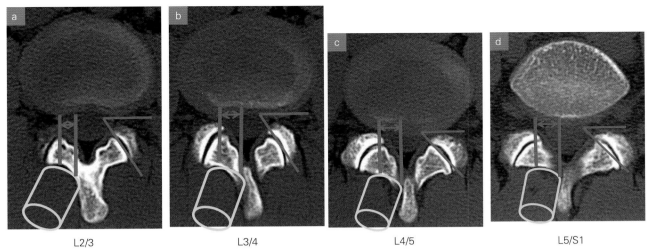

L2/3　　　　　　L3/4　　　　　　L4/5　　　　　　L5/S1

图 1-1-15　腰椎各椎板间隙的圆筒形牵开器的设置位置与椎板、关节突关节的位置关系

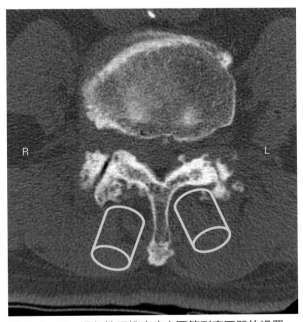

图 1-1-16　退行性腰椎疾病中圆筒形牵开器的设置
右侧入路中，圆筒形牵开器的设置显示不稳定。

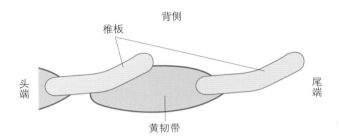

图 1-1-17　椎板和黄韧带之间的关系（Interlaminar Portion）
在正中位（Interlaminar Portion），黄韧带远端椎板上缘的前后附着止点。

　　另外，在退行性腰椎疾病中，椎板和关节突因为增生骨赘的形成而变得不平整，从而使圆筒形牵开器的设置发生困难，且更加不稳定，所以手术前，需要在入路侧进行充分的评估（图 1-1-16）。

e　黄韧带

　　黄韧带是由连接邻近椎板之间的弹性纤维所组成的韧带（图 1-1-12）。在上位椎板下缘附着在椎板腹侧下 1/3（7 ~ 8 mm）；在下位椎板上缘其正中部附着在椎板上缘（Interlaminar Portion）（图 1-1-17），外侧部附着在关节突关节的腹侧（Capsular Portion）。因此，确认远端椎板上缘，必须要切除椎板背侧的黄韧带附着部位。在左、右黄韧带之间的正中存在间隙，如果削刨椎板，则其裂隙会变得明显，因此可用作表示椎管正中部的标志点。

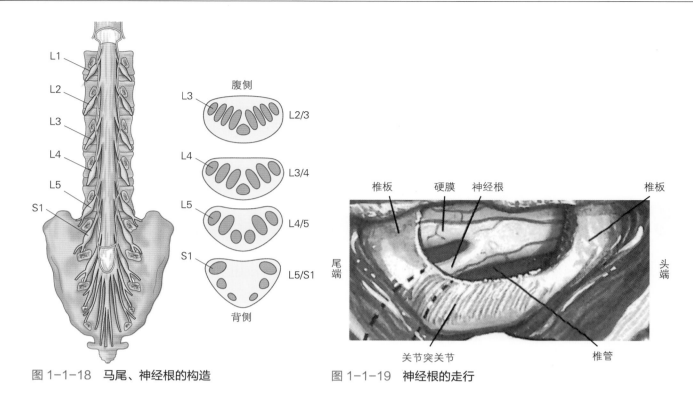

图 1-1-18　马尾、神经根的构造

图 1-1-19　神经根的走行

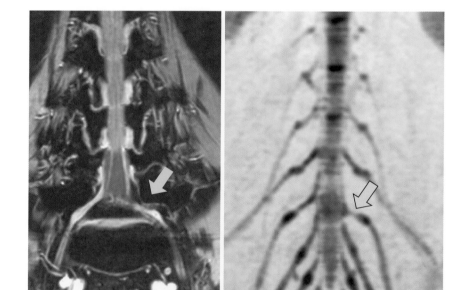

图 1-1-20　神经根畸形
a：MRI 3D PROSET 影像。**b**：MRI 扩散增强影像。
显示 L5 神经根的分支异常（低位分支）。

　　在减压手术时，需要对黄韧带进行充分的切除，因此以黄韧带的附着部作为标志点来切除椎板及部分关节突关节，以扩大椎板间隙，但是需预防医源性分离和过度地切除关节突关节。黄韧带的厚度为4～6 mm，其中 L4/5 最厚，在退行性腰椎疾病的患者中可看到其明显变性肥厚，有时可以发现黄韧带与其腹侧的硬膜粘连，也可能存在韧带钙化和骨化，因此切除时需进行充分的游离，使其与硬膜之间形成间隙，一边确认，一边进行切除操作。

f 神经组织

1）马尾

脊神经在硬膜囊内有规律地排列，从头端向尾端马尾神经到终丝，最外侧为头端，最中心为最尾端，有序排列（图 1-1-18）。

2）神经根

由形成马尾的脊神经前根和后根构成脊神经根，其表面被硬膜组织延伸部所覆盖（图 1-1-18）。在行减压手术之际，充分地露出神经根外缘和硬膜囊，确认神经根能被移动（图 1-1-19）。有时为能够确认神经走行异常和分支异常等畸形，在手术前应使用磁共振成像（MRI）等进行术前评估（图 1-1-20）。

✎ 参考文献

[1] 吉田宗人, 他. 脊椎・脊髓の構造と機能解剖 [M]// 戸山芳昭. 脊椎・脊髓, 最新整形外科学体系 10. 東京: 中山書店, 2008: 18-34.
[2] 二階堂琢也, 他. 内視鏡下手術のための腰椎の機能解剖と病態 [M]// 吉田宗人. 脊椎内視鏡下手術. 東京: 文光堂, 2013: 2-11.
[3] 彌山峰史, 他. 黄色靱帯に生じる各種病変: 黄色靱帯の解剖 [J]. 脊椎脊髓, 2007, 20: 108-116.

五、 腰椎椎间孔

山田 宏

1 腰椎椎间孔的解剖

解剖学上对腰椎椎间孔的描述已有明确记载，但是很难有一个意见一致的定义。在日本国内，一般采用久野木等学者表述的定义，即单纯 X 线正位片中，自椎弓根内侧缘到外侧缘之间作为椎间孔内，椎弓根外侧缘以外作为椎间孔外，两者合起来称为椎间孔或椎间孔部，以下根据该定义进行叙述（图 1-1-21）。

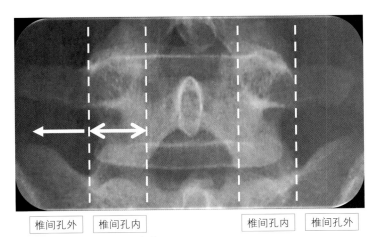

椎间孔外　椎间孔内　　　　椎间孔内　椎间孔外

图 1-1-21　椎间孔的定义
我们将从椎弓根外侧缘到内侧缘的白色箭头标记的区域定义为椎间孔。
椎弓根外侧缘外边的区域属于椎间孔外。

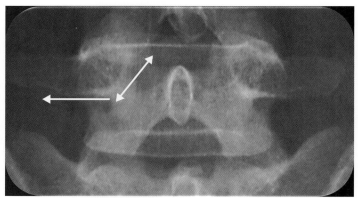

图 1-1-22　产生狭窄的区域
峡部下的白色箭头标记的区域相当于骨间段（Interosseous Segment），理论上除了椎体滑脱症外不存在狭窄现象。产生狭窄的是相当于从峡部出口部外侧的骨间段（Interarticular Segment，关节突关节、椎间盘和韧带组织的部分）的区域。

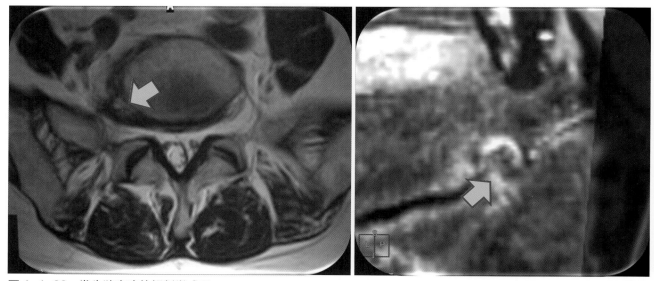

图 1-1-23　发生狭窄症的解剖学成因
如左图所示，如果在椎体后外侧骨赘巨大，则会在椎间孔外形成新的管状结构，此为能够发生狭窄症的解剖学环境。

　　以手术为目的的腰椎椎间孔解剖的理解中，最重要的一点就是避免将形成神经根管的峡部下的骨性通道区域误认为椎间孔。该区域相当于骨间段（Interosseous Segment），理论上在滑脱症以外的情况下不存在狭窄。产生狭窄的是相当于从峡部出口部外侧的骨间段（Interarticular Segment）的区域（图 1-1-22）。峡部出口部与椎弓根中央基本上一致，因此，椎间孔狭窄的手术，从椎弓根来看，要以外侧一半的区域作为目标。过去所推崇的，通过由椎管内探测来判定有无椎间孔狭窄的方法以及从椎管侧向外侧实施神经减压的手术方式并不合理。

2　椎间孔狭窄的病理

　　所谓椎间孔狭窄，是指上方由椎弓根、下方由椎间盘、前面为椎体后壁、后侧为关节突关节和横突间韧带所形成的管状结构由于脊柱的退行性变而变得狭小而导致神经卡压的结果。此外，原本不存在管状结构的椎间孔外区域，在退行性关节病中变化加剧，如果神经前方出现由椎体骨赘和膨隆椎间盘组成

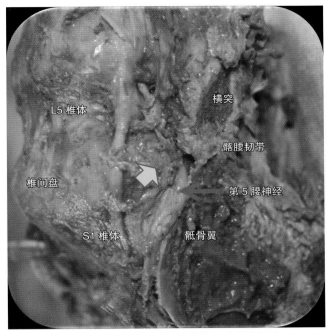

图 1-1-24 腰骶椎移行部椎间孔外的尸体解剖标本
腰神经根被椎体后外侧生成的骨赘和膨隆椎间盘挤压向后上方。神经根在椎间孔内受到来自下方的因素压迫，椎间孔外受到来自前面的因素压迫。

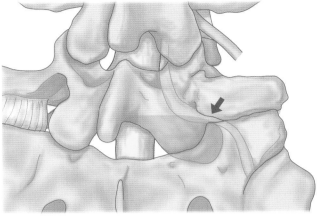

图 1-1-25 在接近上、下方向受到压迫力度最强点的椎弓根外缘附近，判定手术测评点（Surgical End Point）
这部分也是外科手术确定区域。

的前方压迫因素，则会形成由横突、髂腰韧带及骶骨翼所构成的后方要素和新的骨韧带性通道，从而成为能够发生狭窄症的解剖学环境（图 1-1-23、图 1-1-24）。

作为椎管狭窄和椎间孔部狭窄的神经在病理上肯定存在差异，前者其神经压迫只限于前、后方向的因素，而后者则除了前、后方向的压迫之外，也存在着上、下方向的卡压因素。对于前、后方向的神经压迫，在手术中可通过将腰椎置于伸展位来加以再现，但是上、下方向的神经压迫要想在术中再现十分困难。

因此在行神经减压手术时，如果不在上、下方向进行充分减压，则会出现术后减压不足的问题，从而带来术后下肢症状残留的风险。

椎弓根会从内侧向外侧增加神经根管上、下方向的厚度，因此上、下方向压迫的最强点是椎弓根的外缘近旁。行椎间孔狭窄的手术时，必须对椎弓根外缘进行探查，判定在这个部位腰神经根是否处于上、下方向有充足间隙的松弛状态，以此作为最终手术测评点，这是表示治疗行为有效性的评估项目（图 1-1-25）。

参考文献

[1] 久野木顺一，他. 腰椎椎間孔部神経根障害における MRI の有用性と限界 [J]. 臨整外, 1992, 27: 503-511.

[2] Yacobson RE, et al. Transverse axial tomography of the spine. Part 1: Axial anatomy of the normal lumbar spine[J]. J Neurosurg, 1975, 42: 406-411.

[3] Nakao S, et al. A new 3-dimensional computed tomography imaging method to diagnose extraforaminal stenosis at the lumbosacral junction[J]. J Spinal Disord Tech, 2010, 23: e47-e52.

第2章 内镜下手术时设备的安装方法

一、基本配置

岩崎 博

1 手术器械的安装

如图 1-2-1 所示，对内镜监视器、光源系统、C- 臂 X 线透视机用监视器以及手术器械台进行合理放置。例如，在治疗一位腰椎椎间盘髓核左侧突出的患者时，手术医师要站在患者的左侧，而将内镜监视器等设备放在患者的右侧。

2 METRx 系统的基本设置

a 内镜的安装和准备

首先安装摄像头所需要的摄像机用适配器，将它连接到内镜本体上。在灯光端口（Light-port）上连接光缆后，正确安装好内镜附件，在吸引器入口端口与吸管相连，这样，安装作业便完成了（图 1-2-2）。

安装结束后，将摄像机电缆和光缆连接到监视器和光源系统，进行焦点的调整、亮度自平衡和确认画面上有无模糊不清及污点，至此内镜的准备便完成了。

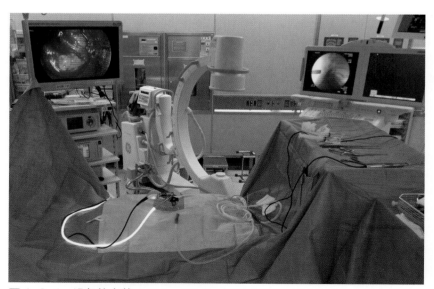

图 1-2-1　设备的安装
照片中，如果左面为头端，右面为尾端，前方（左侧）为手术切口入路，则在手术医师对侧设置内镜监视器、C- 臂 X 线透视机和透视监视器。

14

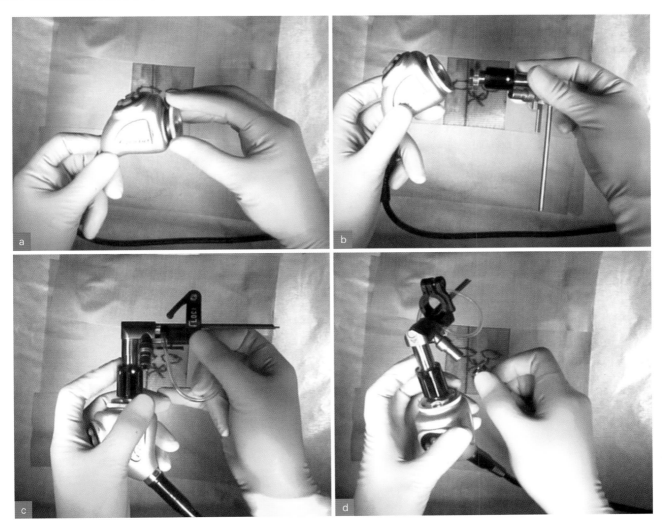

图 1-2-2　内镜的安装
a：安装摄像头所需的适配器。**b**：与内镜本体连接。**c**：将附件安装到内镜上。**d**：将光源电缆安装到光源端口上。

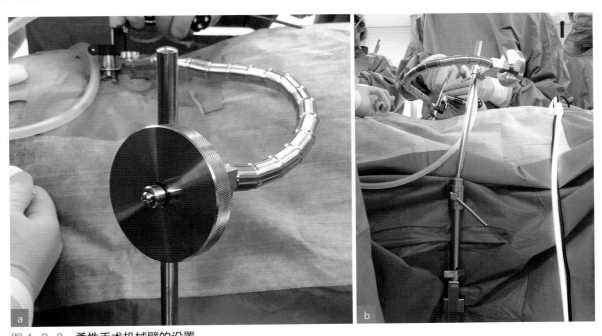

图 1-2-3　柔性手术机械臂的设置
a：将柔性手术机械臂连接到柔性手术机械臂支撑构件上。**b**：将柔性手术机械臂支撑构件固定在手术台轨道上（**a** 和 **b** 为不同病例）。

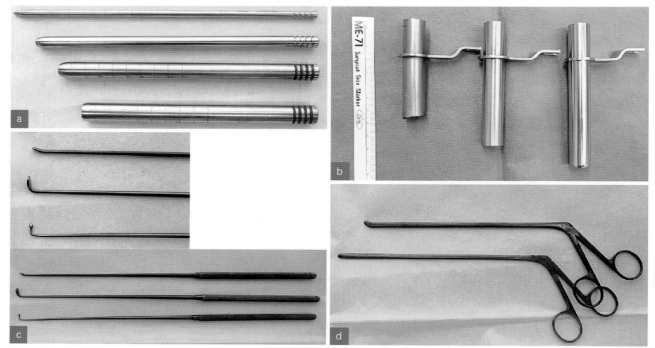

图 1-2-4　METRx 手术器械

a：扩张器。**b**：（从左起）圆筒形牵开器（短号）、圆筒形牵开器（中号）、圆筒形牵开器（长号）。**c**：（从上起）神外显微游离器（Penfield）、切开刀（Dissector）、球头形探钩（Ball-probe）（左侧中间为放大照片）。**d**：微型髓核钳。

b　柔性手术机械臂的设置

接着，将柔性手术机械臂支撑构件固定在手术台轨道上，然后，将柔性手术机械臂与此相连接（图 1-2-3）。在有助手的情况下，将手术机械臂设置在手术医师的对侧，在仅有手术医师一人或者行队列（Tandem）手术时，将手术机械臂设置在手术医师的同侧。柔性手术机械臂支撑构件可以放置在手术医师的头端或尾端，但在放置时，最好避免影响 X 线透视装置的使用。

c　METRx 手术器械的安装

为了能确保手术入路畅通和顺利进入术野，需要准备扩张器和圆筒形牵开器以及游离与切除软组织的器械，如各种髓核钳、刮匙、球头形探钩、神外显微游离器和切开器械（图 1-2-4）。

用于切除骨的器械有各种规格的椎板咬骨钳、骨刀、高速手术磨钻、超声骨刀（SONOPET），同时要准备直式及成角双极电凝（图 1-2-5）用于止血。然后将负压吸引器及其牵开器以手术操作所必要长度无菌负压吸引器固定在清洁的负压吸引器上，末端连接吸引瓶（图 1-2-6）。

在脊柱内镜下手术中，使用弯头髓核钳、弯头椎板咬骨钳、弯头钻头、成角双极电凝等弯曲形器械，可获得比圆筒形牵开器边缘更为开阔的操作范围。

METRx 系统的球头形探钩和刮匙等，主要是在腰椎手术时使用，尺寸稍大，因此在行颈椎内镜下手术时，可使用通常脊柱微创手术中所用的微型球头形探钩和微型刮匙（图 1-2-7）或者 Syncha 系统中使用的手术器械（参照 20 页）。

3　负压吸引器和负压吸引牵开器（图 1-2-7）

在脊柱内镜下手术中，如果手术医师是右利手，最大限度发挥右手上所握手术器械的使用效果，以左手控制负压吸引器，这样负压吸引器可以起到牵开器的作用。插入负压吸引器的位置必须不妨碍用右手操作手术器械（参照 24 页，常见问题解答 2）。

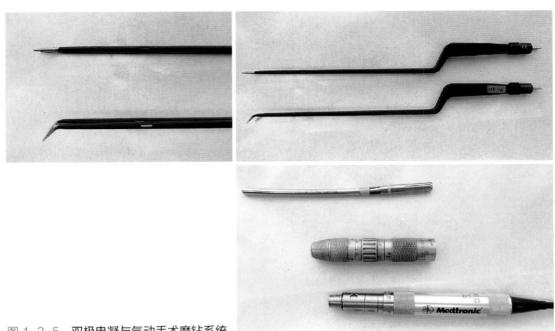

图 1-2-5　**双极电凝与气动手术磨钻系统**

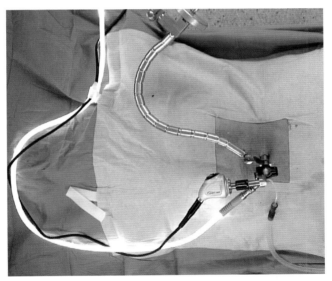

图 1-2-6　**配置**
照片左侧为头端、右侧为尾端 [近前（左侧）通道的情形]。

　　另外，在神经组织和应切除组织之间应有手术器械插入的间隙，可以使用负压吸引器作为牵开器将两者分离。同时，此时持有负压吸引器的左手和持有手术器械的右手需要密切配合。这是提高脊柱内镜下手术操作技巧的要点之一。

　　进行髓核摘除手术需避开神经根时，用负压吸引器代替牵开器来实施保护措施，保持清晰的视野进行操作是十分重要的。在硬膜外有出血时，吸引器用来挡开、保护硬膜囊和神经根，助手一边持续吸引，确认出血点，一边使用双极电凝止血。

参考文献

[1]　吉田宗人. 内視鏡下脊椎後方手術の実際 [M]. 東京：金芳堂，2005：1-5.
[2]　中川幸洋. 標準腰椎手術のコツと pitfall——腰部脊柱管狭窄症：内視鏡下除圧術（椎間孔・外側狭窄含む）[J]. 関節外科，2011，30：435-444.

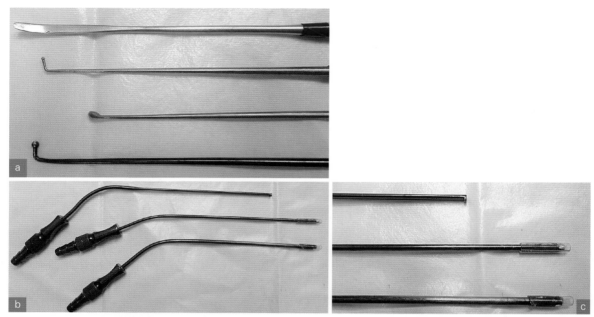

图 1-2-7　微型手术器械和负压吸引器
a：（从上起）微型神外显微游离器、微型球头形探钩、微型刮匙、METRx 系统球头形探钩。**b**：（从上起）负压吸引牵开器、口径较细的负压吸引器、口径较粗的负压吸引器。**c**：各种负压吸引器的前端部放大照片。

二、手术器械的安装

简井　俊二、吉田　宗人

　　内镜是 25° 的斜视镜，可视范围超出了单纯直筒形。因此即使在显示屏画面上所见的手术器械也并不是直接在镜下部位。另外，往往手术操作部位还超出圆筒器械之外，因此需要使用弯头的手术器械。特别是在单侧入路双侧减压手术中，在进入侧关节突关节时弯头器械可避免造成过度损伤。

1　UPBYTE 器械

　　以弯头器械为代表包括朝上和朝下带有角度的髓核钳。因下述 Syncha 系统中包括大量弯头钳，有关详细介绍，请参照该部分内容。

2　骨刀

　　直头平口骨刀、弧形圆口骨刀以及前端弯头的骨刀（图 1-2-8）的前端较细，用于在内镜牵开器中使用。

3　弯头椎板咬骨钳

　　前端不同角度的弯头椎板咬骨钳在手术时使用非常方便（图 1-2-9）。

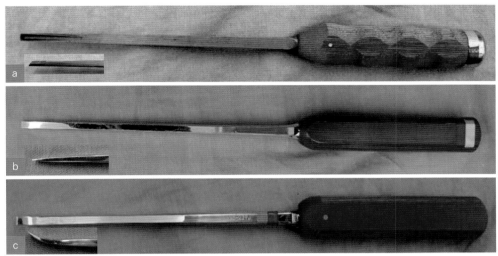

图 1-2-8　骨刀（YDM 制）
a：弧形圆口骨刀。b：直头平口骨刀。c：弯头骨刀。

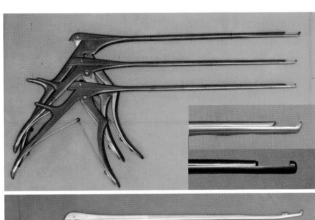

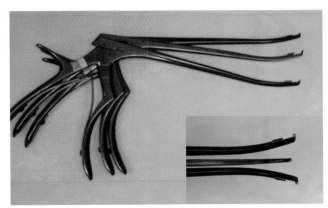

图 1-2-10　Y 形神经外科椎板咬骨钳

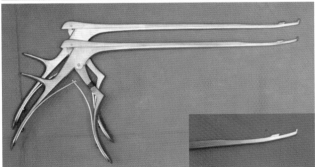

图 1-2-9　神经外科椎板咬骨钳

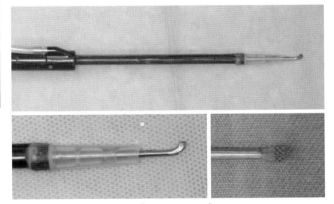

图 1-2-11　超声骨刀（SONOPET）

4　Y 形椎板咬骨钳

当需要进一步超出圆筒器械显露范围来操作时，则需要曲率大的椎板咬骨钳（Y 形椎板咬骨钳），除此之外，还需要前端向左或向右弯曲的咬骨钳（图 1-2-10）。

5 超声骨刀（SONOPET）

需要进行较小范围的骨切除时，超声骨刀（SONOPET）是非常有用的。前端为适合在内镜下操作的细小化设计，特别是显露出硬膜后进行骨切除手术时，与旋转式气动手术磨钻相比，操作的安全性更高（图 1-2-11）。

6 Syncha 系统

Syncha 系统（表 1-2-1）是专门为脊柱内镜下手术而开发出来的产品。在以往的产品中，虽然也被称作微型椎间盘工具，但是器械本身并不适用于显微操作，球头形探钩也显得粗笨，刮匙、咬骨钳、超薄椎板咬骨钳等也是按宏观操作而设计的大小，相比较就需要一系列更加纤细而精巧的器械，以适合在内镜放大的视野下进行微观的操作。因此人们设计了 Syncha 系统，不仅是使设备形体小型化，它还有效地运用了积累到今天的内镜下手术的成功经验，对长度、粗细及前端的形状、握柄等进行精心研究，竭尽全力地提高它的易操作性。

同时，在发生硬膜损伤的情况下，也需要一种内镜下缝合的套件以及用于缝合线的推结器。Y 形咬骨钳的前端形状包括上弯头、下弯头和扭转弯头，使其能更容易地摘除突出的髓核和黄韧带（图 1-2-12）。Y 形骨科游离子、小平铲、球头形探钩也更加小巧玲珑。Y 形刮匙有直式和 35° 倾斜式 2 种，其前端大小分别为 1.5 mm×2.0 mm 和 2.5 mm×3.0 mm（图 1-2-13）。这些器械适用于游离黄韧带的韧带附着部。Y 形钩有弯头式和软质式 2 种，能更加精巧地进行神经根的游离操作。优良的器械使微创手术操作成为可能，其不失为一款精工打造的脊柱用手术器械（图 1-2-14、图 1-2-15）。形状上富于变化，认真细致地精加工，施以表面涂层工艺，不易反射光线，可以说，这些特征对 MED 法来说尤其有效。

表 1-2-1　Syncha 套件的器械种类

·Y 形咬骨钳　＜环形夹＞18 cm
·Y 形咬骨钳　前端形状（侧面）直　下／直
·Y 形咬骨钳　朝上　上弯　朝下　下弯
·Y 形咬骨钳　上弯　朝上　直
·Y 形咬骨钳　向左　直　向右
·Y 形咬骨钳　末端形状（侧面）
·Y 形超薄椎板咬骨钳　＜斜刃＞18 cm
·Y 形超薄椎板咬骨钳　末端形状（上面）
·Y 形咬骨钳 21 cm
·Y 形持针器＜45°＞
·Y 形手术剪（Scissors）＜45°＞
·Y 形骨科游离子（Las Patras）21 cm
·Y 形小平铲 22.5 cm
·Y 形球头形探钩（弯头／软质）
·推结器
·Y 形刮匙 22.5 cm（直／35°）
·带负压吸引器的牵开器

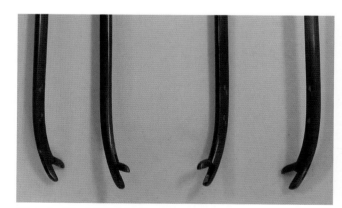

图 1-2-12　Y 形咬骨钳

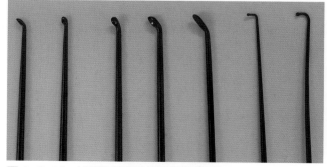

图 1-2-13　Y 形刮匙和 Y 形球头形探钩

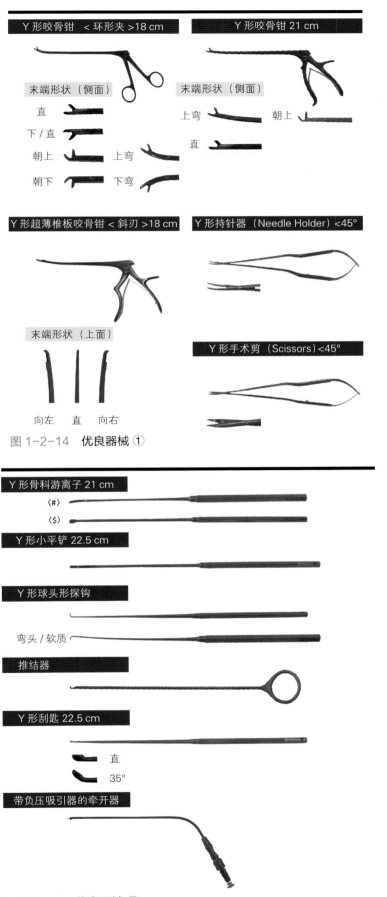

Y 形咬骨钳 ＜环形夹＞18 cm

Y 形咬骨钳 21 cm

末端形状（侧面）

末端形状（侧面）

直

下 / 直

朝上　　　上弯

朝下　　　下弯

上弯　　　　朝上

直

Y 形超薄椎板咬骨钳 ＜斜刃＞18 cm

Y 形持针器（Needle Holder）＜45°

末端形状（上面）

向左　　直　　向右

Y 形手术剪（Scissors）＜45°

图 1-2-14　优良器械 ①

Y 形骨科游离子 21 cm

〈#〉

〈$〉

Y 形小平铲 22.5 cm

Y 形球头形探钩

弯头 / 软质

推结器

Y 形刮匙 22.5 cm

直

35°

带负压吸引器的牵开器

图 1-2-15　优良器械 ②

中川　幸洋

常见问题解答（Q/A）1 插入扩张器时，有哪些注意事项？同时，软组织游离的要点是什么？

　　在设置圆筒形牵开器时要逐级使用扩张器，其目的是通过直径依次增粗的牵开器来扩张软组织，直至扩张到适宜插入最后的圆筒形牵开器的肌纤维裂口。同时在逐级扩张器的前端部分对附着在椎板上的肌肉组织进行游离操作也是其目的之一（图1-2-16）。这里必须充分注意的是，像第一级扩张器这种直径较细的器械，在游离椎板上的肌肉时，如果向下插入的力太大，则有可能误从椎板间隙穿透黄韧带，其结果是不得不从手术伊始便匆忙地处置硬膜损伤和神经损伤。在椎管狭窄症的情况下，由于多数患者的椎板间隙发生狭窄，其危险性较低；但是如果是患有椎间盘髓核突出的年轻患者，椎板间隙较宽，则必须充分注意，以防止操作失误。

　　以下将对圆筒形牵开器设置的常规操作方法进行讲解。在插入第一级扩张器时，应以图1-2-17中的×符号为目标，用2个手指把持牵开器，轻柔地推向椎板的骨质部，直至感觉"嘭"的一下确认到位。之后使用第二级增大一号，第三级再增大一号直径的牵开器顺次扩张通道，椎板扩张到位后，一边转动筒体，一边使其与骨部接触，平行地进行游离操作。绝对避免将牵开器硬行下插。此刻，如果从尾端向头端移动椎板，则会感觉到扩张器触碰到上位椎体椎板下缘的阻挡。

　　设置最后的圆筒形牵开器时，使扩张器头前部稍触碰到椎板（图1-2-18、图1-2-19）。此时如果不同时稍微向下推边加以固定，则可能会有软组织嵌入其间隙内（有关此时应采取的对策，请参照43页）。

> **要点**
> · 在插入第一级最细的扩张器时，请勿用过大的力向深部推压，否则可能会将扩张器从椎板间隙穿透黄韧带，导致硬膜和神经组织的损伤。
> · 在设置最终圆筒形牵开器时，要用适度的力向下压，一边扩张一边固定，避免牵开器出现退缩。

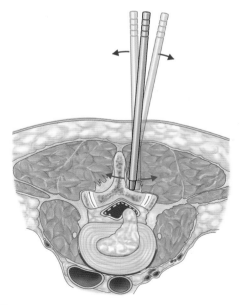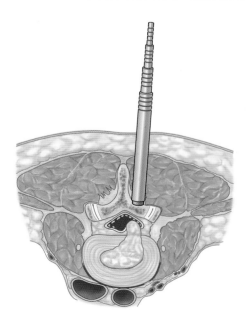

图1-2-16　用逐级扩张器游离椎板上的软组织
注意在进行水平方向的游离时，避免因向下压力过大而导致扩张器从椎板间隙穿透黄韧带。

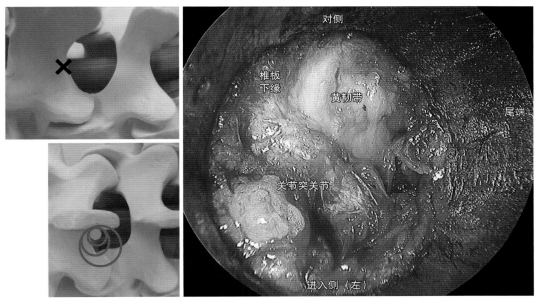

图 1-2-17　圆筒形牵开器的常规设置

放置逐级扩张器的目标（棘突根部和椎板的交界附近）（左上方图中 × 符号）与逐级扩张器、圆筒形牵开器相重叠的影像（左下方图）及设置圆筒形牵开器后的实际内镜图像（右图）。

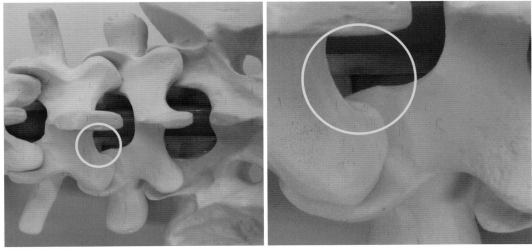

图 1-2-18　圆筒形牵开器设置后

放置负压吸引器后妨碍手术器械，使其无法插置到最佳位置时应采取什么应对措施？

岩崎　博

在手术医师为右利手的情况下，为最大限度发挥右手所持手术器械的效用，左手所把持的负压吸引器的位置和移动成为关键点。必须在不会阻挡右手所持手术器械的位置插入负压吸引器进行吸引。术者在内镜下手术开始的早期阶段，在 16 mm 直径的狭窄圆筒形牵开器中，负压吸引器和各种手术器械相互干扰，往往无法很好地进行协调。

对此，术者训练并养成把握负压吸引器的基本插入位置以及了解将圆筒形牵开器内分割成 2 个间隔的影像的习惯，将成为一个解决之策。

图 1-2-19 显示，从上方观察内镜及附件的场景。位于内镜最基底部的正上方及正下方为负压吸引器的基本插入位置（图 1-2-19 中红色圆圈和图 1-2-20）。然后在内镜内最基底部画线，将圆筒形牵开器内分割为上、下 2 个间室的示意图（图 1-2-19 蓝色虚线）。为易于操作，在所插入的手术器械处于上方间室的情况下，将负压吸引器处于下方间室；手术器械在下方间室的情况下，使负压吸引器处于上方间室，有意识地分别交叉配置，操作时就可避免两个器械互相干扰（图 1-2-20）。

在对侧的尾端施行减压手术时，如果在 7 点和 8 点方向的位置上设置摄像头时，气动手术磨钻会被左手所持的负压吸引器所遮挡。这样不仅对吸引操作造成妨碍，而且在看不见刨削器头端的状态下盲目操作是非常危险的。因此不仅要变更上述负压吸引器的位置，而且将摄像头变更到 9 点和 10 点方向的位置，问题将会迎刃而解。

除此之外，圆筒形牵开器设置位置的变更和器械的横行扫读式（Wanding）的操作也至关重要，因为即便只是稍微变更圆筒形牵开器的倾斜度和位置，操作处理的难易度也会发生变化，这点需要引起充分注意。

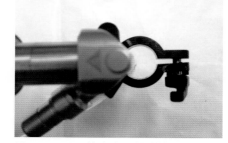
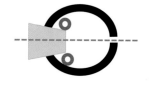

图 1-2-19　从上方所看内镜及附件的状态
右图是模式图，红色圆圈是负压吸引器的基本插入位置。

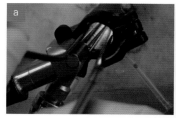
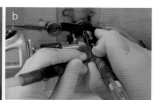
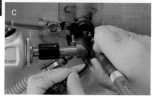

图 1-2-20　负压吸引器的插入
a：负压吸引器的基本插入位置。
b：如果气动手术磨钻从下方间室插入，则负压吸引器从上方插入。
c：如果气动手术磨钻从上方间室插入，则负压吸引器从下方插入。

镜头防污处理有什么方法？

岩崎 博

防止镜头起雾或者出现污渍，不仅能确保良好的视野，提高手术的安全性，而且有助于缩短手术时间。

◆**防止镜头起雾的方法**

（1）手术前和手术中，在镜头上涂擦防雾剂。

（2）打开内镜附着装置中负压吸引器的开关，使吸引通畅。

从根部剪去苏弗洛（Surfrho）留置针导管的连接末端，将导管接头安装到牵开器内清洗注射器的前端。拆下连接在内镜附件中吸引端口上的负压吸引器盖子，将导管接头前端插入该部，排出注射器内的生理盐水，解除附件中的负压吸引器的堵塞（图 1-2-21）。

◆**镜头的防污方法**

（1）如果气动手术磨钻的金刚砂钻头有软组织附着时进行刨削，镜头很容易变脏，因此预先要用手术刀等将缠绕在钻头上的软组织等剔除。

（2）在气动手术磨钻使用的同时，圆筒形牵开器内的负压吸引器在不妨碍视线的部分进行吸引操作，这样可有效减轻镜头上起雾和产生污渍的问题。负压吸引器的插入深度，从画面上可显示负压吸引器前端的位置为一个大约的基准（图 1-2-22）。

（3）拉远内镜的镜头，使镜头面与术野之间保持一定距离，由此可明显减少因血液和骨的磨屑使镜头变脏的程度

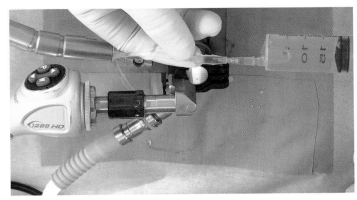

图 1-2-21　**吸管堵塞的清除方法**
将导管接头与吸引端口相连接，排出注射器内的生理盐水。

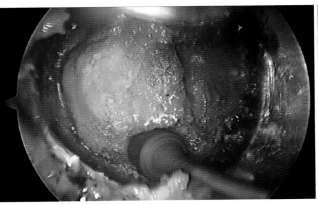
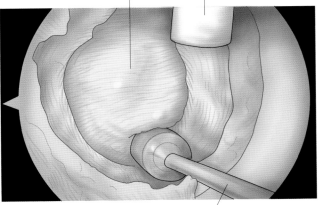

黄韧带　　负压吸引器前端

气动手术磨钻

图 1-2-22　**负压吸引器用于防止镜头上起雾和产生污渍的位置**
将导管接头前端与吸引端口相连接，推注注射器内的生理盐水。

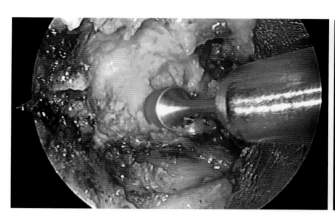

黄韧带　　　　　气动手术磨钻

圆筒形牵开器内壁

图 1-2-23　镜头的防污措施
拉远内镜的镜头，使镜头面与术野之间保持一定距离。

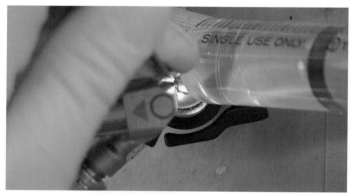

图 1-2-24　去除镜头上污渍的方法

（图 1-2-23）。此为一种利用入路和钻削工具尝试进行整体性粗略切除的方法。

◆**去除镜头上污渍的方法**
　　（1）拆开摄像头和内镜的连接，用棉签等拭去镜头上的污渍。
　　（2）为去掉镜头上的污渍，可由助手或者手术医师从圆筒形牵开器外向镜面喷射生理盐水。笔者使用的是 30 mL 的偏心 Dispo 注射器。将镜头退回至圆筒形牵开器头端开口附近，朝向内镜镜面，喷射 4～5 mL 的生理盐水来清除血迹及骨屑，这是操作要领（图 1-2-24）。
　　（3）在用（1）中介绍的方法不能顺利去除污渍的情况下，可取出内镜，用手将镜头擦拭干净。

第3章　了解内镜视野的特点

一、视野相关的特性

中尾　慎一

　　影响内镜视野的因素，包括 3 个方面：①内镜末端形状；②镜头形状；③投影方式。一般的内镜末端形状有直视镜和斜视镜 2 种。具体地说，直视镜的镜管和视野方向是一致的，因此容易确认解剖学部位。它的缺点是其视野受到限制，虽然能够清晰直视观察，但是工作空间狭窄。与此相反，斜视镜镜管与视野方向成一定角度，看到的是从斜上方俯视的画面，与直视镜相比，视野更加开阔。在脊柱内镜中，有 25° 和 30° 的斜视镜（图 1-3-1）。

　　内镜的镜头，通常使用半球状镜头，也被称为鱼眼镜头。其特征是视角宽阔，也就是说，可以达到 180° 的宽广视野，能在监视器上一览无余地反映出人眼所无法达到的视野范围（图 1-3-2）。

　　另外，为了能够在平面监视器上反映出从球面镜头摄入的影像，需要采用图像变换技术（投影）。而投影方式有正投影和等距离投影等方式，正投影是将半球状镜头上入射的光束，垂直地射影到投影面，影像的正中部位被大幅度放映出来，但是在边缘部位图像会缩小，失真度增大（图 1-3-3）。另一种方法称为等距离投影，镜头上入射的光束，按入射角度的大小和从画面正中的距离的正比关系进行投影，因此与正投影相比，画面正中的影像放大度变小了，失真度在影像上显示整体均匀一致，可得到具有良好协调感的图像（图 1-3-3）。基于以上原理，手术中所使用的内镜镜头普遍使用等距离投影的方式。

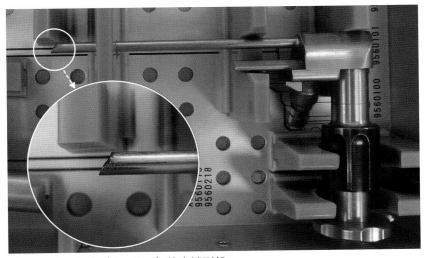

图 1-3-1　内镜（SCOPE）的末端形状
25° 斜视镜。

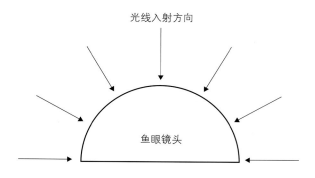

图 1-3-2　鱼眼镜头
用半球状的透镜，视角为180°，可获得宽阔的视野。

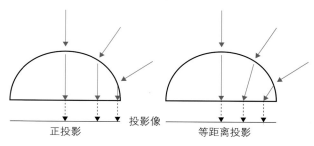

正投影　　投影像　　等距离投影

图 1-3-3　不同投影方式的差异
正投影方式是将半球状镜头上入射的光束垂直地映射到投影面。
等距离投影是将镜头上入射的光束，按入射角度的大小和从画面正中的距离的正比关系进行折射投影。

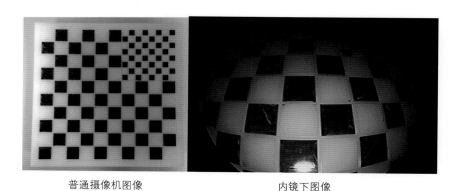

普通摄像机图像　　　　　　　　　内镜下图像

图 1-3-4　内镜下所摄的图像
利用斜视镜、鱼眼镜和等距离投影的各自不同的效果获得的特殊影像。

通过这些效果的组合，获得了内镜下独特的图像（图 1-3-4）。

二、操作器械时的注意事项

中尾　慎一

尽管掌握了上述视野成像的特性，在手术中可以满足必要的视野要求，但是在某些部位，通过目前的镜头还是无法进行清晰的观察。手术医师在尚未熟悉时，应将要处置的部位作为术野的中心，不断积累经验。

另外，在脊柱内镜下手术中，有弯头椎板咬骨钳、弯头钻头等特殊的手术器械，由此可在狭小而限定的手术视野内取得最大限度的效果。因此，事先在你看到的手术视野中选择哪种器械最适宜使用，这一点也很重要。

由于单目内镜不能获得立体视觉，因此术中要始终用左手把持负压吸引器，使其前端能够触及对象物件，以便于对照并确认手术器械的深度，这也很重要。

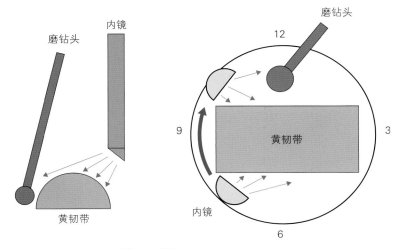

图 1-3-5　内镜下镜头的位置

如果切除对侧椎弓黄韧带时视线受到遮挡，可以将器械和镜头向同侧转移位置，但需认清磨钻的磨头。

三、获得最佳视野的技术

中尾　慎一

　　在神经周围进行减压手术时，应将内镜接近对象物并放大图像，这一点很重要。配备有数字变焦功能的摄像头，也可以通过图像电子放大模式来放大图像，但如果将入路镜头的信息直接放大图像，则需要事先认识到，这样一来其画质必然下降。同时在用高速气动手术磨钻进行骨磨除时，为防止镜头黏附碎屑，要采取必要的措施，如将内镜适度远离手术部位。

　　如果术者用右手来操作手术器械，则将内镜的位置放在 7～11 点方向的位置，内镜不易对手术操作造成妨碍。笔者基本上是将内镜放在 8 点的方向，必要时变更其位置。用内镜进行手术操作，在连接 3 点和 9 点方向的线上，划分为近前（入路）与内侧（对侧）时，如果将内镜的视线方向考虑在内，则进行近前侧操作时，内镜位于对侧；相反，在对侧单侧进行操作时，内镜位于近前侧，这样可形成自然的视野。然而，器械自身或者正常解剖结构（行对侧的椎板切除手术时的黄韧带等）在有些情况下也会对视野造成妨碍，这就需要我们根据不同情况适时地调整内镜的位置（图 1-3-5）。

第4章

手术器械的使用实践

圆筒形牵开器

岩崎 博

圆筒形牵开器是在内镜手术中用来维持术野的一个重要的装置。使用逐级扩张器形成软组织通道后，经由肌纤维间放置该器械，然后将其固定在柔性手术机械臂上。

1 逐级扩张器

在切开皮肤和用手指钝性分离筋膜操作后，用逐级扩张器进行由细到粗的扩张。为了设置直径 16 mm 的圆筒形牵开器，须依次使用直径 5.3 mm、9.4 mm、12.8 mm、14.6 mm 不同规格的扩张器。标准操作中，第一步使用导向钢丝，但如果椎板间隙较宽，则有可能直接经该间隙穿透黄韧带，通常可以省略插入导向钢丝这一步骤。

最重要的步骤是让所使用的直径 5.3 mm 扩张器前端能触知近端椎板下缘及椎板和椎板间隙的高低级差。用扩张器游离软组织部分时，要向头端、尾端及左右方向分别进行，并且要从套叠的扩张器上面，将圆筒形牵开器最终插入，使其在接触到椎板后再连接安装在柔性手术机械臂上，并加以固定，再逐层拔出重叠的扩张器。

2 柔性手术机械臂

在手术台轨道上固定柔性手术机械臂支撑构件以后，用柔性手术机械臂连接并固定上述圆筒形牵开器（参照 15 页，第 2 章中图 1-2-3）。由于连接了机械臂之后，圆筒形牵开器可以向头端和尾端设置，甚至有些情况下设置成与脊柱成直角的面以及向左、右单侧倾斜均可以，但是最好选择牵开器和手术机械臂不易受到患者背部和臀部侧干扰的位置。

为了应对柔性手术机械臂发生的故障，最重要的是熟知柔性手术机械臂的构造及其调整方法（参照 39 页，常见问题解答 4）。以顺时针方向转动调整螺丝，将螺杆推进到调整轮单侧，这样钢丝被缩短，柔性手术机械臂可牢靠地固定。如果通过该操作未能解决问题，则需要调整位于正中的钢丝固定螺杆和中空螺杆轴之间的关系，使钢丝缩短。

3 设置位置

在对腰椎疾病进行内镜下手术时，在后正中线旁开约 1 cm 的部位切开皮肤和筋膜。最初的圆筒形牵开器设置位置为图 1-4-1 中红色圆圈的部位，设置时，使其对准减压椎板间的近端椎板下缘和棘突根部，

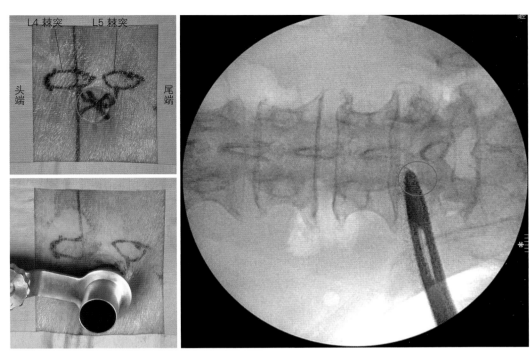

图 1-4-1　圆筒形牵开器的设置位置

并且使圆筒形牵开器前端倾斜 10°～20°。

在治疗腰椎椎间孔部狭窄及脊髓型颈椎病的患者中，圆筒形牵开器的设置位置请参考各自章节中的相关说明事项。

4 固定强度

为了保证内镜下手术操作的顺利进行，医师必须掌握器械平面内横向移动操作（Wanding）的方法，特别是在使用手术磨钻进行骨切除操作中，建议柔性手术机械臂的固定强度最好不要过大。

5 平面内横向移动的操作

使用柔性手术机械臂支撑圆筒形牵开器后，手术中其方向应根据手术操作及操作部位随时变更，这一点很重要。需要随时对圆筒形牵开器的方向进行调整，或使其向头端、尾端或者内侧、外侧倾斜，或者使其在平面内横向移动操作，从而确保手术目标部位处于术野的中央。在用内径 16 mm 的圆筒形牵开器进行内镜下手术时，平面内横向移动的操作技术是内镜下手术操作得以提高的关键点。因此，深筋膜切口的长度较皮肤切口略长些，将使操作变得更容易。

6 易犯的错误

（1）用手指触摸作为导航，解剖学定位后，再进行逐级扩张，并且设置圆筒形牵开器，此流程安全有效，不易发生手术定位错误。

（2）对于椎间盘突出的患者，受累椎板间隙可能较宽时，最初使用直径 5.3 mm 的逐级扩张器并插入进行钢针定位时，若没有感觉到椎板间隙上、下椎板之间的高低差异，也未借助扩张器平推骨表面软组织游离，而在垂直方向施加太大的力，则扩张器可能会直接穿透黄韧带进入椎管内而损伤神经组织，因

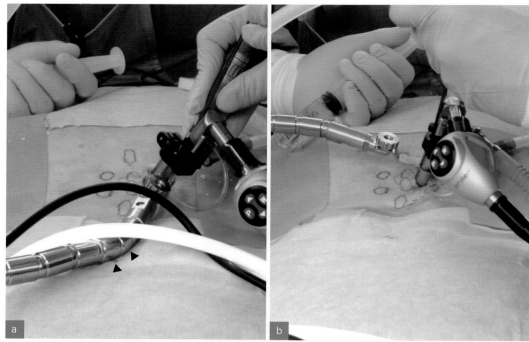

图 1-4-2　圆筒形牵开器和柔性手术机械臂的连接方向
a：柔性手术机械臂与体表接触，牵开器无法向头端倾斜。
b：连接方向变更后。

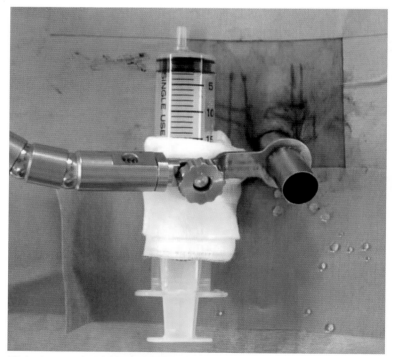

图 1-4-3　利用注射器的固定方法
在无法改善柔性手术机械臂故障的情况下，在体表和手术机械臂之间插入注射器
等，使其稳定。

此需要加以注意。

（3）考虑圆筒形牵开器和柔性手术机械臂连接方向时的一个关键点，是在进行利用器械平面内横向
移动的操作等时，选择不易受背部和臀部干扰的那一侧（图 1-4-2）。

（4）在手术中调整圆筒形牵开器的设置位置和角度时，应首先松开柔性手术机械臂的固定螺丝，使其移动到易于进行手术操作的位置，再变换调整其头端、尾端及内侧、外侧的倾斜度。基本上，在设置圆筒形牵开器时，需要设法使手术区域位于视野中央。

（5）对于柔性手术机械臂的支撑构件，在有手术室护士的情况下，将其固定在手术医师对侧（手术医师站在患者左侧时，固定在右侧）的手术台轨道上，手术医师一人单独进行手术或者手术医师两人行主刀和助手合作手术的情况下，则固定在与手术医师同一侧的手术台轨道上。

（6）在内镜下手术中，为防止手术定位错误，必须通过 C- 臂 X 线透视机透视予以确认。因此也需充分考虑支撑构件的设置位置，避免对 C- 臂 X 线透视机的使用造成障碍，这一点也十分重要。

（7）如果术中不能得到牢靠的固定，或者柔性手术机械臂发生故障时的应对得不到改善，并且无备用柔性手术机械臂，可采取在手术机械臂和体表之间插入注射器等方式予以应对（图 1-4-3）。

参考文献

[1] 中川幸洋. 腰椎椎間孔狭窄に対する内視鏡手術 [J]. 脊椎脊髄，2010，23：539-546.
[2] 南出晃人. 頚椎症性脊髄症（ヘルニアを含む）に対する手術 [J]. 関節外科，2013，32：56-62.

二、高速手术磨钻、内镜用骨刀

中川　幸洋

1 高速手术磨钻的使用方法

内镜下手术中使用的高速手术磨钻等器械，其转动轴应能弯曲、与斜视镜视野相适配（图 1-4-4）。

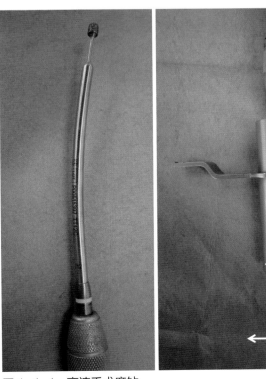

图 1-4-4　高速手术磨钻

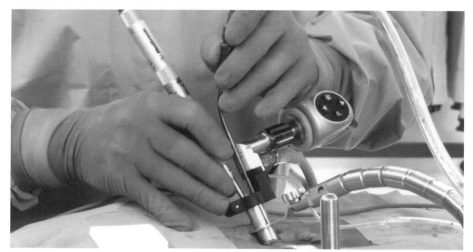

图 1-4-5　手术磨钻的操作

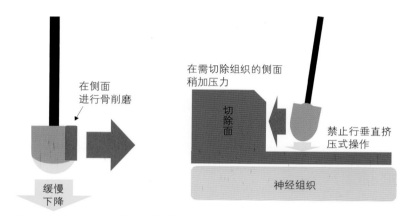

图 1-4-6　从神经组织"平面内横向削磨"

斜视镜能获得较宽的手术视野，使术者可在较宽阔范围内进行操作。常用的是钻头前端为球形或者火柴头状的、直径 3～4.5 mm 规格的磨头。而在对颈椎等细微部分进行操作时，则采用直径 2 mm 的规格。

在内镜下手术中，气动手术磨钻用单手执笔的方式进行操作，另一只手则把持负压吸引器吸取骨屑。用从拇指到中指的 3 个手指抓住轴，以无名指、小指置于牵开器或背部固定，以防止磨钻突然下压（图 1-4-5）。

使用气动手术磨钻时，为避开神经组织，基本上采用"平面内横向削磨"的技术操作。应尽可能避免将磨头向神经组织"挤压的方式"操作，需要利用磨头的侧方进行骨组织磨除，而不是依靠磨头的前端（图 1-4-6）。当然，其他器械也应按照该原则进行操作。

2　内镜用骨刀的使用方法

内镜用骨刀分为直头平口骨刀、弧形圆口骨刀和弯头骨刀 3 种（图 1-4-7）。在使用气动手术磨钻行大范围骨切除后，追加以精细骨切除中可以使用骨刀，其效果也明显。

如行神经减压手术治疗腰椎椎管狭窄，是最频繁使用骨刀的状况，气动手术磨钻将大部分骨赘清除后，外侧隐窝部残留肥厚的关节突可以使用骨刀处理，效果良好。在行单侧进入的双侧减压手术时，进

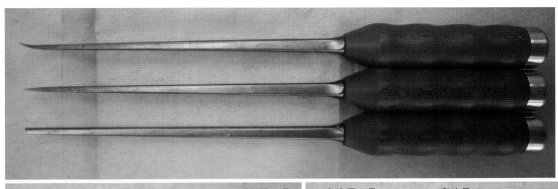

弯头骨刀

直头平口骨刀

弧形圆口骨刀

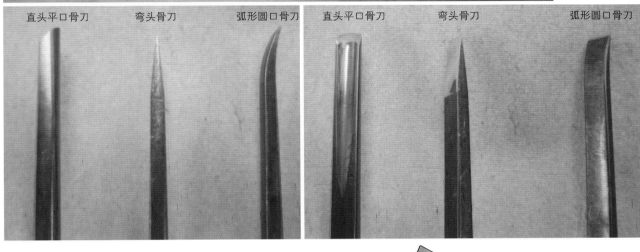

直头平口骨刀　　弯头骨刀　　弧形圆口骨刀　　　直头平口骨刀　　弯头骨刀　　弧形圆口骨刀

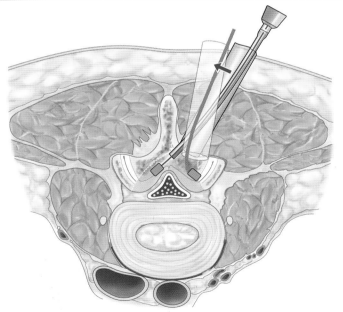

图 1-4-7　内镜用骨刀

入侧用弯头骨刀，对侧用直头平口骨刀，分别对各黄韧带附着部的骨赘进行切除（图 1-4-8）。对于对侧隐窝部的减压，不少医师采用椎板咬骨钳进行操作，但是如果间隙非常狭窄，有时难以插入椎板咬骨钳的刃（刀刃）部，在此情况下，使用骨刀进行处理则特别有效，缺点是容易出血。因此用骨刀进行骨切除之后，必须充分做好止血处理。

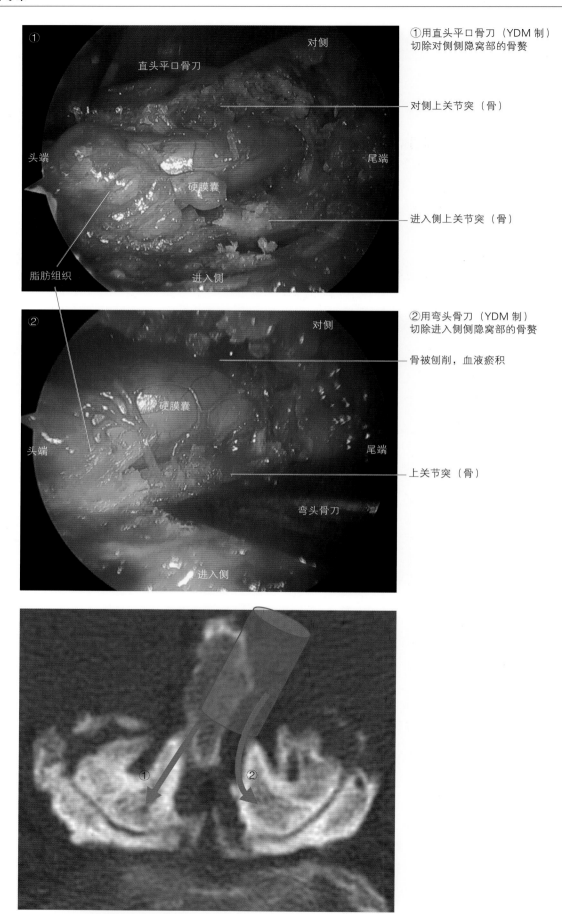

① 用直头平口骨刀（YDM 制）切除对侧侧隐窝部的骨赘

对侧上关节突（骨）

进入侧上关节突（骨）

② 用弯头骨刀（YDM 制）切除进入侧侧隐窝部的骨赘

骨被刨削，血液瘀积

上关节突（骨）

图 1-4-8　侧隐窝部骨赘的切除
①用直头平口骨刀切除对侧骨赘。②用弯头骨刀切除进入侧骨赘。

三、内镜、监视器、摄像机

中尾　慎一

内镜的主体是由镜筒部分和镜头连接部、光缆连接部、附件连接部以及用于调整焦点的对光环共同构成的（图 1-4-9）。手术开始前，应在无菌清洁的环境中完成安装（图 1-4-10）。

首先，连接内镜和镜头，然后连接光缆。调整摄像头的软线和光缆，使其放置在手术无菌区间的长度相等，然后固定在手术台上（图 1-4-11）。

其次，对用于将内镜安装在圆筒形牵开器上的附件进行设置。对于将镜头所接受的光线亮度反映到显示屏上与术者所见图像之间需要适配的机型，应预先调整好。插入圆筒形牵开器后，通过附件设置内镜。此时，根据需要，进行内镜面防起雾处理。内镜设定后，调整光圈和调焦（图 1-4-9）。

其后，使摄像机的指示器对准摄像机上的标识位置。这样一来，监视器内的头端、尾端与实际头端、尾端方向达到一致。此刻（或者是手术进行中），如果监视器内的头端、尾端和术者感觉的头端、尾端存在不协调的感觉，可利用球头形探钩等及时调控纠正方向，保持原来状态插入圆筒形牵开器内，在监视

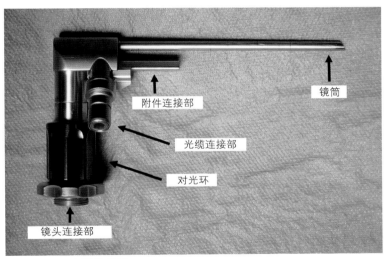

图 1-4-9　内镜的构造

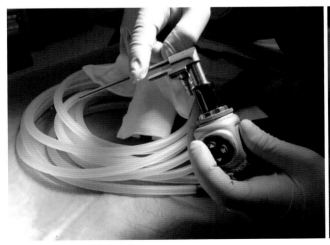
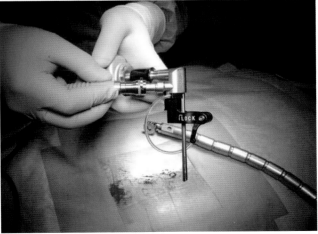

图 1-4-10　内镜的安装

器上加以确认（图 1-4-12）。图 1-4-12 中，插入球头形探钩，使其方向为头端、尾端，用指示器进行调节，使其角度在监视器上也成头端、尾端。

用气动手术磨钻进行骨切除时，骨屑和血液会污染内镜的镜头，因此最好将镜头稍远离工作区域。同时，通常使用注射器对着内镜前端喷水，清除镜头上的污垢。另外，设置在附件上的负压吸引器能够吸入圆筒形牵开器内部的水蒸气，但也容易被骨屑等堵塞，因此也应时常用生理盐水冲洗。

如果确认为神经组织，要使内镜接近目标物。多数摄像机上配备有数字变焦功能，但如果将从镜头摄取的信息原封不动地放大，画质必然变得模糊不清，须特别注意。

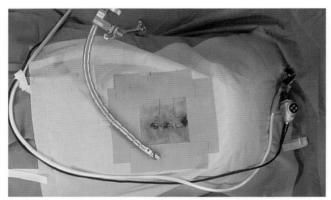

图 1-4-11　柔性手术机械臂和电缆的固定
调整长度，使其整齐划一。

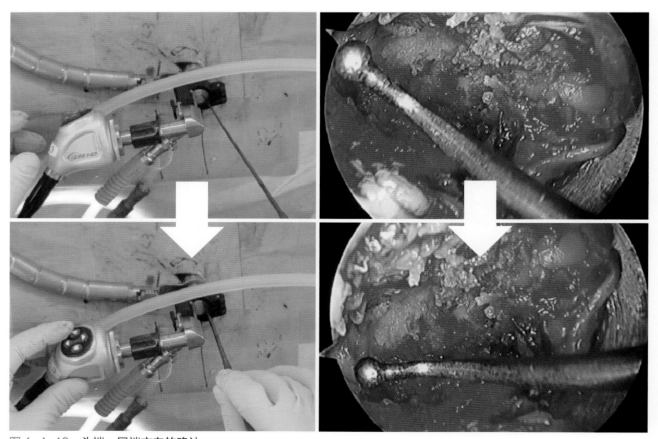

图 1-4-12　头端、尾端方向的确认
插入球头形探钩，使其方向为头端、尾端，用指示器进行调节，使其角度在监视器上保持头端、尾端一致。

柔性手术机械臂发生故障时应采取什么应对措施？

岩崎　博

　　柔性手术机械臂长期使用后，即使转动调整轮，手术机械臂也会变得僵硬并且难以锁紧，有时甚至术中无法固定内镜。

　　随着使用次数的增多，螺杆轴逐渐磨损，从而使螺杆轴不能朝着缩短钢丝的方向充分移动，导致手术机械臂僵硬无法锁紧。通常这是由于调整轮按顺时针方向旋转时，不能马上转动，而螺杆轴端的圆筒部分无法充分调整调整轮的咬合处所致。通常的维护方式，就是对转动部加注润滑油，然而有些情况下需要返回厂家维修。从笔者的经验来说，如果在手术中出现此种问题，则手术将无法继续，在出现这种情况时，作为应急的措施，可在调整轮和 L 形夹紧装置之间的轴承和螺杆轴的部分（图 1-4-13，箭头）注入少量摄像机防起雾液来加以改善，从而使手术继续进行。

　　尽管上述状态得到改善，调整轮可轻松转动，螺杆轴能向调整轮端移动，但手术机械臂无法变硬时，则需要缩短固定在螺杆轴内的钢丝。

　　用图 1-4-14 所示的方法，钢丝前端的螺杆在螺杆轴内移动，钢丝被缩短，手术机械臂很容易变硬。用左手握住与手术机械臂端牵开器的连接部，右手持调整轮和 L 形夹紧装置，如同甩动跳绳那样，回转到近前（自己的单侧）即可（调换把持的手，左手保持调整轮时，向反方向回转）。可通过钢丝线前端的螺杆部分是否伸出调整轮的外边加以判断，确认是否已缩短。

　　万一发生以下情况，手术中得不到充分的固定强度，柔性手术机械臂发生故障时采取上述对策仍无法改善，且无备用柔性手术机械臂，可采用在手术机械臂和体表间插入注射器等方法予以临时应付（参照 32 页，图 1-4-3）。

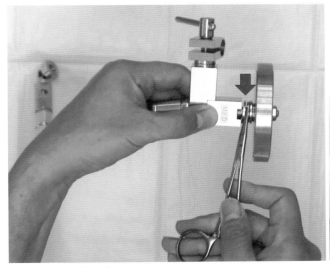

图 1-4-13　**轴承部**
作为柔性手术机械臂生产厂家推荐的维护方法，需要对该部位的加注润滑油和螺杆轴的运动进行确认。

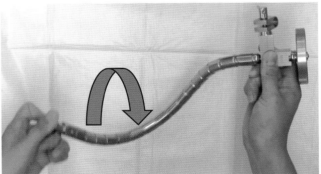

图 1-4-14　**钢丝的缩短方法**
右手持调整轮和 L 形夹紧装置，就像甩动跳绳那样，将与左手所持的牵开器的连接部回转至近前，钢丝即缩短。

5 　钻头未到位难以切除时应采取什么应对措施？

中川　幸洋

　　在内镜下手术中，使用气动手术磨钻，快速而确切地进行骨磨除十分重要，但有时气动手术磨钻前端不能到位，将造成操作困难。

　　举个实例，比如对腰椎椎管狭窄患者行单侧进入双侧减压手术，如图 1-4-15a 中星号标记（浅蓝色）所示，靠近背侧正中部分的操作较为容易，而如图 1-4-15b 中的①～④中所示，在侧隐窝部位附近，钻头前端离得较远，操作起来就有些困难。关于图 1-4-15b 中①、②所示的对侧头端和尾端，如图 1-4-16 所示，由于只使用气动手术磨钻刨削圆筒形牵开器触及的棘突根部，能使牵开器放置在更深的地方，因此操作器械就容易到达。另外，如图 1-4-15b 中③、④所示，在进入侧，如果以垂直方向放置圆筒形牵开器（图 1-4-17、图 1-4-18），必要时可切除关节突关节内侧，那么就可以使圆筒形牵开器设置在更深的部位，使操作变得轻松。无论处于哪种情况，都应将圆筒形牵开器设置在靠近中线附近。

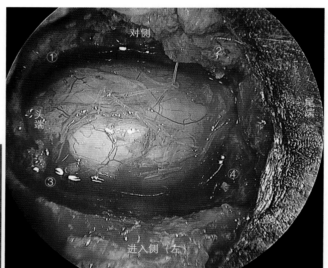

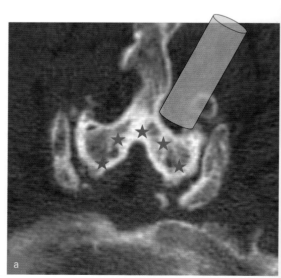

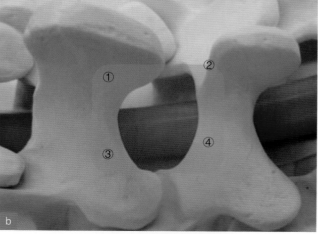

图 1-4-15　钻头难以到达情况下的骨切除位置（对于腰椎椎管狭窄的单侧进入双侧减压的案例）

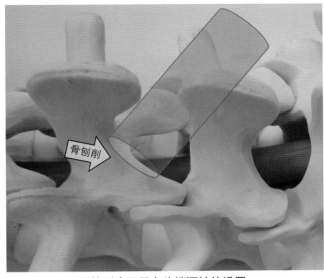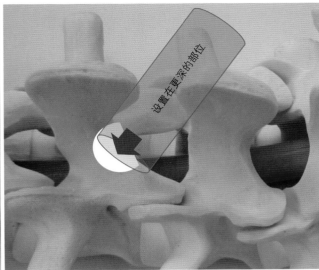

图 1-4-16　圆筒形牵开器在头端深处的设置

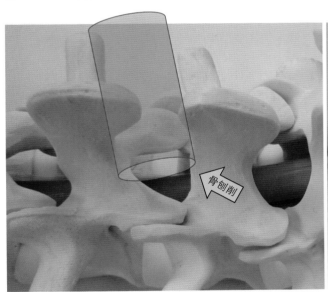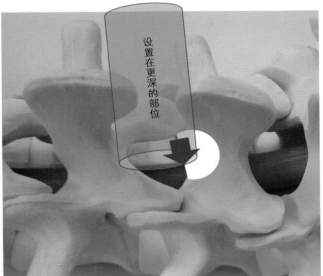

图 1-4-17　圆筒形牵开器在尾端深处的设置

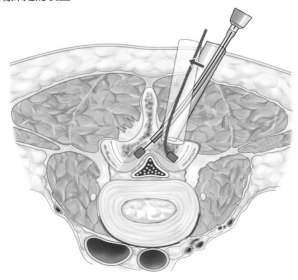

图 1-4-18　单侧进入双侧减压中的弯头气动手术磨钻的使用及圆筒形牵开器的设置角度

常见问题解答（Q/A）

6

内镜发生破损和平面内横向操作时如何进行保护性操作？

吉田　宗人

　　避免内镜受损和防止内镜前端的镜头变脏，二者从本质上说完全相同。绝不容许气动手术磨钻接近内镜的前端。一旦钻头触碰到镜头，顷刻间镜头就被破坏无存。要刨削想切除的部位，务必使钻头与内镜的位置保持一定距离，需要离开镜片 5 mm 以上。

　　并且在平面内横向移动切削的操作中（图 1-4-19），一边用左手固定圆筒形牵开器，右手持气动手术磨钻，进行椎板切除，与此同时右手其他手指不能空闲，环指和小指必须置于牵开器上，以确保其稳定安全，这一点非常重要。当具备更熟练的技术后，将圆筒形牵开器和气动手术磨钻合为一体把持，一边使其根据要切除的范围回转运动，一边进行刨削，因内镜和气动手术磨钻的位置不发生变化，前端就不会弄脏，同时要切除的部位也能保持位于术野中央。

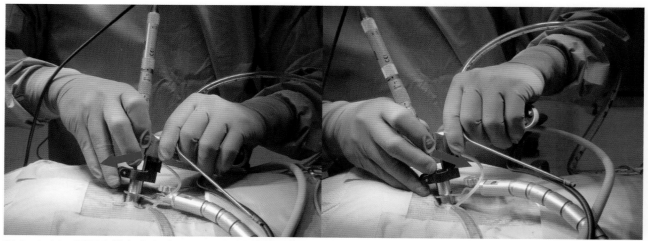

图 1-4-19　平面内横向移动（Wanding）的实际操作
可一边进行气动手术磨钻的操作，一边固定圆筒形牵开器进行平面内横向切削的操作。此时，如果在内镜上施加的力过大，则镜片和磨钻头有撞击发生破损的危险。因此圆筒形牵开器中，磨头必须离开镜片一定距离进行刨削。同时对于柔性手术机械臂，不可过度用力拧紧，允许稍微拧紧，使其有轻微活动，那么平面内横向移动的操作会更容易。
左图通过平面内横向移动刨削的操作使视野向右移动，右图是视野向左移动并继续操作的画面。

第 5 章

内镜下手术
——迈向成功的要点

一、保持监视器画面清洁的处理方法

吉田　宗人

　　监视器的画面是用于显示内镜所得到的影像，必须设法保持镜头前端的洁净。因此，每当内镜前端出现脏污时，都要用生理盐水进行清洗。在 20 mL 的注射器内加入生理盐水，每当画面不清晰时，助手便将注射器前端伸进圆筒形牵开器内，加压冲刷术野，用盐水将内镜前端的附着物冲洗干净。助手在镜头污染时用水多次冲洗，而不必每次都将内镜拔出。擦拭其前端，画面也可维持清晰。同时这也有利于缩短手术时间。只有在反复用水冲刷后都不能去除污渍时，才可拔出内镜镜头擦拭。

　　另外，最初通过气动手术磨钻进行粗刨削时，尽可能将内镜镜头远离刨削处，避免切除物附着在内镜前端。如果可能的话，将圆筒形牵开器和气动手术磨钻合为一体握在单手内，一边使其根据要切除的范围来回移动，一边进行切除，从而使内镜和气动手术磨钻的相对位置不会发生改变，内镜前端则不会受到污染而变脏，并且与要切除的部位也能保持良好的位置。但是，这是一种相当熟练的操作技术。如前所述，在前端变脏时，可一边行骨磨除，一边用生理盐水冲洗去掉镜头上的污垢。

　　一旦结束骨性成分的切除，则画面变脏的情况随即减少。

　　在神经减压操作中，推进内镜镜头，聚焦无盲点观察，从而确保操作的安全。

二、软组织混入画面内时应采取的对策

岩崎　博

　　进行内镜下手术时，首先要彻底地清除软组织，明确解剖学的标志点后，再行常规手术减压操作。然而就经验而论，往往从插入通道扩张之时，在圆筒形牵开器内便会混入大量的软组织，使用髓核钳去除软组织，但周围软组织可被牵引进入圆筒形牵开器内。

　　将混入画面内的软组织量控制在最小限度的基本方法，就是在进行连续扩张的同时，采用扩张器向内侧、外侧及头端、尾端方向进行软组织游离。

　　对于圆筒形牵开器周边部位的软组织，用弯曲形器械向圆筒形牵开器外缘进行清除（图 1-5-1）。清扫过程中，残余的软组织还可能再次侵入圆筒形扩张器内时，对此可以用电凝沿着圆筒内周壁加以烧灼，这样可使软组织退缩，也可以将弯头双极电凝朝向圆筒形牵开器的外边推进，由此烧灼超出圆筒形牵开器周围的软组织（图 1-5-2）。

　　需要注意的是，在调整柔性手术机械臂时，使圆筒形牵开器少许倾斜，通常还要适当给圆筒形牵开器施加向下（向腹侧）的力，以避免软组织进入圆筒形牵开器内。

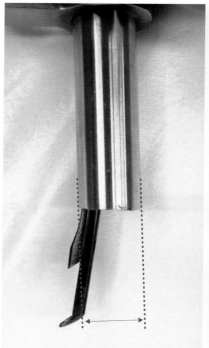

图 1-5-1　使用弯曲形器械进行清除
用弯曲形器械对超出圆筒形牵开器直径的部分进行处置。

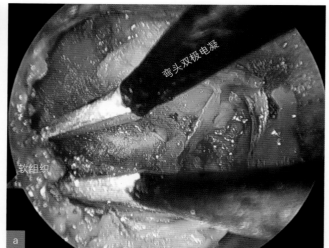

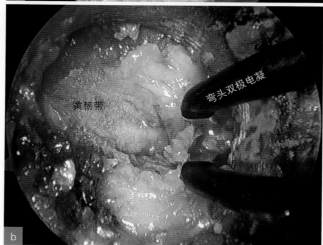

图 1-5-2　用弯头双极电凝进行软组织的处置
a：利用烧灼术使软组织退缩，确保视野。
b：将弯头双极电凝向圆筒形牵开器的外边按，超出圆筒形牵开器进行烧灼。

三、术野的扩展入路

岩崎　博

为拓宽手术视野，要预先进行如上所述的处置，以避免或减少软组织混入圆筒形牵开器内。

同时充分利用脊柱内镜中所配备的 25° 斜视镜，获得宽阔的视野。作为斜视镜，不但能获得超出圆筒形牵开器直径的宽广范围视野，而且也可以通过在圆筒形牵开器上对镜头放置位置进行 360° 自由移动变换，进一步扩大所获得的视野。另外，松开附件的夹紧装置，将内镜深深插入圆筒形牵开器内并重新固定后，可拉近内镜镜头（图 1-5-3）。

通过将镜头放置位置的移动变换、镜头拉近及头端、尾端、内侧、外侧的圆筒形牵开器及内镜平面内横向移动（图 1-5-4）等多项组合操作，可使内镜的视野变得宽广，手术操作也变得更简便易行。

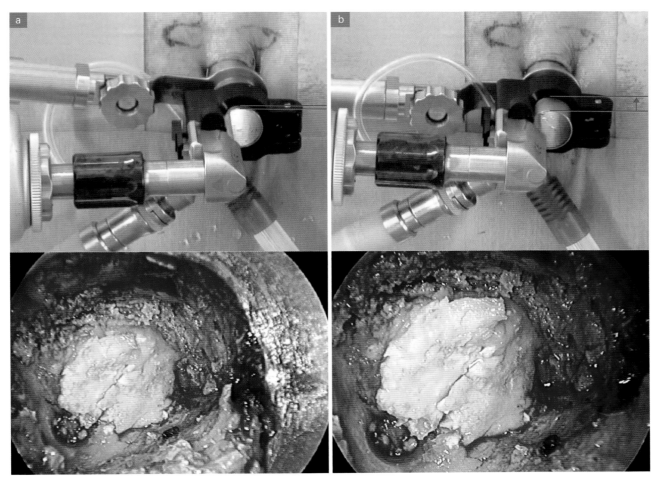

图 1-5-3　内镜深度的调节
a：镜头拉远状态下的摄像机位置和内镜视野。
b：镜头拉近状态下的摄像机位置和内镜视野。

四、　正确体位的设置

岩崎　博

　　患者体位应设置成手术目标椎间盘与地面呈垂直的角度，并且可通过手术台的升降及 C- 臂 X 线透视机透视下进行调整，提升定位准确性，使手术目标椎间盘间隙能明确显示，防止定位错误（图 1-5-5）。特别在腰椎前凸严重的病例和退行性滑脱病例中，必须引起高度注意。

　　内镜下行颈椎后路减压时，基本上要将颈椎序列调整到中立位（图 1-5-6）。颈椎在伸展位时因各椎板彼此相重叠，减压时有可能出现骨量切除过度的问题。在屈曲位时，因椎板间隙被拉开，在进行圆筒形牵开器设置和操作时，危险性有所增加，因此需要根据具体病例加以调整。

　　特别是在颈椎手术中，因进入侧不同，注意事项和体位的设置也会有所差异。在左侧进入的情况下，C3/4 等减压部位在头端时，因头枕部骨骼对摄像机产生阻挡，也难以进行充分的平面内横向移动的操作。

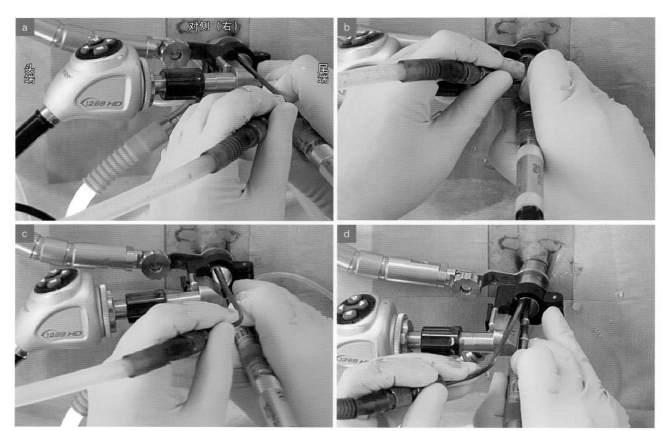

图 1-5-4　平面内横向移动的操作
a：进入侧头端的刨削。b：进入侧尾端。c：对侧头端。d：对侧尾端。

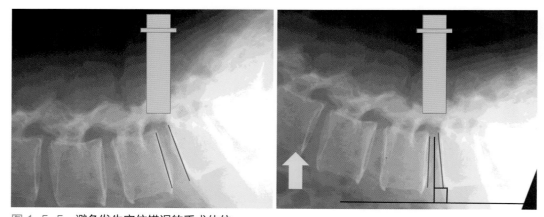

图 1-5-5　避免发生定位错误的手术体位
如右图所示，将患者上半部抬高，在该椎板间隙与地面垂直的体位下设置圆筒形牵开器即可。

采用右入路的情况下，由于患者身体解剖结构的原因，有时在 C6/7 水平，肩胛带对 C- 臂 X 线透视机发生阻挡。在此情况下，需要重新选择进入侧，或者使颈椎呈轻度屈曲位等。

出血的处理对策与通常的脊柱手术相同，采用各种俯卧位用的垫子或支架，不会增加腹压的体位，减少对腹部的施压。

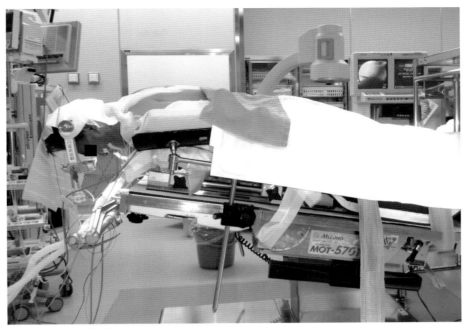

图 1-5-6　**手术体位**
颈椎体位从中立位维持轻度屈曲位。

五、　关于节段定位错误的对策

中川　幸洋

　　在内镜下手术并发症的报告中也常提及有关手术节段定位错误的情况，可在手术中通过透视或者 X 线摄影予以确认，就可以避免出现这类错误。但是在腰骶部存在先天性畸形如腰椎骶化或骶椎腰化时，就有必要在术前仔细确认在 X 线、CT 和 MRI 检查中椎体与神经组织的关系。同时如果因畸形严重，难以搞清定位时，可以通过 C- 臂 X 线透视机加以反复确认。手术医师过度自信地判断，总认为没问题是非常危险的，因此建议对于节段确认的操作，必须由 2 人以上参与实施。

　　笔者在以下 3 个时点进行了在 C- 臂 X 线透视机上的位置确认：①术前手术区做标记时。②设置圆筒形牵开器后。③实际开始切除椎板骨组织，显露椎板间隙黄韧带时。此时，在牵开器内，可以在椎板间隙或者椎板上加以标识。标识也可置于椎板间隙表面，但其头端如同挂在近端椎板下一样，这是设置要点（图 1-5-7）。对于 C- 臂 X 线透视机，基本上采用脊柱正位图像，但在必要的情况下，也需要使用侧位像。如滑脱患者等椎体向前方滑移的情况时，如果圆筒形牵开器与椎间盘平行进入，则可能会进入预定手术椎间盘的上一个椎板间隙，因此必须加以注意（图 1-5-8）。

参考文献

[1] 中川幸洋. 頚椎疾患に対する内視鏡手術 [J]. MB Orthop, 2014, 27: 227-236.
[2] 中川幸洋. 内視鏡下手術合併症防止のための工夫 [J]. MB Orthop, 2012, 25: 61-69.
[3] 中川幸洋, 他. 低侵襲手術の合併症対策—内視鏡下手術における合併症対策 [J]. 整形外科 Surgical Technique, 2015, 5: 301-307.

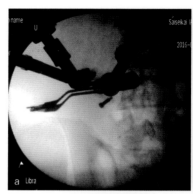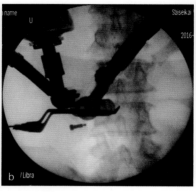

图 1-5-7　标志物的设置方法

设置标志物时，应将其前端指向目标椎板间隙到上位椎体椎板下缘。透视时将目标间隙置于视野的正中。因有时柔性手术机械臂等会遮挡视野，需要留意予以确认。

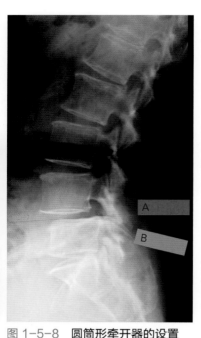

图 1-5-8　圆筒形牵开器的设置

A 与 L4/5 椎间盘并行地进入，而设置在 L3/4 椎间。

手术开始之时，如果以 L4/5 椎间为目标，设置方式与 B 同。

六、 关于止血方法

中川　幸洋

在脊柱内镜下手术中，减压术后的无效腔很小，但容易引起硬膜外血肿这个并发症。因此，手术中需要特别细致地进行止血。

硬膜囊或神经根的减压手术结束后，需要在创面闭合前等待观察一下减压后的神经组织。如果出现神经组织很快被出血所掩盖的情况，则表示止血不充分，不可进行创面闭合。

以下分不同状况讲解止血方法。

1 骨组织切除时的止血

进行骨切除时，多数使用骨刀、椎板咬骨钳以及气动手术磨钻等器械，用骨刀和椎板咬骨钳的情况下，如果骨切面为松质骨，则出血情况是可以预料到的，因此可通过骨蜡涂覆进行止血。将骨蜡仔细揉和变得柔软后，擦揉到出血部分，此时，可以用像套装在吸引器前端的软橡皮套管那种质地柔软的器械，可有效地涂敷骨蜡（图 1-5-9）。

用气动手术磨钻进行骨切除时，如果能使骨屑填塞到切除面，则可抑制出血。在刨削骨质疏松症患者的骨皮质时，因骨屑填埋了松质骨切除部的空隙内，不会过度出血。但是当进一步打磨松质骨时，则会引起出血。

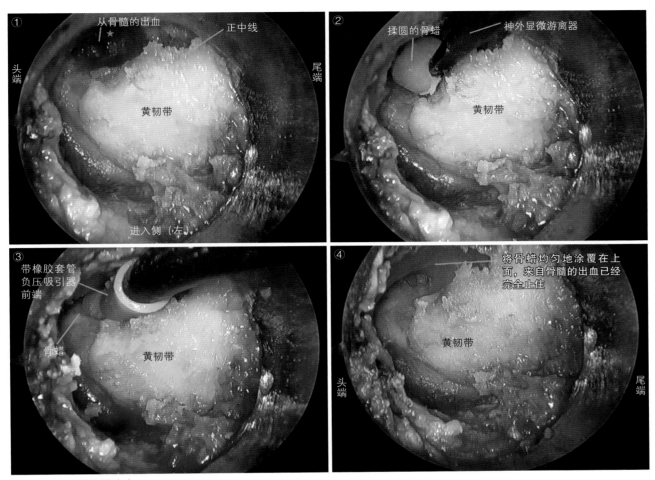

图 1-5-9　用骨蜡止血
内镜照片为 L4/5 狭窄症者的减压术，左侧入路。左为头端，右为尾端，下为进入侧，上为对侧。
①切除对侧椎板下缘时的出血（★）。
②充分揉软的骨蜡，做成米粒大小后揉擦进去。
③在不能有效揉入的情况下，如果能用装套在负压吸引器前端的软橡皮协助将骨蜡揉擦到松质骨内，则能迅速有效地止血。
④出血部的松质骨上涂覆了骨蜡，完全止血。

2　应对来自硬膜外出血的措施

对神经组织进行的减压中，因有盲点，骨刀不能明确切除狭窄部。需要对压迫要素周围的骨质充分减压，在病变区充分游离软组织和神经组织，那么损伤血管的概率也会大大降低。来自硬膜外的出血，可用双极电凝止血，但如果出血点不明确，可使用 Integran [日本脏器制药（公司），骨胶原吸收性局部止血材料] 等止血材料的填塞功能和止血作用，将出血部填塞之后，压迫 2 ~ 3 min，多数情况下都能发挥止血效果（图 1-5-10）。

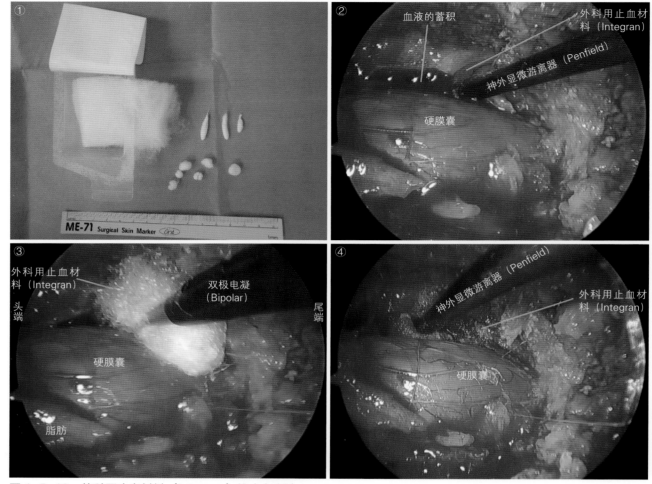

图 1-5-10 外科用止血材料（Integran）的止血方法
内镜照片为 L4/5 狭窄症的减压。左侧进入，左为头端，右为尾端，下为进入侧，上为对侧。
①外科用止血材料（Integran），预先将吸收性明胶海绵揉捏成丸状，制作若干个，抹上 Integran 用于出血部位。
②对于不清楚出血点的渗血时，外科用止血材料（Integran）止血十分有效。
③将外科用止血材料（Integran）覆盖于出血部，或者填塞压迫，如止血不明显，则需要反复加以填塞（注意神经组织不能被过度压迫）。
④等待数分钟后止血成功，可以除去表面部分小棉球。

七、处理血肿的对策和引流管的设置

中川　幸洋

1 术后血肿

通常，脊柱手术后出现的局部血肿大多是无症状的，有研究认为，术后血肿形成的发生率为 33%～100%。也有研究指出，因为血肿出现神经症状的发生率为 0.1%～0.2%。

在脊柱内镜下手术中，无效腔虽然很小，但是如果不能有效地引流出创部的出血，则经常会出现症状。受到压迫出现的症状可以有很大差异，但是一般认为，MED 手术后，因硬膜外血肿引起压迫症状的病例数要远超出多数论文所报道的数据以及人们所认同的病例数。术后硬膜外血肿的发病形式大致可分为急性和亚急性两种，急性发病（术后数小时至 24 h），患者在手术后随即产生剧烈的疼痛和麻痹，常常需要采取清除血肿的紧急措施，即在全身麻醉下再次置入内镜，一边进行吸引，一边去除凝固的血块，并确认神经组织已减压，必要时还应进行追加减压。视麻痹发展的情形而定，情况紧急时为了减少 MRI 检查所需时间，有时在病房和住院楼内的处置室等进行创部的拆线和冲洗。这对减少切口内硬膜外压有明显效果，这是在常规血肿清除冲洗，需要时间等待减压手术时采用的应急方法。如果确定皮肤以及其下软组织切口的缝线拆除和创部冲洗后减压解除了神经压迫，则留置引流管，皮肤切口用厚纱布敷上，在纱布上出现少量渗液时予以更换敷料。

临床上更常见的发生病例是亚急性血肿。其特征是，这些亚急性血肿的患者通常出现创口周围疼痛并伴有下肢放射痛等症状，很少出现下肢肌肉运动障碍。治疗则根据疼痛程度划分为间断使用类固醇药物、硬膜外阻滞和 NSAIDs 等。随着血肿的吸收，症状逐渐得到改善。也有拔掉引流管后出现神经受压症状的病例，因此预先检查容器内所储存引流出的血液量显得十分重要。在持续性排液的情况下，有必要推迟拔去引流管的时间。

在内镜下行减压手术（单侧进入的情况）后形成血肿的特征性征候是进入侧和对侧的神经受压症状，这也是手术医师早期常常会遇到的情况。通常在对侧减压不充分的情况下，术后血肿产生的压迫导致神经症状，如果确实能有效实施双侧减压的手术操作，其发生频度将会减少。

2　引流管的留置和引流管相关问题

有研究认为，一般在单椎间常规进行的减压手术中，并非一定需要使用留置引流管，但是在内镜下手术中，在单椎间的情况下是必须留置引流管的。另外，如果在一个皮肤切口行多个椎板间隙减压，则应对各椎板间隙分别留置引流管。关于引流管，现在临床上使用的是硅制 3 mm 直径的管 [J-VAC /blake，Johnson & Johnson（公司）]。但是，内镜下手术是与开放式手术有差异的，引流管的前端往往会放置不到最佳的位置，所以放置后应确认它的位置，曾有过研究调查分析，引流管滑移了原先放置处，向背侧滑移这种情况的发生率比较高（图 1-5-11）。然而临床症状与引流管的位置没有直接因果关系的情况也比

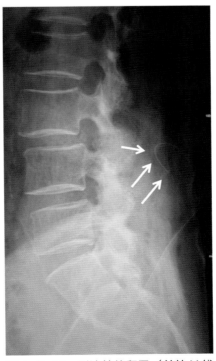

图 1-5-11　引流管的留置（单纯 X 线图像）

创部缝合以后，引流管向皮下凸起。

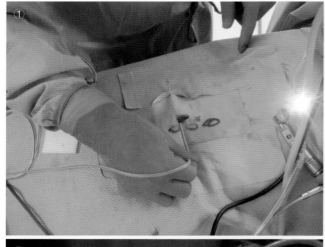
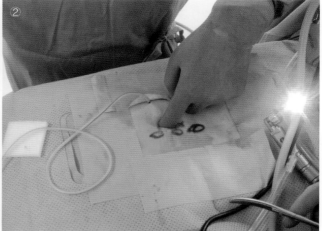
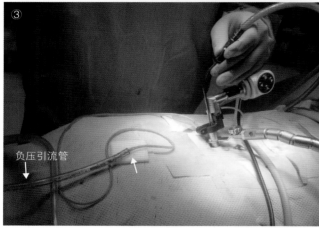

负压引流管

图 1-5-12　引流管留置时的注意事项
①引流管的留置。
②引流管留置在椎板上后，进行确认。
③引流管留置后，确认已连接到负压吸引瓶上，并检查有无堵塞。

较多，那么记在医师心里的事就是将引流管尽可能放置在最合适的位置。一般认为，采用管前端置于减压椎间近端椎板下缘上面的位置。管前端直接放置在硬膜囊上，神经组织可能被负压吸引，有时候这样便出现激惹症状（在此情况下，拔去引流管，症状很快消失）。

同时，不得不引起注意的是，放置引流管之后闭合创口时，再用拉钩等过度扯拉创部，则引流管前端受到拉力，有可能出现如图 1-5-11 中所示的逃逸的情况，因此需要引起充分注意。特别是在内镜下手术后的缝合中，因为皮肤切口很小，难以实施皮下缝合，因此用肌肉拉钩拉扯创部时务必注意。如果将引流管连接到负压吸引瓶上并且施加负压，便能对引流管内的通畅情况进行监测，这一点很有用（图1-5-12）。

负压吸引瓶内完全无引流液存积的情况下，应考虑到由于管的闭塞及其他原因而未达到引流目的，该判断是妥当的。在这种情况下，术后出现血肿的风险增大，需要格外注意。

✎ 参考文献

[1] sokolowski M J, et al. Prospective study of postoperative lumbar epidural hematoma. Incidence and risk factors[J]. Spine, 2008, 33: 108-113.
[2] 中川幸洋, 他. 腰椎後方手術後に生じる硬膜外血腫と神経症状悪化との関連 [J]. 臨整外, 2007, 42: 1079-1083.
[3] 中川幸洋, 他. 脊椎後方内視鏡手術と合併症—とくに術後血腫とその対策について [J]. Spine Res, 2013, 4: 7-15.
[4] 中川幸洋, 他. 脊椎内視鏡手術における合併症と対策 [J]. J Spine Res, 2016, 7: 1377-1381.
[5] Ikuta K, et al. Evaluation of postoperative spinal epidural hematoma after microendoscopic posterior decompression for lumbar spinal stenosis: a clinical and magnetic resonance imaging study[J]. J Neurosurg Spine, 2006, 5: 404-409.

[6] Payne D H, et al. Efficacy of closed wound suction drainage after single-level lumbar laminectomy[J]. J Spinal Disord, 1996, 9: 401-403.

[7] 遠藤　徹, 他. 腰椎後方内視鏡手術にみられる術後硬膜外血腫と術後閉鎖式ドレーンの設置不良との関連について[J]. 臨整外, 2007, 42: 1205-1210.

八、肥胖患者的对策

岩崎　博

　　在对肥胖患者的腰椎进行常规手术时，为了确保视野的清晰，通常会将创口部展开得比普通患者更大，其结果是手术时间延长，出血量增加，这是医师们经常遇到的实际情况。

　　对此，进行脊柱内镜后方减压手术，显露并不受患者肥胖度的左右，也能很快地到达脊柱手术区域进行手术，因此对肥胖患者来说，是可以做到能控制手术时间和出血量的。

　　现在，直径 4 mm 短型内镜用圆筒形牵开器已经普及了，连接柄部以远的有效长度为 49 mm。通常，日本人的体形与圆筒形牵开器直径 16 mm 短型相对应。体格健硕，要使牵开器与椎板接触，前端稍稍有些够不着（到达椎板）时，我们的经验是，扩大皮肤切口长度并稍稍将圆筒形牵开器倾斜，将牵开器柄上较粗的部分一同埋入皮下，这样手术就可以继续进行了。

　　重度肥胖症者术前的 CT 中，从体表到椎板的距离有 60 mm 以上的病例中，需要准备标准内镜与标准圆筒形牵开器，或者长型内镜和长型圆筒形牵开器。牵开器的有效长度为短型 49 mm、标准型 65 mm、长型 80 mm（图 1-5-13、图 1-5-14）。用长型内镜及圆筒形牵开器进行手术时，Midas Rex® (Medtronic) 等气动手术磨钻头也需要准备同样尺寸规格产品，对此要特别留意（图 1-5-15）。

　　圆筒形牵开器越长，在牵开器内，各种器械的挥动角度就变得越小，手术难度增大，从而需要更大的平面内横向移动的操作。

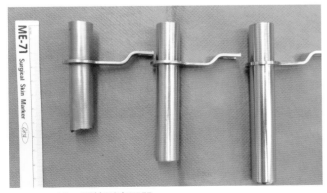

图 1-5-13　圆筒形牵开器
从左起，短型牵开器、标准型牵开器、长型牵开器。

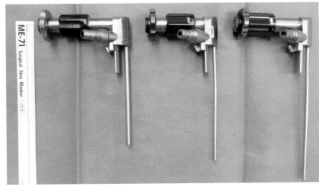

图 1-5-14　内镜
从左起，短型内镜、标准型内镜、长型内镜。

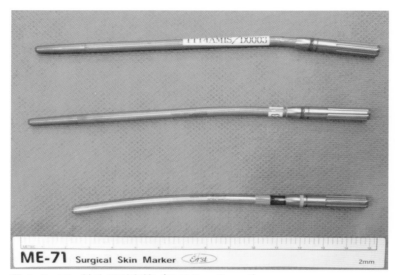

图 1-5-15　钻头导引套管（Drill Bar Guard）
上面 2 个是长尺寸钻头导引套管，下面是常用的钻头。

📎 **参考文献**

岩﨑　博，他. 肥満患者における脊椎内視鏡下手術の有用性 [J]. 整形外科，2009，60：251-253.

第6章 应预先掌握的有关内镜下手术的基本操作技术

工具对于手术操作的顺利和精确非常重要。也就是说希望行细致精湛的手术，必须有相应的技术及展示其能力的精巧器械。仔细地进行组织分离操作和磨削操作等都离不开与其适配的纤细器械和带有适宜弯度的器械。

一、皮肤切口的位置

吉田　宗人

必须在 C- 臂 X 线透视机透视下看到腰椎整体之后，正确定位手术椎间。并且对该椎间隙的近端椎板下缘和下关节突的内侧加以确认，在此处用油性笔标记符号。为了使其更清晰易辨，在皮肤上绘出棘突和椎板间隙图形，或者预先在标志点上加标记（图 1-6-1a）。在皮肤切开前，以刺入点为中心，轻轻地按住圆筒形牵开器，在皮肤表面加上压痕，这样，恰当的皮肤切开范围变得一目了然（图 1-6-1b～d）。

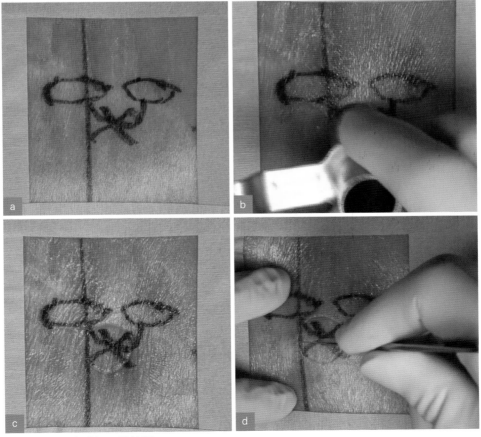

图 1-6-1　皮肤切开的位置

二、 黄韧带的切开

吉田　宗人

　　用髓核钳咬除椎板间的软组织，用双极电凝使视野中残留的组织凝固收缩。这样便可显露椎板间隙的黄韧带。在行髓核摘除手术时，如果是 L5/S1 椎间，则几乎不存在椎板切除，可以从黄韧带部分切除后进入其中。但是，如果是 L4/5 椎间，则需要切除近端椎板下缘和下关节突的内侧（图 1-6-2a）。越往头端的椎板间隙，椎间盘的位置处于椎板间隙的头端，使用气动手术磨钻的骨削刨开窗范围就需要取得越大。透视下，精准地定位手术椎间盘的位置，这样就可以预先确定要切除的范围，这很重要。并且进行骨切除的同时，暴露进入侧的黄韧带（图 1-6-2b）。采用 15 号刀刃，仅对黄韧带的浅层进行横切，从那里用刮匙在头端、尾端展开韧带。用椎板咬骨钳将其切除，进行同样的操作，直至韧带残留很薄的深层。显露深层，可见黄韧带的颜色变得很淡，再采用神外显微游离器，向头端、尾端剖开韧带。从此处用球头形探钩将残留的黄韧带与硬膜分离，再次确认椎板间隙之后，用 Y 形椎板咬骨钳切除黄韧带，直至神经根的外侧显露可见韧带。

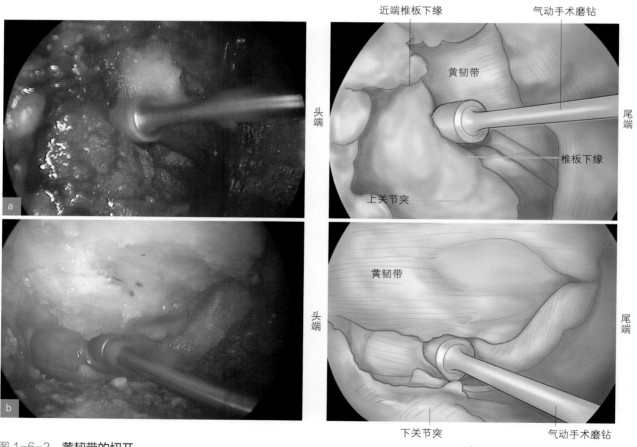

图 1-6-2　黄韧带的切开

三、　神经组织的牵引

吉田　宗人

突出髓核的压迫是在神经根腹侧受到向背侧的压迫，神经根因此与黄韧带发生了粘连，因此用神外显微游离器和头端纤细的球头形探钩小心地分离两者。对于黄韧带及上关节突的切除范围，以神经根外缘能得到显露作为基准来确认，这时，头端弯头的 Y 形椎板咬骨钳非常适用（图 1-6-3a）。

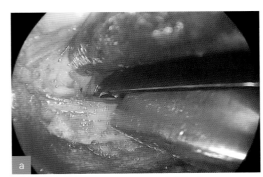

内侧
负压吸引器　　Y 形椎板咬骨钳
头端
尾端
黄韧带
上关节突

图 1-6-3　（a）髓核摘除的基本操作

四、　牵开神经组织后椎间盘的显露和展开

吉田　宗人

常见神经根受到髓核的压迫而扁平化（图 1-6-3b），因此仔细确认神经根与髓核的边界是极为重要的步骤（图 1-6-3c）。彻底辨认清楚受到压迫的神经根外缘，对神经根与髓核间进行游离。通常这两者

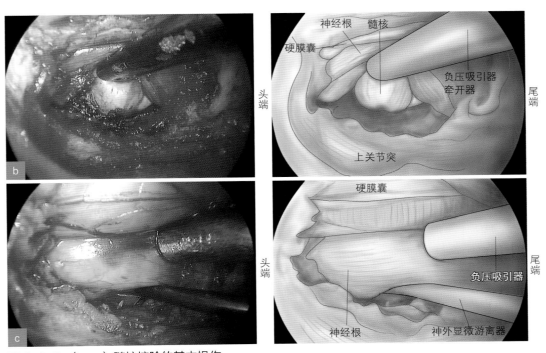

神经根　髓核
硬膜囊
头端
负压吸引器
牵开器
尾端
上关节突

硬膜囊
头端
尾端
神经根
负压吸引器
神外显微游离器

图 1-6-3　（b、c）髓核摘除的基本操作

之间存在着炎症性的组织粘连，因此要非常细心地逐渐深入进行游离操作。神经根的游离是从未发生粘连的一侧向突出髓核压迫处推进，这是铁的法则。因为在椎弓根的内侧不发生粘连的居多，尾端从这里开始，头端要从神经根的肩部来确认有无发生粘连，然后再对髓核的压迫部位进行游离。最后，在神经根腹侧插入负压吸引牵开器，自内侧中线部牵开神经根，进行髓核显露。

五、椎间盘的清理

吉田 宗人

　　暴露突出的髓核部之后，以 15 号刀刃在髓核表面纤维环上施行十字切开。用神外显微游离器在突出髓核周围挤压并从椎间盘内钩出变性髓核，将髓核钳插入椎间盘内摘除髓核。最初要用微型髓核钳。将弯头髓核钳向处于更正中位的腹侧插入，摘除腹侧发生变性的髓核（图 1-6-3d）。最后确认有无遗留髓核碎块，要一边仔细确认器械插入深度的标志，一边进行操作，避免髓核钳向内进入超过 2 cm 以上。要尽可能多地摘除出现变性的髓核组织，这对防止复发至关重要。同时，要始终将椎间盘前方有大血管和动静脉这一点放在心上来进行髓核摘除操作。在手术结束之前，在 20 mL 注射器内注入生理盐水，高压冲洗椎间隙腔，再次确认无遗留髓核碎片。

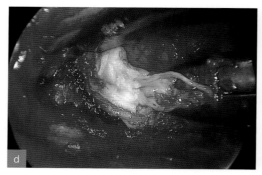

图 1-6-3 （d）髓核摘除的基本操作

六、关于单侧进入双侧减压

中川 幸洋

1　单侧进入双侧减压的定义

　　单侧进入双侧减压是利用横向跨越正中棘突序列旁正中的切口入路，既保持棘上、棘间韧带复合体（Supra/Inter Spinous Ligament Complex）的完整，又进行椎管中神经组织的后路减压的方法（图 1-6-4）。

　　常规的开放手术或者显微镜下也能实施单侧进入双侧减压的操作，但是为确保视野，需要采取将手术台适当倾斜等辅助措施，在这一点上，通过斜视镜可使用视野宽阔的 MED 法是最适合单侧进入双侧减压的手术操作。本法能够从后方进行硬膜囊的整体减压，因此已被用于腰椎椎管狭窄和颈髓症的后路减

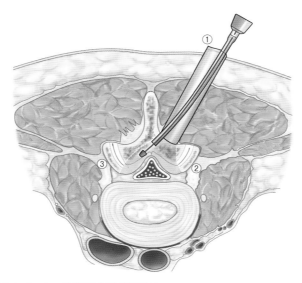

图 1-6-4　单侧进入双侧减压

通过套管持续性扩张后设置圆筒形牵开器，以在进入侧及对侧保留喇叭状的关节突关节减压为特征。

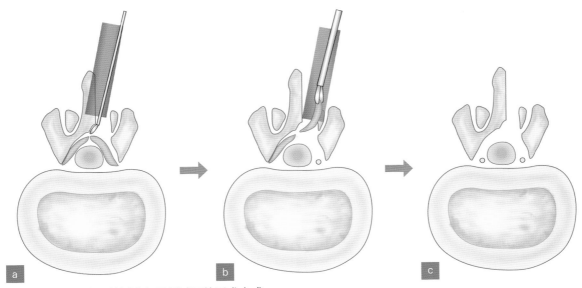

图 1-6-5　内镜下单侧进入双侧减压的手术方式

a：黄韧带在椎板的附着部显露后，对头端、尾端的骨性硬组织进行双侧减压。

b：椎板、棘突根部减压后，出现硬膜囊搏动。后正中部硬膜囊表面进入黄韧带下方，向双侧减压。

c：单侧进入完成双侧减压。

压。可利用工作套管持续性扩张，游离脊柱旁的肌肉，利用圆筒形牵开器设置进行神经减压，操作过程对背部肌肉的扰动较小（图 1-6-4 ①），将关节突关节减压削磨成喇叭状，进入侧关节突控制在最小限度的骨切除，对侧的关节突通过从骨性椎管中部减压，关节突关节大体上可以被保留下来。这是本手术的特点（图 1-6-4 ②、③）。

2　内镜单侧进入双侧减压手术方式确立的经纬

应用 MED 系统的单侧进入双侧减压手术方式的早期，最初仅仅是进入侧减压，以后发展成单侧减压后同时延伸到对侧减压。但是此种操作最初在进入侧实施减压中，进入侧的硬膜囊会很饱满隆起，越过进入侧硬膜囊进行对侧手术操作，常常需要一边压住膨隆的硬膜囊，一边向对侧操作，视野受到限制，而且是一种存在危险的操作。

早期操作模式经过改良，现在的手术方式是：从椎管的正中线附近到双侧黄韧带附着部为止进行头端、尾端的椎板切除，显露黄韧带，从黄韧带正中剖开后进行双侧的黄韧带切除，再行硬膜囊、神经根的减压手术（图1-6-5）。

以下，简单地展示内镜单侧进入双侧减压的操作步骤。

（1）在单侧设置圆筒形牵开器后，显露椎板间隙，用高速手术磨钻削刨棘突根部，并切除头端椎板的下部，直至显露黄韧带的附着部（图1-6-6a）。

（2）从近端椎板下缘绕过去，进行两端侧隐窝的骨切除（图1-6-6b）。

（3）远端椎板也进行同样的操作，从正中向双侧进行骨切除，直至黄韧带附着部（图1-6-6c）。如果骨切除充分，黄韧带则出现膨隆状，可观察到轻微搏动。

（4）向正中部间隙剖开黄韧带，切除左右两侧的黄韧带，硬膜囊减压之后，再实施侧隐窝部减压，然后显露神经根减压（图1-6-6d~f）。

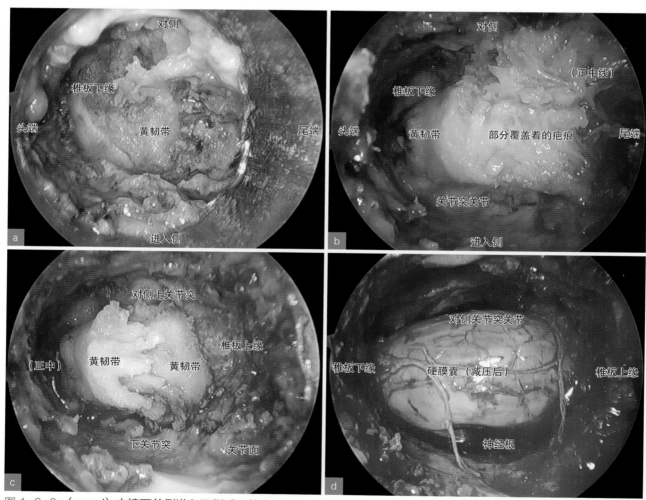

图1-6-6 （a~d）内镜下单侧进入双侧减压的步骤

a：切除近端椎板的下部，直至黄韧带的附着部。

b：从近端椎板的下部绕过去，进行双侧侧隐窝的骨切除。

c：远端椎板也同样地从正中向双侧进行骨切除，包括到黄韧带附着部。

d：对硬膜囊的减压加以确认。

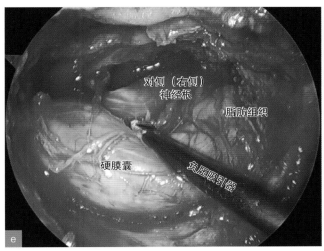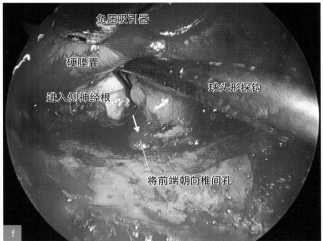

图 1-6-6　(e、f) 内镜下单侧进入双侧减压的步骤

e：显露右侧神经根。

f：显露左侧神经根。

📎 参考文献

中川幸洋，他. 腰部脊柱管狭窄症に対する内視鏡手術手技の工夫と改善——片側進入両側除圧を安全・確実に行うために [J]. 中部整災誌，2008，51：13-14.

常见问题解答（Q/A）

7

减压时使用刮匙等器械时的要点（使用器械的目的）是什么？

中川　幸洋

◆根据内镜中斜视镜视野选择手术器械

内镜下手术中，进行减压需要精心选择合适的器械。为了适应内镜中斜视镜的视野，在视野中心附近，则可用常用的直头器械进行操作，这毫无问题。但是在圆形视野周围的外侧缘附近，如果不用前端弯头的器械，便难以到达目标，操作会变得艰难。弯曲形器械，包括骨刀、神外科弯曲垂体钳、弯头椎板咬骨钳、Y 形椎板咬骨钳、弯头的双极电凝等。如图 1-6-7 所示，在圆形视野的边缘，需要使用弯曲形器械。弯曲形器械能使其弯曲端从中心位置向目标接近，容易进行操作。

并且，在内镜下手术中，以单手操作的器械也很多，但是若不精心选择，就难以实现有效操作。

◆椎板咬骨钳的操作要点

采用神经外科椎板咬骨钳切除骨组织等硬组织的情况下，即便能精巧地把持组织，但因单手操作，会有不稳定、无法用力的感觉，好像会从所把持的组织中滑落的态势，从而有时不能有效地进行组织的切除。在此情况下，用未把持椎板咬骨钳的另外一只手（持吸引器的手）中的任何一根手指辅助性地扶持钳子，以防止掌握夹紧器时偏离目标，便可有效进行切除，避免滑脱（图 1-6-8）。

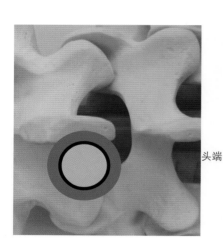

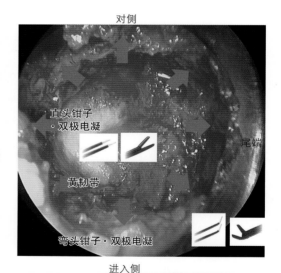

对侧

直头钳子·双极电凝

黄韧带

尾端

弯头钳子·双极电凝

进入侧

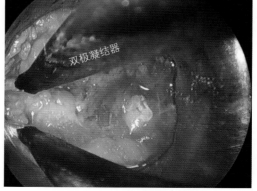

双极凝结器

头端

图 1-6-7　**内镜视野中弯曲形器械的使用**
视野的正中附近使用的是直头器械，视野边缘附近使用弯曲形器械，可实现有效的操作。

◆使用刮匙时的注意事项和要点

　　刮匙大多是在从骨上游离组织时使用的，多数情况下，由于需要稍微用力进行操作，因此在其前端成为盲区的情形下操作也很常见，单手操作如果滑动不稳，则非常危险。因此，建议术者必须坚持用双手把持刮匙进行操作的习惯（图 1-6-9）。

　　※ 有关操作手术器械时，使其到达目标的措施，请参照常见问题解答 5（40 页）。

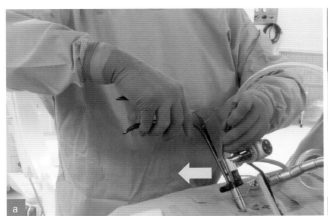
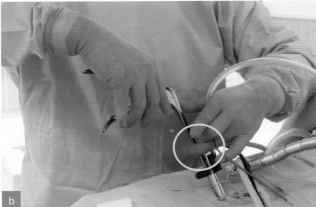
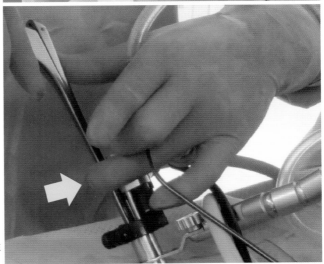

图 1-6-8　椎板咬骨钳的使用要点
a：以单手式（尾端）切除硬组织时容易打滑，用不上力。
b：把持椎板咬骨钳后，用对侧空着的手指辅助性地扶持，能稳定性地加力，不容易打滑。

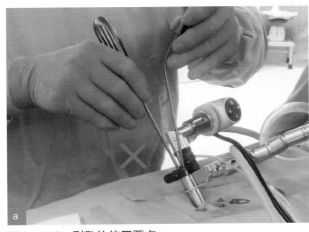
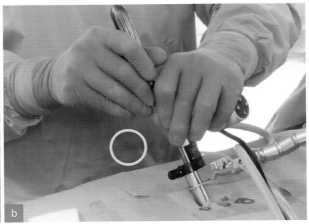

图 1-6-9　刮匙的使用要点
a：用单手式操作时易打滑，有危险。
b：必须用双手把持刮匙进行操作。

关于摄影技术，有何使图像更清晰易辨的要点？
同时，图像难以确认时有什么应对措施？

岩崎　博

使用气动手术磨钻进行神经组织减压操作时，为预防镜头受污，可调节摄像机镜头的深浅位置，在拉近镜头（Zoom In）的状态下进行手术会更安全（参照 45 页，图 1-5-3）。

对侧减压时，如果摄像机位置保持在 6 点和 7 点左右方向进行操作，则在硬膜囊受压解除时，镜头会遮挡对侧的减压操作，硬膜损伤的危险性增大，需要引起注意。在这样的情况下，如果将摄像机设置到 9 点方向的位置上，进行处理的部位就可以清楚显示（图 1-6-10）。

椎板咬骨钳和刮匙等器械的前端插入硬膜和神经根周围时，要借用左手的负压吸引器在神经组织与应切除的组织之间制造空间，然后将切除器械插入，一边确认器械前端和神经组织的关系，一边进行操作，从而确保安全。这时，将摄像机移动到能确认手术器械前端的位置进行处理，这是最基本的操作过程。比如，用椎板咬骨钳切除对侧黄韧带时，如果将摄像机设置到 6～8 点方向的位置，希冀从钳子的脊背侧看切除部分，但这却是一个盲点。在此情况下，如果摄像机变更为 9～10 点方向的位置，则能够确认钳子切除的部分。

如果圆筒形牵开器偏离了操作区，那么监视器上映出的大半部图像成为牵开器外的场景，操作将会十分困难。使圆筒形牵开器尽量接近中心区，会使处理变得容易，这是操作要领之一。

如果使用斜视镜，在图像上能看见，但是手术器械无法到达，这样的窘境是脊柱内镜下手术最初遇到的难关。进行平面内横向移动的操作，有意识地频繁使想进行处理的部位移动到画面中央，这一点很重要。

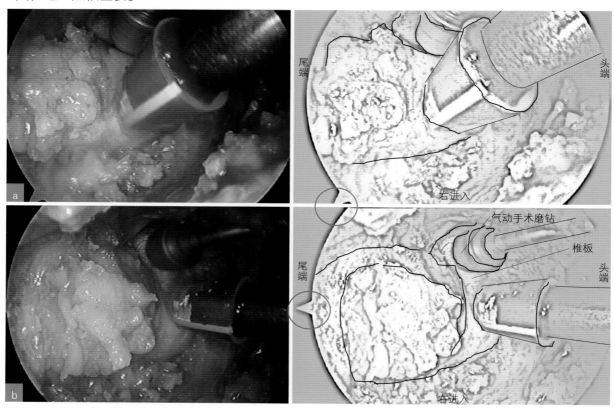

图 1-6-10　对侧减压时的摄像机位置
a：摄像机位置在 7 点方向的对侧减压。b：摄像机位置在 9 点方向的对侧减压。
减压推进时，在 7 点方向的摄像机位置上，由于负压吸引器和膨隆的组织，对侧减压成为盲目操作。通过变更摄像机的位置，可以解决问题。

止血，特别是损伤充盈的血管时应采取什么应对措施？

中川　幸洋

　　对静脉充盈造成损伤时，首先需要探寻是否能够确认活动出血点。可以预见到多数情况下，很难辨认出伴有渗血时的出血点，但是如果一边用负压吸引器的前端进行吸入和压迫，一边确认出血点，则可以尝试用双极电凝止血。在粗大静脉出血时凝固范围很广的情况下，有时会出现烧灼止血不顺利的情况，因此可能的话，使用冲洗合并电凝的方法，即可以一边用生理盐水冲洗，一边使用电凝。用双极电凝止血不成功的情况下，用外科用止血材料（Integran）等局部止血剂，使其取得一定的填塞压迫功效。外科用止血材料（Integran）使用的目的是止血成功，起到止血效果后应很快去除，最好填塞到出血得到有效控制时为止。填塞止血材料的周围仍有渗出时，需要进一步予以填塞。这种情况下，要将止血材料向骨的方向按住，注意避免对神经组织造成压迫，对此必须考虑万全之策（图 1-6-11a～e）。

　　如果从神经根腋下部出血，是可以按住局部的，并维持静候观察 3 min。止血期间，可先进

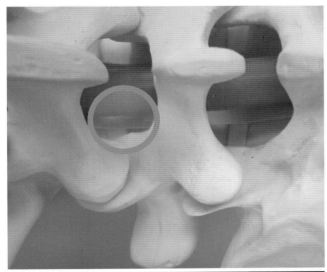

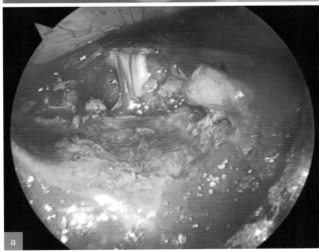

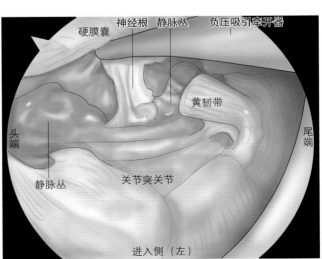

图 1-6-11　（a）腰椎椎管狭窄 L4/5 减压手术中的照片

a：左 L5 神经根的减压已结束，但是在硬膜外确认有静脉丛，发现出血状况。

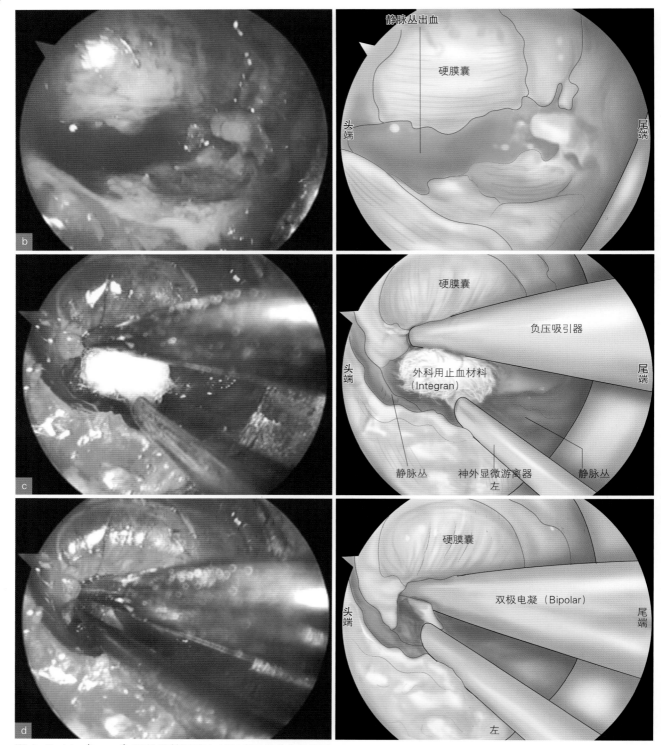

图 1-6-11 （b ～ d）腰椎椎管狭窄 L4/5 减压手术中的照片

b：停止使用负压吸引器后，未见有活跃出血点，但继续渗血。

c：难以使用双极电凝止血，因此将外科用止血材料（Integran）揉捏成丸状，填充压迫在出血点附近。

d：外科用止血材料（Integran）填充时，要施加一定程度的压力，也期待收到压迫止血效果。

行其他部位的操作。过一定时间后，轻轻去除外科用止血材料（Integran）（图 1-6-11f、g）对神经组织的牵引等，也尽可能谨慎处置，防止再次出血。如果发现有出血点，再次用双极电凝止血。仍有出血时，再次使用电凝，可以预想到的是，一旦接触到出血点附近，则容易再次出血，

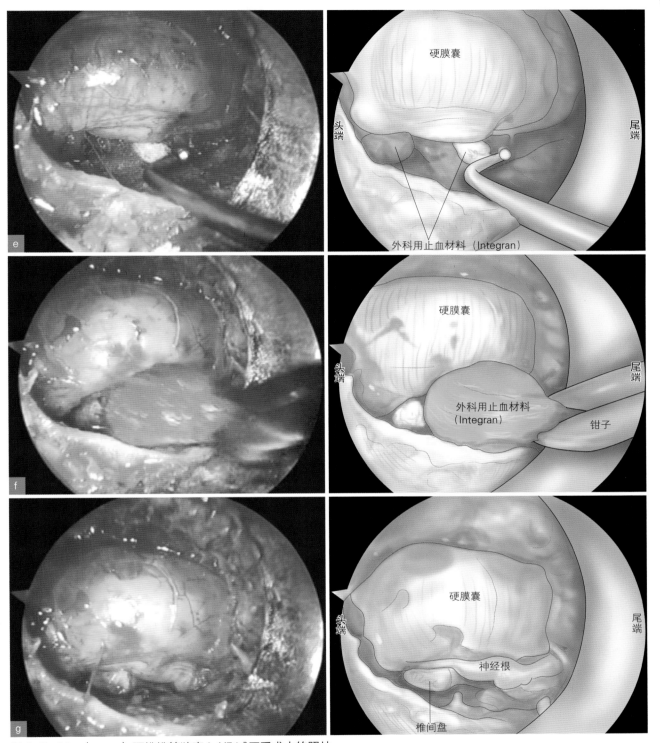

图中标注：

硬膜囊
头端
尾端
外科用止血材料（Integran）

硬膜囊
头端
尾端
外科用止血材料（Integran）
钳子

硬膜囊
头端
尾端
神经根
椎间盘

图 1-6-11　（e ~ g）腰椎椎管狭窄 L4/5 减压手术中的照片

e：外科用止血材料（Integran）压迫止血，直至已止血完全，血液不再渗出为止。

f：等候约 3 min，确认不出血后，轻轻去除所填充的外科用止血材料（Integran）。此后，必须注意避免疏忽大意触碰到已止血的组织及神经组织。如果出现再次出血，要重复以上操作。

g：硬膜外的出血被完全止住。之后放置引流管实施创面闭合。

　　此时要再次压迫填充止血剂等候观察，整个操作过程可重复多次。

　　最近市场上有一种称为 Floseal 止血凝胶（含有人凝血酶使用明胶的吸收性局部止血剂）的强力局部止血剂，这也是止血可供选择的一种方法。

南出　晃人

常见问题解答（Q/A）

10　手指触摸的具体方法是什么？

切开皮肤直至从肌肉间隙设置圆筒形牵开器（工作套管）前，了解手术区域的影像学解剖图像是非常重要的事。筋膜的切开创口长度要比皮肤的切开创口长度稍微长一些，使圆筒形牵开器的平面内横向移动的操作方法减少阻碍。

其次，在切口内插入食指，沿着多裂肌纤维排列方向扩展，用指尖探查椎板间隙的解剖结构并和影像学图像联想在一起（图 1-6-12）。触及近端椎板、远端椎板、椎板间隙及关节突关节。要充分触及关节突关节内侧缘、关节突关节的肥厚程度和从头端棘突到椎板的根部等。

之后，将不同直径的工作套筒圆筒形牵开器依次沿着上位的棘突根部椎板起始处滑动，直至紧贴椎板，最终扩大的圆筒形牵开器以与对侧倾斜 10°～20° 的角度置于椎板间隙上。

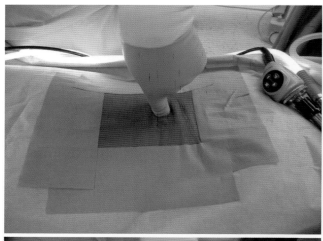
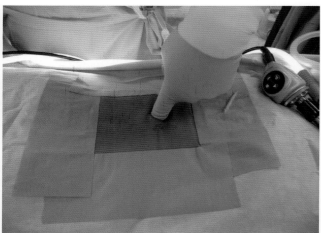
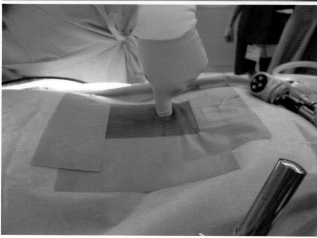
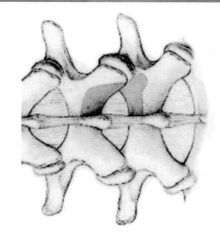

图 1-6-12　**手指触摸**

对于圆筒形牵开器的设置和倾斜度应掌握哪些要点？

中川　幸洋

　　在内镜下手术中，圆筒形牵开器的设置角度设定为近垂直时操作会变得容易些，如图 1-6-13 ①所示，垂直的角度设置进行操作比较理想。但是手术开始时，在单侧进入的情况下，由于椎板的角度等，如图 1-6-13 ②所示，圆筒形牵开器设置成从正中靠向外侧倾斜进入。从这一切口内无法显露对侧，因此用高速手术磨钻刨削棘突起始部，同时进行椎板部分切除，削磨硬组织的同时使圆筒形牵开器逐渐向正中附近靠拢，并缓慢地竖立起来，以此获取视野，这是操作要点。进行对侧的操作，并不是将圆筒形牵开器设置成倾斜为好，有些场合，向关节突关节的方向操作有时会导致术者在感觉上方向迷失（Disorientation）。无论哪种操作，关于圆筒形牵开器的设置角度应以图 1-6-13 ①中的要求为基准，必要时，适当使之倾斜即可。

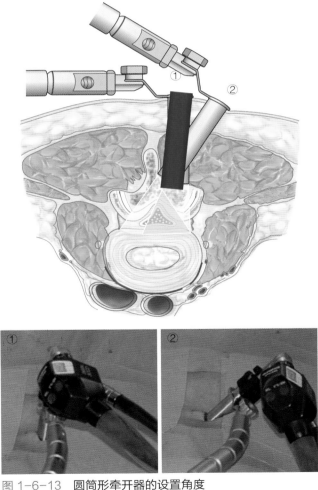

图 1-6-13　圆筒形牵开器的设置角度

第二部分

手术操作篇

第1章

椎间盘髓核突出的内镜下手术

一、 内镜下腰椎椎间盘摘除术（Microendoscopic Discectomy: MED） 麻殖生和博

1 手术适应证和术前评估

通常，常见的腰椎椎间盘髓核突出包括中央型髓核突出、外侧髓核突出、椎间孔型髓核突出、髓核游离（Migrated）、复发性椎间盘突出、头端移位腰椎椎间盘突出等，其中大部分的情况可以是内镜下手术的适应证。但是，在内镜下手术技术未充分熟悉之前，最好先将手术限定在单纯椎间盘髓核突出的病例中，以后逐渐扩大适用范围，直至发展到其他类型的髓核突出症中。同时，对于重度肥胖症的病例，如果通过 CT 测量从体表到椎板的距离，需要预先准备比通常标准圆筒形牵开器更深的牵开器或者特制长型牵开器，即使不延长皮肤切开也毫无问题。

手术前评估需要事先通过 MRI 对髓核的突出程度、离开中线的位置、脱垂型的髓核方向等有一定程度的了解。同时，CT 对骨性终板损碍等的评估是不可缺少的。

2 麻醉、体位、监视器的设置和透视机的设置

全身麻醉下，患者俯卧于 4 点方向的支持台上。体位放置时应注意腹部是否受到压迫，否则可能会给术中硬膜外出血的处理带来麻烦。通常，手术医师站在患侧（有症状侧），监视器设置在健侧（对侧）（图 2-1-1）。透视机也是从健侧进入比较方便，因设置结构各不相同，导线类的位置、电源插座的位置

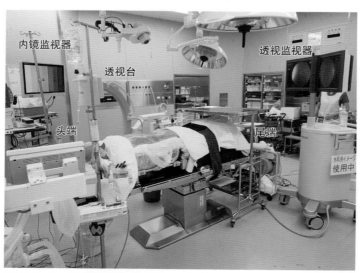

图 2-1-1 监视器和影像（Image）的设置
监视器、影像装置基本上从健侧进入。

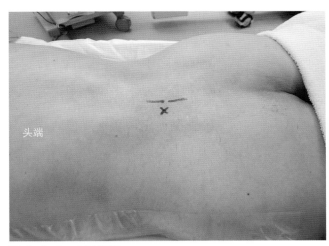

图 2-1-2　皮肤标记
在棘突和皮肤切口部中心加以标记。

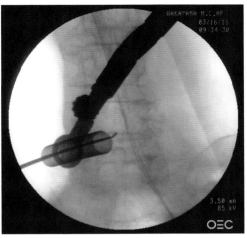

图 2-1-3　使用 X 线透视机对圆筒形牵开器
的设置位置加以确认

等并不一样，因此最好预先模拟测试一下从哪边进入透视机更简便些。

3　手术

a　皮肤切口部

C 臂 X 线透视机透视下，预先在手术椎板间隙、棘突、椎弓根、椎间盘等部位加以标记，形成习惯及手术技术熟练后，仅在皮肤切开部标记即可（图 2-1-2）。头端、尾端的位置不会引起误判，但是棘突中线的确认会直接影响到圆筒形牵开器的倾斜度，因此需要引起注意。当然，也可在切开筋膜后，用扩张器或者手指触摸加以微小调整，因此不需要对皮肤切开的位置过分敏感。另外，头端椎板的下缘中央是皮肤切开部的中心，以此为靶点，先用圆筒形牵开器前端稍微按住皮肤，获得压痕，以此为标记，在其长轴方向，在距压痕数毫米长的部位切开皮肤。

b　入路

暴露皮下组织，用手术刀切开多裂肌筋膜，应比皮肤切口稍长。用扩张器或者插入手指触知患者的椎板间隙，尽可能钝性游离椎板间隙表面的软组织。接着，在预定手术的椎板间隙头端设置圆筒形牵开器。连接到柔性手术机械臂以后，必须用 X 线透视装置确认圆筒形牵开器的位置是否定位准确（图 2-1-3）。如果定位出现失误，则可以将最后所使用过的扩张器插入圆筒形牵开器内，使其在同一平面横向移动来改变设置间隙。通过本操作，能够减轻软组织的嵌入。

在 L5/S1 节段几乎不发生定位错误，而 L4/5 节段以上的间隙中，解剖上可见到有些棘突从根部起向尾端棘突的倾斜度变得陡峭，在此情况下，即使牵开器设置在最佳位置，仍然容易嵌入软组织。另外如果沿着椎板的倾斜度来设置圆筒形牵开器，则有时会出现过度朝向内侧。此时，用气动手术磨钻首先磨除进入侧陡峭的棘突根部即可。

典型病例

患者，19 岁，男性，左 L4/5 椎间盘髓核突出（图 2-1-4）。

主诉：从左臀起放射到左下肢外侧痛。经 3 个月保守治疗，症状无明显改善，患者要求进行手术治疗。左 SLR30° 阳性。未发现 MMT 受限。

内镜下操作

a　软组织的处理

　　有时候，在移动圆筒形牵开器时软组织会从间隙侵入，多次反复地清理侵入软组织会使术者感到烦恼，但是在操作上一边按住圆筒形牵开器防止松开脱离椎板，一边进行同一平面内横向移动，并用弯头双极电凝处理窜入间隙内的软组织，使其充分凝固退缩，则能将软组织侵入程度控制在最小限度。可以合并使用髓核钳等工具，处理侵入的部分以及尽可能切除软组织。显露黄韧带，采用球头形探钩和神外显微游离器等，探查头端椎板下缘、下关节突内侧和尾端椎板上缘，明确黄韧带的界线。如果黄韧带表面有过多的软组织，显示不清，难以确认远端椎板上缘，可使用气磨钻小心地进行表面刨削后，便能予以显示。

b　部分椎板的切除与黄韧带的切除

　　1）年轻患者或者 L5/S1 间隙等椎板间隙扩大

　　轻度椎板间隙狭窄的情况下，可用气动手术磨钻稍微切除近端椎板下缘（图 2-1-5）。有时候几乎不需要行椎板切除，在这种情况时，于椎板间隙的正中位置，用手术刀切开黄韧带浅层（图 2-1-6），然后用刮匙向头端、尾端游离黄韧带（图 2-1-7），再用椎板咬骨钳将其切除。接着，用神外显微游离器等，将黄韧带深层向头端、尾端的纤维方向钝性撕开，则可安全进入硬膜外腔（图 2-1-8）。然后一边用球头形探钩确认有无粘连情况，一边用椎板咬骨钳切除部分影响显露操作的黄韧带。

　　2）高龄患者合并腰椎椎管狭窄的治疗

　　与中老年患者腰椎椎管狭窄的情况相同，用气动手术磨钻从责任椎板间隙的近端椎板下缘的黄韧带附着部进入下关节突内侧，进而到尾端椎板上缘的黄韧带附着部进行刨削切除骨质。椎板切除到韧带附着部位后用弯头刮匙完全地游离黄韧带的附着部，再用球头形探钩从正中钝性剖开黄韧带，就可以将黄韧带整块切除，显露硬膜囊。

c　硬膜外腔的进入与硬膜、神经根的确认

　　进入硬膜外腔后，硬膜外脂肪组织对视野或者吸引器造成妨碍，可以选择性切除一部分脂肪，但是

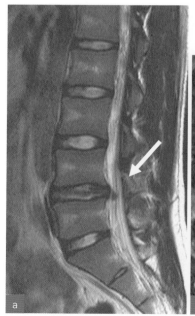 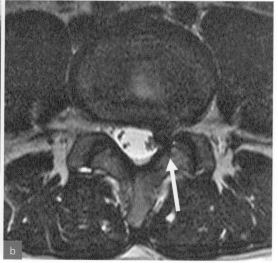

图 2-1-4　患者 19 岁，男性，左 L4/5 椎间盘髓核突出
在 L4/5 节段左侧，发现髓核突出。
a：箭头形截面图。
b：横截面图。

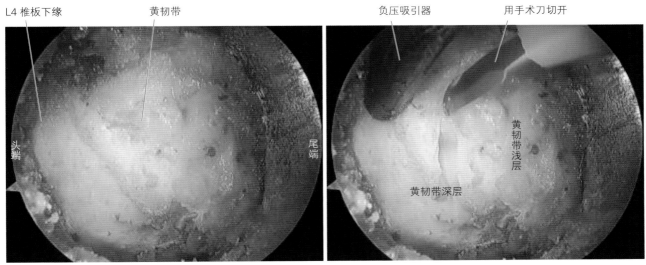

L4 椎板下缘　　　黄韧带　　　　　　　　　　　负压吸引器　　　用手术刀切开

头端　　　　　　　　　　　　　　　尾端　　　　　　　　　　　黄韧带浅层

黄韧带深层

图 2-1-5　椎板间隙放大后露出黄韧带　　　　　图 2-1-6　用手术刀切开黄韧带浅层

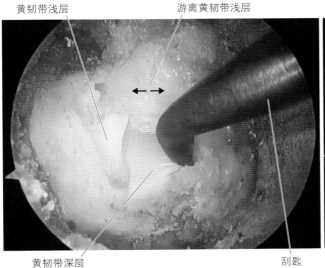

黄韧带浅层　　　　从手术刀切开部头端、尾端
　　　　　　　　　游离黄韧带浅层

黄韧带深层　　　　　　　　　　　刮匙

图 2-1-7　用刮匙游离黄韧带浅层

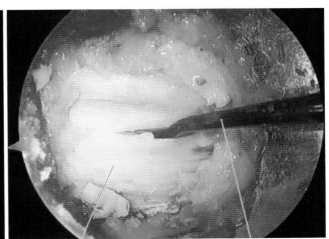

黄韧带深层　　　　　　　　　　神外显微游离器

图 2-1-8　钝性穿破黄韧带深层

并不需要全部切除。确认硬膜囊和神经根。有时可发现神经根与突出髓核间粘连，此时应尽可能从中央侧开始，一点点地分离粘连部分，将吸引器置于神经根内侧吸引，确认突出髓核部（图 2-1-9）。

d　髓核摘除

　　破碎的髓核脱出在后纵韧带下方的突出型（Transligamentous Extrusion Type）包括纤维环完全破裂而后纵韧带尚未被髓核穿破的后纵韧带后型，或者已经穿破后纵韧带（Sequestration Type）髓核突出，或脱出型的情况可以用髓核钳一部分一部分地摘除。对于后纵韧带尚未被髓核穿破韧带下型（Subligamentous Extrusion Type），或者膨隆突出型（Protrusion Type）的病例，用手术刀十字切开纤维环，用球头形探钩从周围将髓核挤压出裂口，用微型髓核钳一部分一部分地切除（图 2-1-10）。根据影像学所估算出的髓核突出量配合摘除操作，同时切除位于纤维环内的变性髓核。对于脱落到头端或末梢侧的游离髓核，也要移动圆筒形牵开器，充分地加以摘除。最终在加入生理盐水和空气的同时安装有负压吸引装置的注射器，将其插入椎间盘内，高压连续注入，以使残余髓核碎片随水流流出（图 2-1-11）。此时如果探查神经根已松弛可移动，则认为减压充分，操作到此结束（图 2-1-12），但是对于中老年人，也可先用椎板咬骨钳稍咬除上关节突内侧，然后再进行减压操作。

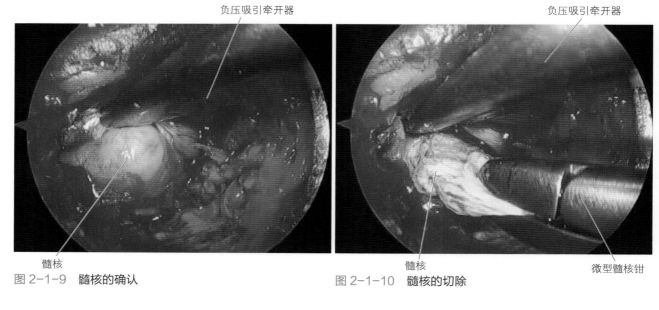

负压吸引牵开器　　　　　　　　　　　　　　　　　　负压吸引牵开器

髓核　　　　　　　　　　　　　　　　　髓核　　　　　　　　　　微型髓核钳
图 2-1-9　髓核的确认　　　　　　　　图 2-1-10　髓核的切除

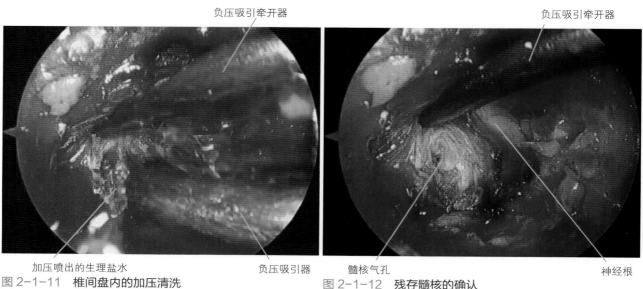

负压吸引牵开器　　　　　　　　　　　　　　　　　　负压吸引牵开器

加压喷出的生理盐水　　　　负压吸引器　　髓核气孔　　　　　　　　　　神经根
图 2-1-11　椎间盘内的加压清洗　　　　图 2-1-12　残存髓核的确认

e　止血、引流管的设置及创面的闭合

要仔细确认是否已充分地止住出血。骨骼创面的出血可用骨蜡涂抹，而硬膜外出血则要充分减压并用双极电凝处理，确实地收到止血效果但是在神经根附近有损伤神经根危险的情况下，也可用外科用止血材料（Integran）等吸收性局部止血材料来充填。充分冲洗后，一边通过内镜观察，一边确认是否还有来自周围软组织的出血，然后慢慢退出圆筒形牵开器内的内镜。此后，设置引流管。用手指触及椎板骨切除边缘，将引流管放置在此处，则引流管不会处于不良位置而致止血不完全，引流管设置不良，将会直接导致术后血肿，影响治疗效果，千万不可忽视。缝合筋膜和皮下，皮肤切口用胶布加以固定。

4　术后疗法和注意事项

术后 6 h 后或者次日，即可允许离床行走。引流管基本上在术后 2 日即可拔除。在年轻的椎间盘髓核突出患者中，大部分术后引流袋内血液不会充满，髓核突出合并腰部椎管狭窄的患者和中老年患者中存在高血压等并发症时，出血必须引起注意。医生建议，在腰椎术后使用腰托保护，术后要使用简易腰托1个月。

✎ **参考文献**

吉田宗人，他. 腰椎椎間板ヘルニアに対する MED の適応と臨床成績 [J]. 臨整外, 2005, 40: 371-377.

中川 幸洋

二、 外侧型突出

1 皮肤切开的位置

与进行椎间盘内局部阻滞相同，皮肤切口为距该椎板间隙正中外侧约 5 cm 处，稍稍靠近头端（图 2-1-13）。

2 圆筒形牵开器的设置

切开皮肤后，以手指触摸确定该间隙相邻上下的横突以及尾端上的关节突外侧部。在施行连续扩张工作套管后，设置圆筒形牵开器。位于头端的横突下缘、尾端横突上缘、横突间韧带和尾端上关节突的腹侧。同时，调整视野角度。以便能从外侧窥视到椎弓根起始部。维持椎板间隙在视野中，但间隙不必置于视野中心，随时可将圆筒形牵开器平面推移（Wanding）予以调整。

3 骨切除和横突间韧带的切除

将牵开器头端设置到横突下缘、尾端横突上缘、尾端上关节突的腹侧后，可使用气动手术磨钻进行

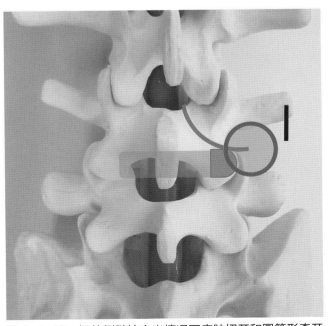

图 2-1-13 极外侧髓核突出情况下皮肤切开和圆筒形牵开器的位置

局部骨磨除，这样易于操作，横突间韧带也会容易切除（图 2-1-14）。多数情况下，被极外侧突出髓核挤压的神经根正处于横突间韧带的深面，所以要慎重地游离后再进行切除。

4 ▶ 显露突出的髓核和脊神经根的入路（图 2-1-15）

首先，沿椎间盘的方向探寻尾端横突的基部，有时可发现突出的髓核。此时如果能摘除髓核组织，被挤向硬膜囊头端的神经根减压后便可能移动到尾端正常位置。术者确认神经根时，沿着头端横突至椎弓根的方向探寻，则能从其下方确认被挤压的神经根，但是多数神经根因受到压迫而扁平化。

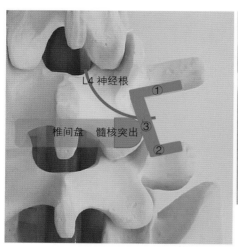
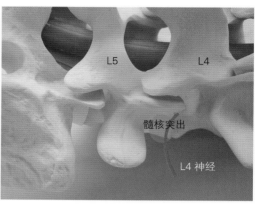

图 2-1-14　极外侧髓核突出的显露要点
切除横突间韧带，就易于显露并摘除突出的髓核，首先要用气动手术磨钻从头端横突下缘①与尾端横突上缘②以及上关节突的腹侧进行切除③。神经根通常被突出的髓核挤压向头端。

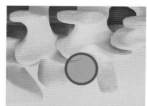

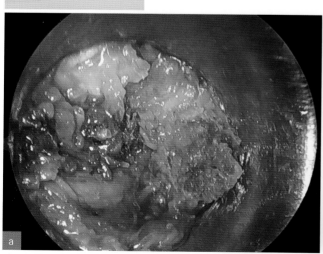
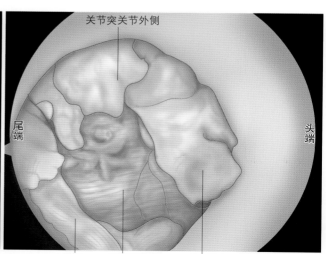

图 2-1-15　（a）L4/5 右侧外侧型髓核突出的术中内镜影像
a：确认设置圆筒形牵开器展开后的位置，标志点为头端横突下缘、尾端横突上缘、尾端上关节突的腹侧以及横突间韧带。

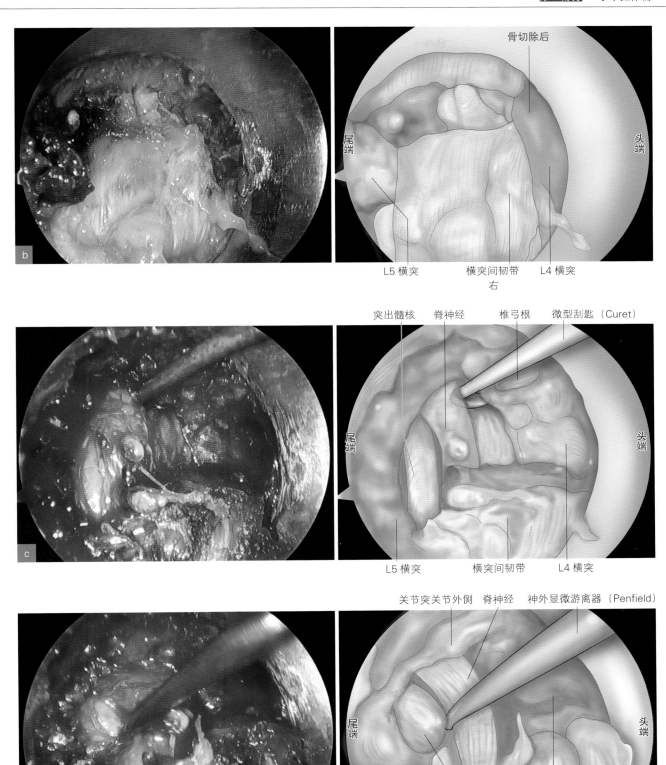

图 2-1-15 （b～d）L4/5 右侧外侧型髓核突出的术中内镜图像
b：用气动手术磨钻对头端横突下缘、尾端横突上缘的骨质部分进行切除，使横突间韧带容易游离和切除。
c：切除横突间韧带后，确认突出髓核与脊神经根。
d：显露突出髓核，加以确认，游离其与神经的边界。

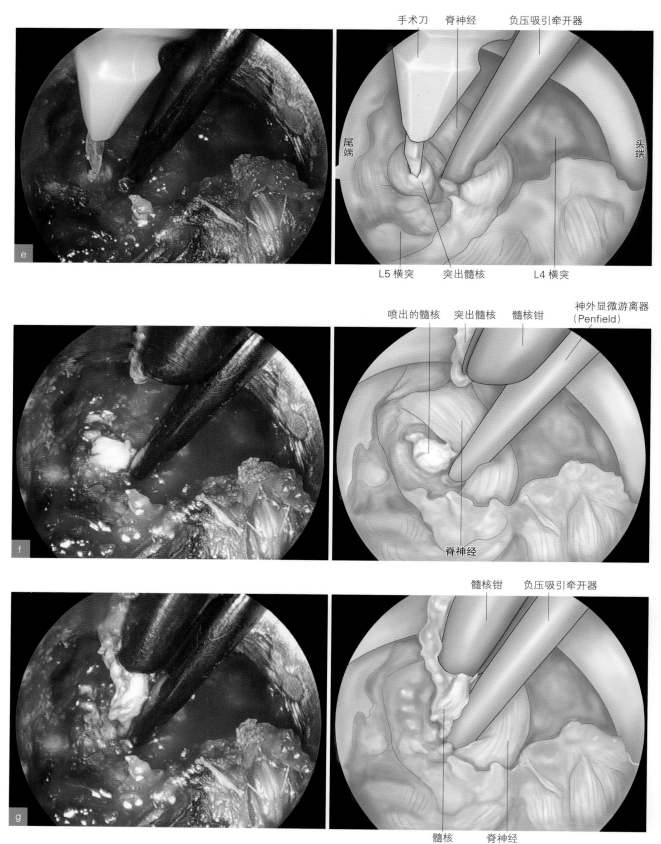

图 2-1-15 （e ～ g）L4/5 右侧外侧型髓核突出的术中内镜图像

e：如果髓核被纤维环膜覆盖，用手术刀将其切开。

f：喷出的髓核碎块。

g：摘除髓核碎块。

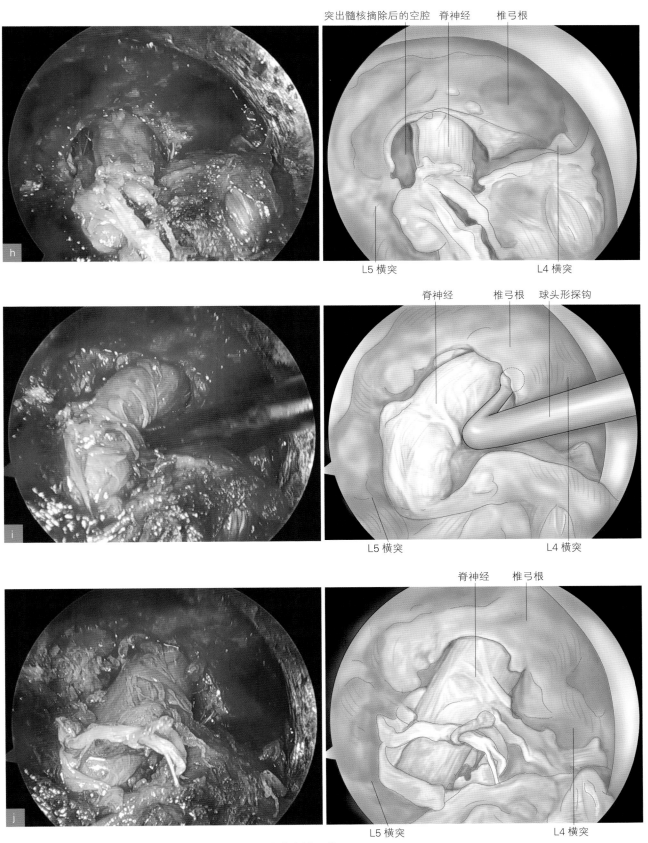

图 2-1-15 （h ~ j）L4/5 右侧外侧型髓核突出的术中内镜图像

h：突出髓核摘除后，神经根受到的压迫被解除，形态非常明显地变得饱满。

i：从头尾两端方向，确认减压后神经根的活动性。

j：减压结束时。

确认突出髓核和神经根之间的边界后，如果髓核外存在纤维环覆盖时，可用手术刀切开纤维环，摘除髓核。一旦神经根受压被解除，便可明确脊髓神经根的形态，困难的是在摘除突出的髓核之前，神经根会因扁平化而难以确认其形态，因此在游离操作等明确前，必须慎重进行。

5 脊神经的确认

确认脊神经未受到压迫，用生理盐水对椎板间隙内进行高压冲洗，摘除遗留的破碎小片髓核。确认神经根的松弛程度，留置引流管后关闭创面。

三、中央型髓核突出

中川 幸洋

正中膨大的髓核突出的中央型，从影像学图像上与通常的突出偏向单侧髓核突出相比，在术前需要更加注意，手术时需要加倍小心。髓核摘除时，神经根和硬膜囊受到比较大的髓核突出的压迫挤压，神经根和硬膜囊会出现解剖位置异常改变，对于巨大髓核突出来说，神经根通常在外侧方向受到挤压。于是需要拓展操作空间，因此骨性减压的区域必须向外侧扩展，直到神经根外缘在减压区外得到充分显露。

以下是相关手术的要点。

1 入路的确定

中央型髓核突出在影像学上无论突出偏向哪一侧，也不管临床症状以哪一侧最为显著，手术入路都是选择在突出明显的一侧进入。神经根减压区域除了手术进入侧外，也可以从对侧神经根后方追加对侧的减压手术。髓核摘除手术是在入路一侧进行。如果企图在对侧即硬膜囊双侧进入椎板间隙纤维环内，这是存在明显危险的，也是不允许这样操作的。如果突出不偏向左右侧，则从症状明显的一侧进入减压摘除髓核（图 2-1-16）。

2 不伴有椎管狭窄的情形

在 20 ~ 30 岁年龄段不伴有椎管狭窄的患者中，椎管比较宽敞，单侧按常规操作摘除髓核是标准的方法。但最好是将硬膜囊整体显露，也应该显露对侧的神经根排除受压情况。

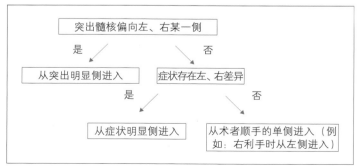

图 2-1-16　确定中央型髓核突出的手术入路

3 伴有椎管狭窄的情形

中年以后，存在椎管狭窄的患者经常会来就诊，因此首先依照单侧进入双侧减压方法（参照其他项目 58 页）从后方对椎管进行减压和扩大，然后实施椎间盘髓核的摘除（图 2-1-17、图 2-1-18）。

4 对侧神经根的减压确认

从进入侧进行髓核摘除后，如果能确认同侧神经根已经得以减压，则可以越过硬膜囊，对对侧神经根减压程度进行探查。如果对侧神经根的可移动性良好，用神外显微游离器等确认对侧前方是否遗留髓核突出的压迫。并且在确认对侧神经减压状态后，必要时从进入侧椎间盘纤维环开口部插入弯的髓核钳

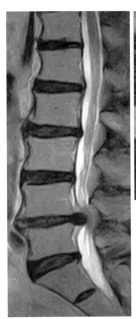
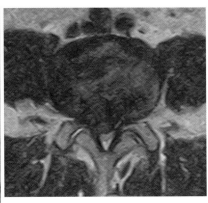

图 2-1-17　合并椎管狭窄症的中央型髓核突出（病例：72 岁，男性）

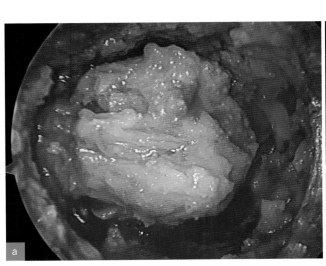
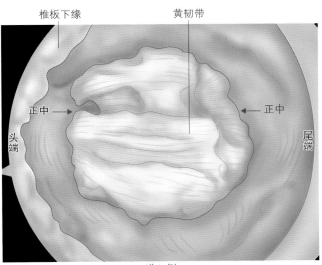

图 2-1-18　（a）术中内镜所见
a：单侧进入按椎管狭窄进行双侧减压（本病例是左侧入路）。

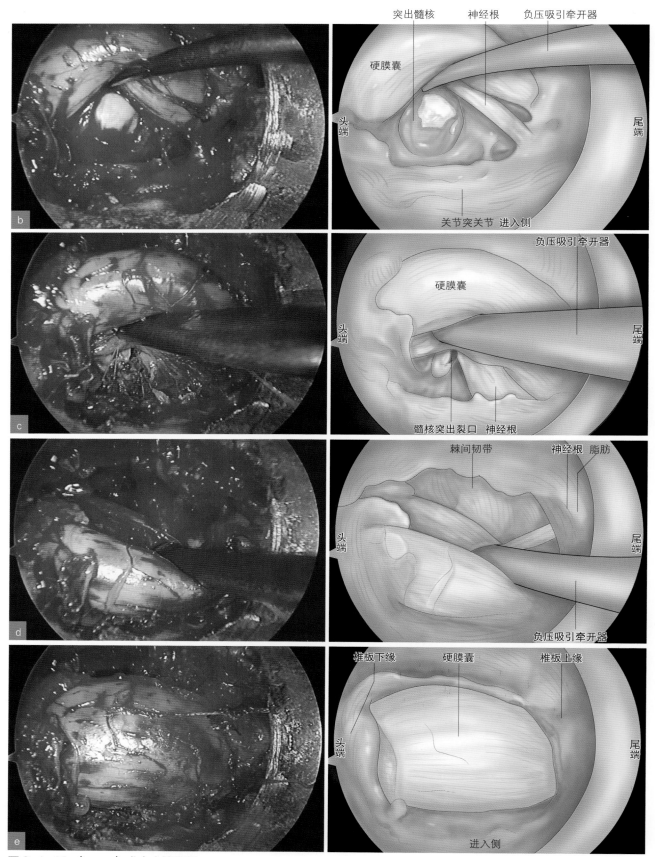

图 2-1-18 （b ~ e）术中内镜所见

b：减压，直至左侧的神经根外缘，采用平面游离组织，扩大作业区。椎管后方减压以后露出了突出髓核，予以摘除。

c：髓核摘除后。

d：确认对侧神经根的减压。

e：确认双侧神经根和硬膜囊的减压。

将对侧遗留髓核进行摘除。

5 确认是否遗留髓核碎片

用球头形探钩从头端的双侧、后纵韧带与椎板间隙确认是否遗留髓核碎片。同时用生理食盐水加压冲洗椎板间隙，随水流带出遗留的小碎片。

四、游离型髓核突出（Migrate）

中川　幸洋

脱落的髓核块，无论向头端或尾端游走，在术前都需要在影像学上详细加以研究，才能决定将哪一个椎板间隙作为手术入路。但是，无论游离脱落的髓核在头端或尾端，一般都可以按照脱落位置扩大椎板切除范围，可与其对应加以摘除。

即使存在髓核落入椎间孔的情况，多数情况下都能从椎管内吸引牵拉摘除。

对于残留部分的髓核，用球头形探钩等仔细探寻，防止发生遗留。

同时，脱落的髓核块，多数穿透了后纵韧带，本来是应该很容易被摘除的。但有时髓核块还会因细小的新生血管增生而与周围组织发生明显粘连，这种情况比较常见，此点必须充分注意。

典型病例

68 岁，女性。经过 3 个月以上保守疗法，未发现突出髓核被吸收，因此转而选择手术治疗的病例（图 2-1-19），通过扩大头端部分椎板的切除范围，已能到达髓核突出的位置。尽管新生血管的易出血性及髓核和硬膜神经根发生明显的粘连，在谨慎的游离操作之下，髓核被安全地摘除（图 2-1-20）。

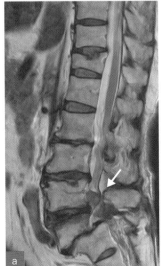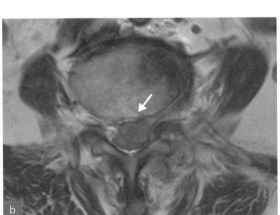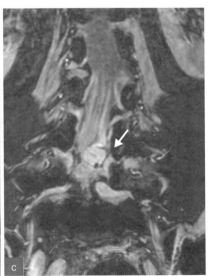

图 2-1-19　**68 岁，女性，L4/5 髓核碎块游离到头端（术前）**
a：MRI 矢状位像，L4/5 节段髓核突出，髓核碎块游离到头端。
b：MRI 横截面像，髓核突出巨大，从左面占据椎管。
c：3D MRI 像，髓核从中央压迫 L4 和 L5 两根神经。

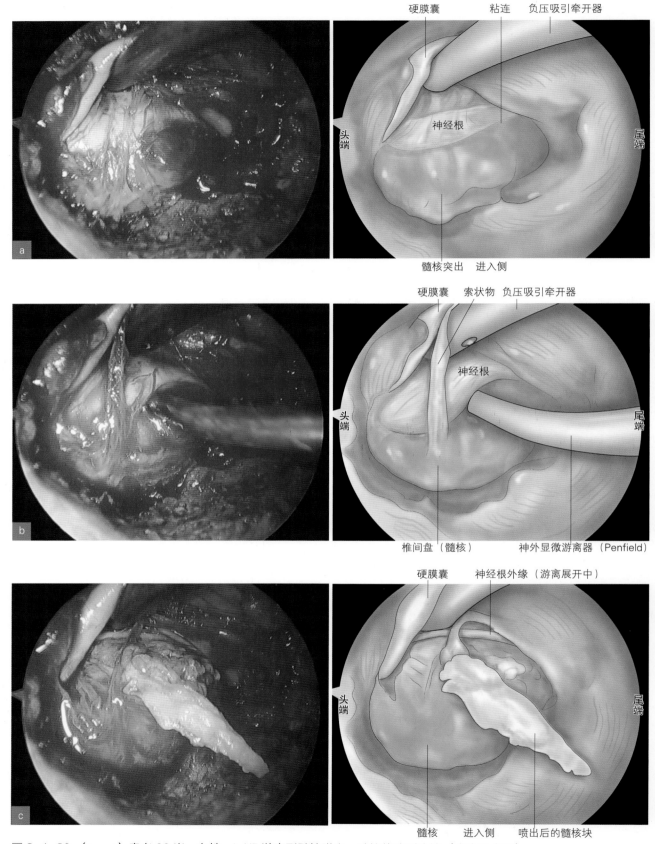

图 2-1-20 （a～c）患者 68 岁，女性，L4/5 游离型髓核脱出，碎块位移到头端（术中及术后）

a：从左侧 L4/5 间隙进入，将椎板切除范围扩大，确认髓核突出部突出髓核与 L5 神经根粘连非常明显。

b：从神经根的外缘进行游离操作。

c：游离过程中，纤维环破裂后髓核碎块涌出裂口。

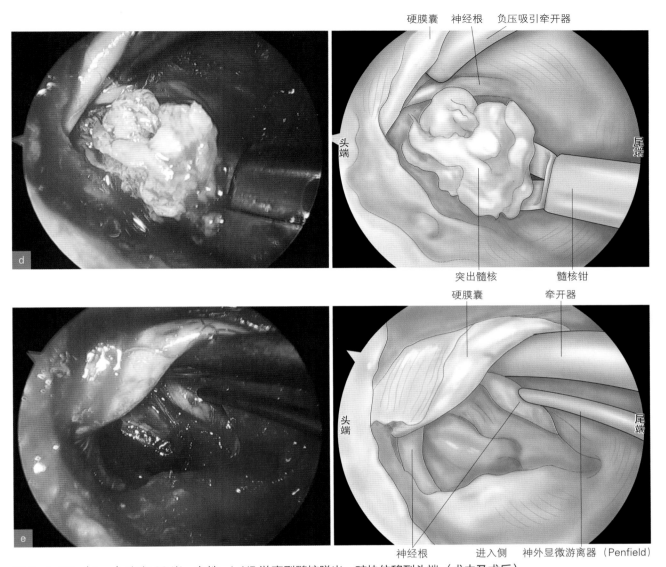

图 2-1-20 （d、e）患者 68 岁，女性，L4/5 游离型髓核脱出，碎块位移到头端（术中及术后）

d：摘除纤维环裂口中挤压出的髓核碎片。

e：确认 L4 及 L5 神经根的减压及止血情况

五、 椎体后方骨赘摘除术

吉田　宗人

适应证

以成长期椎体后方终板损伤、成人椎体后方骨赘突出、椎体后方软组织骨化等确认椎体后方的骨病变为对象。

手术技术

因为骨赘位于硬膜囊的前方，椎板部分的骨切除应扩大。尤其对外侧部进行减压，神经根的外缘需充分地露出。骨赘往往处在椎体后正中位置，因此手术多数采用从两侧向中央接近（图 2-1-21），将神经根和硬膜囊牵拉到内侧，确保操作的空间之后，到达椎体后方，用骨刀去除前方的骨赘的方法。适合使用的骨刀为 4 mm 直头两面刃骨刀、4 mm 半圆骨刀和 4 mm 弯头骨刀（图 2-1-22）。

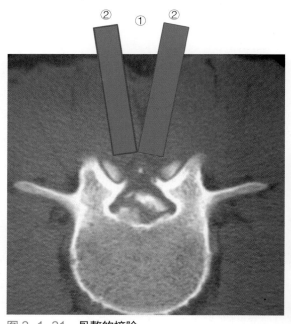

图 2-1-21　骨赘的摘除
① 皮肤切口。
② 至双侧的入路。

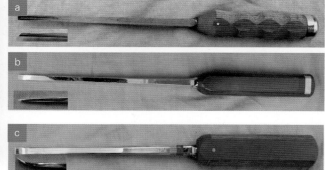

图 2-1-22　骨刀
a：半圆骨刀。b：直头两面刃骨刀。c：弯头骨刀（直径均为 4 mm）。

　　采用气动手术磨钻切除下关节突的内侧，切除部分可以稍稍扩大些。上关节突的内侧也可以采用气动手术磨钻，但是为了在侧隐窝外侧凹陷部神经根受到严重压迫而减压时得到保护，在切除上关节突内侧时，笔者采用超声骨刀（SONOPET）（图 2-1-23a）。为了在切除骨赘时避免损伤神经，需要有充分的操作空间，即使发生牵拉也不会造成神经障碍。重要的是首先对硬膜囊进行充分减压。切除上关节突内侧，超出神经根外缘，充分确保操作空间，这是十分重要的（图 2-1-23b）。用负压吸引牵开器使神经根和硬膜囊向内侧牵开，用 4 mm 直径骨刀（YDM 制）切除骨赘。在切除之前，预先用双极电凝对硬膜外静脉丛精心地进行止血。为了大范围进行骨赘切除，需要对硬膜外静脉丛进行充分止血，否则在使用骨刀切入时会引起出血，这一点必须充分注意。用骨刀（YDM 制）切除骨赘时，为防止神经根和硬膜囊触碰到骨刀前端，应预先将其牵拉开，以保证安全。进行神经近旁的骨切除时，要用 4 mm 圆头骨刀，将骨刀的刀刃背侧置于神经侧，既能用于神经的牵拉，也能确保安全地进行骨切除。

　　在骨赘较大的情况下，需要从头端到末梢依次多部位插入骨刀（YDM 制）。这时，从外侧的骨赘开始切除，慢慢移向靠近内侧中央的骨赘切除。为避免过度挤压硬膜囊，应小心地将手术刀插入靠近内侧的骨赘（图 2-1-23c），用椎板咬骨钳一部分一部分地进行切除（图 2-1-23d）。在外侧的操作中，需要将圆筒形牵开器的操作角度略微调整接近直角，随着向内侧骨赘移动，再使其倾斜 25°～30°。最终，应根据骨刀的插入角度，将圆筒形牵开器的位置大体上调整为平行的角度。在骨切除部，要用骨蜡来止血。

　　如果能将正中部骨赘大部分切除，余下的部分应从对面侧以同样入路进行切除。需要牢记的是，为了避免造成神经损伤，不可从单侧勉强切除处于正中位置的较大骨赘，必须从双侧接近目标进行切除。

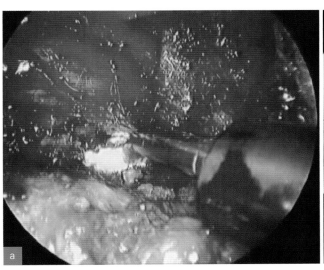
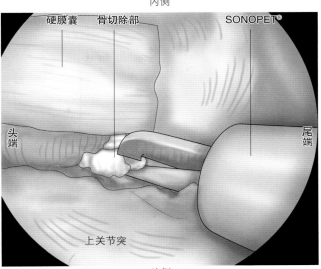

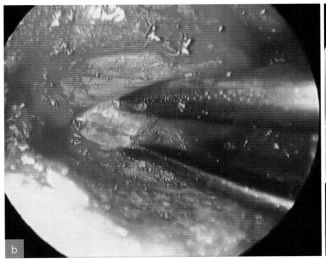
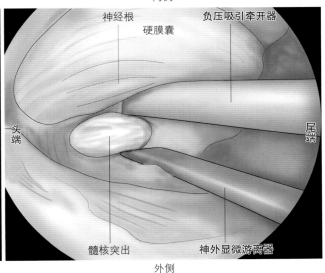

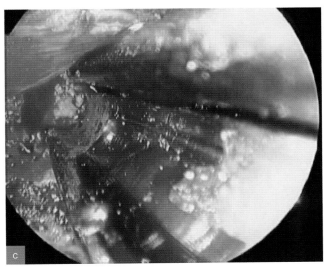
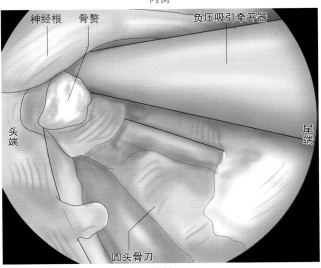

图 2-1-23 （a ~ c）椎体后方骨赘摘除术

a：上关节突顶端内侧切除：超声骨刀的使用。

b：上关节突顶端内侧切除：确保操作空间。

c：使用超声骨刀（YDM 制）切除骨赘。

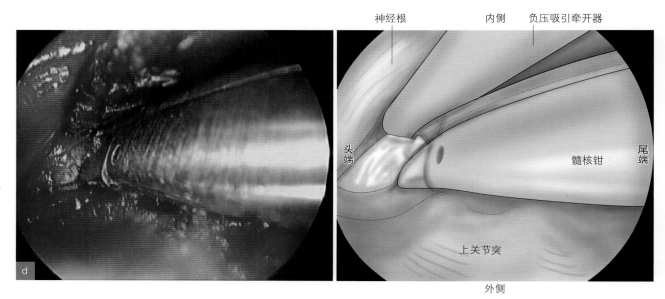

图 2-1-23 （d）椎体后方骨赘摘除术

d：大骨赘情况下的对策：使用椎板咬骨钳。

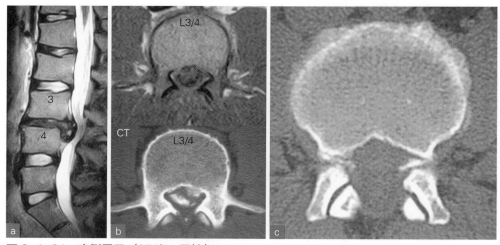

图 2-1-24 病例展示（35 岁，男性）

a：术前 MRI 影像。b：术前 CT 影像。c：术后 CT 影像。

典型病例

患者 35 岁，男性。

主诉：双侧下肢痛，麻木感强，最近步行障碍加重。通过 MRI 检查发现在 L3/4 椎间出现椎间盘后方髓核突出，硬膜囊的压迫非常明显。CT 结果显示，突出部分为异位骨化（图 2-1-24a、b）。

根据术后的 CT 显示，骨赘已被完全摘除（图 2-1-24c）。

六、 运动员髓核突出的特征

野村 和教

运动导致的椎间盘髓核突出的患者发病年龄较轻，明显的问题是对于症状严重的患者，多数发生在正式开始参加竞技运动的 10 多岁的前半期。保守疗法需要花费大量时间的情况下，手术治疗就变为必经之路了。现在就运动员最有特征性的腰椎椎间盘髓核突出的病情加以讲解，同时阐述有关内镜下手术治疗的要点。

1 运动员的关节突关节肥厚

关于对腰椎椎间盘髓核突出症行 MED 手术病例的调查显示，在运动员患者中，摘除突出的髓核时合并侧隐窝部骨切除的病例并不少见。另外，在 MED 手术病例中，提示测量侧隐窝部形态的调查，特别在髓核突出位于神经根正下方而施行手术的竞技运动员的病例中，往往侧隐窝部明显存在狭窄。因此，就运动员髓核突出病例来看，作为关节突关节肥厚的结果，通常伴有侧隐窝部狭窄，因此病情与单纯椎间盘髓核突出有很大区别（图 2-1-25）。

2 运动员髓核突出的特征和治疗要点

关节突关节增生并伴有侧隐窝部狭窄的病例中，髓核突出位于神经根正下方，但是神经根受到压迫的实际原因在于骨性狭窄。同时，髓核突出是在狭窄部卡压神经根（图 2-1-26）。如果摘除了突出的髓核，可以在一定程度上减压，但是要想彻底减压，只有通过侧隐窝部位的骨切除，才能对神经根充分地实施减压。运动员关节突关节的增生是由于作用于腰椎的过载活动导致解剖结构发生重要的变化，因此必须充分注意，手术不能使关节突关节遭到过度破坏。

另外，在术后根据竞技运动的特性编制合适的复健程序，目的是使运动员患者早日复归，并且恢复术前的体育竞技水平。

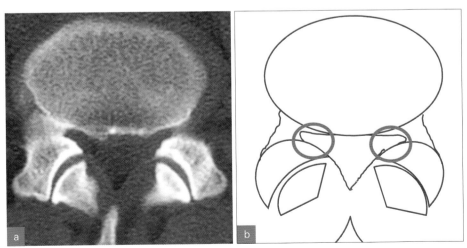

图 2-1-25　运动员髓核突出的特征

a：运动员关节突关节增生（L4/5）。连续三届夺得软式网球国家冠军的 25 岁女选手。L4/5 右侧神经根正下方的髓核突出，施行了 MED 手术。术后，在职业队全国大赛中再次获得了冠军。
b：模式图。在运动员中，作为基于运动负载的压力刺激，可以发生关节突关节增生，其结果是引起侧隐窝部狭窄（圆形标记）。

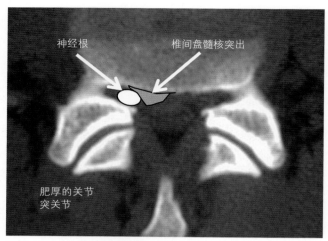

图 2-1-26　运动员髓核突出的病态

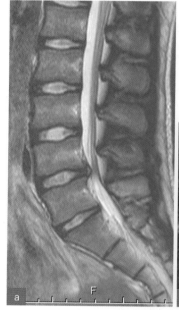
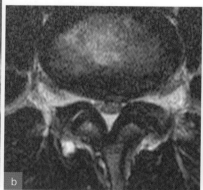
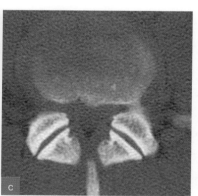

图 2-1-27　（a ~ c）运动员髓核突出的典型病例（19 岁，男性）
a、b：术前 MRI（以下，L4/5 节段）。
c：术前 CT 检查。

典型病例　（图 2-1-27）

　　患者 19 岁，男性。国际式摔跤运动员，曾在全国运动会中获胜。

　　主诉：右下肢痛，L4/5 髓核突出，影像学检查确认关节突关节增生合并侧隐窝狭窄。手术时，充分地对侧隐窝部实施骨性减压后，摘除了椎间盘突出的髓核。手术后，施行了如前文所述的康复训练程序后，主诉中的右下肢痛消失。

📝 **参考文献**

[1] 野村和教, 他. スポーツ選手の腰椎椎間板ヘルニア─内視鏡下椎間板摘出術とリハビリテーション [J]. 脊椎脊髄, 2011, 24: 873-878.

[2] 野村和教, 他. スポーツ選手の腰椎外側陥凹部の形状が発症に関係する腰椎椎間板ヘルニアの病態と治療 [J]. MB Orthop, 2014, 27: 43-48.

[3] 貴志真也, 他. 腰部椎間板切除術（MED 法）後の超早期リハビリテーション・プログラムの効果とその検討 [J]. 日臨スポーツ医会誌, 2009, 17: 255-263.

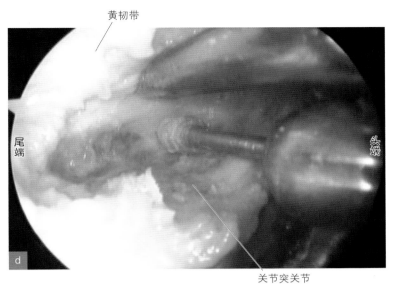

黄韧带

尾端

头端

关节突关节

d

神经根 用牵开器使神经根靠近的场合

硬膜囊 负压吸引器 神外显微游离器

尾端

头端

尾端

骨切除部

头端

关节突关节

e

突出的髓核

f

右 L5 神经根

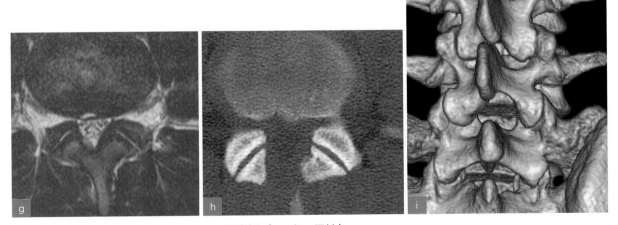

g

h

i

图 2-1-27 （d~i）运动员髓核突出的典型病例（19 岁，男性）

d：用直径 3 mm 气动手术磨钻来刨削增生的关节突关节，使侧隐窝部骨性开放。

e：摘除突出的髓核。

f：减压后的右 L5 神经根。

g：术后 MRI。

h、i：术后 CT。

七、 复发型髓核突出

野村　和教

　　无论处理腰椎椎间盘髓核突出的首次手术是采用什么方法，其复发后都属于内镜椎间盘摘除术（MED）的适应证。初次手术为经皮激光椎间盘减压术（PLDD）和经皮内镜椎间盘摘除术（PELD）的情况下，初次手术的入路与 MED 有所不同，因此在本次选择 MED 的入路上可能看不到前次手术中形成的疤痕。因此，可用常规的 MED 操作来实施髓核的摘除。此次初次手术为 Love 法和显微镜下椎间盘摘除术（Microscopic Discectomy：MD）时、再次手术选用 MED 的情况，在同一椎间、同侧进入中，使用与初次手术同样的后方入路，由于存在术后疤痕，二次手术时的难度将会增加。

1　MED（传统手术方法）

　　选择用 MED 二次手术时确定入路的要点与采用开放方法二次手术时是一样的，手术选择在初次手术疤痕以外的正常解剖区域。用气磨钻的金刚钻头，在初次手术中椎板切除过的边缘部分扩大切除（图2-1-28），然后在头端椎体的椎板下缘进行骨切除，此后可以在远端椎板上缘用气动手术磨钻扩大开窗，显露椎弓根内侧缘和其内侧的神经根，从而沿着神经根逆行向头端游离，阻碍探查神经根的骨赘可以用气磨钻头削磨，打薄骨性的骨赘后，进一步游离神经根的外侧部，没有必要勉强分离疤痕，仅将神经根的外侧向其腹侧游离，显露突出的髓核即可，有时很难区别神经根与突出的髓核。通常可用细的穿刺针探查确认髓核纤维环后用刀切开。在这个过程中很容易造成硬膜囊撕裂，多数能利用补丁技术（参照218 页相关内容）予以应对。

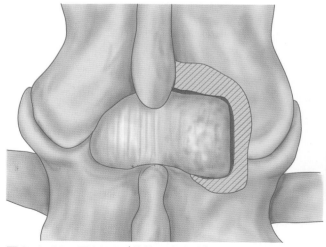

图 2-1-28　用 MED（传统手术方法）时的骨切除部位
初次手术右侧进入的 Love 法，用斜线表示的是同一侧复发髓核突出的情况下二次手术所必要的骨扩大切除部位。

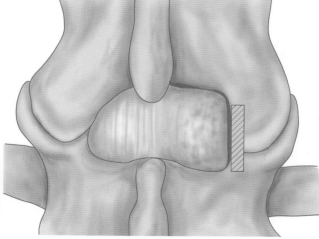

图 2-1-29　用 TD 时的骨切除部位
在与图 2-1-28 同样的条件下，斜线表示的是二次手术时必要的骨扩大切除部位。

2 经骨椎间盘摘除术（Transosseous Discectomy：TD）

MED 的传统手术方法最初是避开疤痕部进入的入路，而从正常部向疤痕部接近，目的是为了防止损伤神经根。因此正常部椎板切除和正常部硬膜露出与开放式手术完全一样。然而，如果能够辨认出神经根，之后可在疤痕部进行突出的髓核摘除操作，这也就是说现在操作的手术视野是在正常区的入路以外的区域。一般认为，只要能够安全地确认神经根，从正常部位的椎板切除和硬膜显露就成为非必要的手术操作（图 2-1-29）。对复发髓核突出安全实施 MED 的入路，在技术层面上来说，需要在比传统手术方法更狭窄的手术视野下实施手术操作，所以术者必须具有娴熟的内镜下操作技术。

患者全身麻醉下，采用俯卧位于 Wilson 支架，术者在 X 线透视机下确认手术间隙，用笔在皮肤上做标记。自棘突 15 mm 的外侧纵向切开皮肤约 16 mm 长度，也可以利用初次皮肤切口疤痕原路进入。切开筋膜后，多数会立即显露疤痕组织。插入 MED 系统的扩张器，直至触碰到进入侧的关节突关节，然后设置 16 mm 直径的圆筒形牵开器，再次在 X 线透视机下进行节段定位确认。

在内镜下用 4.5 mm 直径的金刚砂磨钻仔细地削磨覆盖在关节突关节和椎板间的疤痕组织，确认骨与疤痕组织的边界（图 2-1-30a）。此时，注意钻头不要穿入椎板间的疤痕中。确认关节突关节的内缘，用直径 3 mm 的金刚砂磨钻头，从头端至尾端将疤痕组织连同像蛋壳一样的一层关节突关节骨片磨下，逐步刨削关节突关节内侧，并向腹侧推进。如果钻头在推进时突然出现落空感，则提示已进入侧隐窝部（图 2-1-30b、c）。在初次手术中，常常减压到神经根外侧缘，通过以上操作所造成的间隙尾端能触知椎弓根内缘（图 2-1-30d）。多见神经根被埋没在疤痕组织中，位于椎弓根内侧，因此沿着椎弓根内侧向中线游离可显露神经根（图 2-1-30e）。非常仔细地从疤痕处游离神经根，并靠近其内侧方，显露复发的髓核突出部位（图 2-1-30f）。如果位于间隙内侧的骨赘对手术操作造成妨碍则将其磨除。在该间隙内，如能安全地完成神经根的减压操作，就没必要显露正常的硬膜。在神经根粘连严重的情况下，必要时扩大间隙周围的骨切除的范围，露出正常的硬膜组织，这样容易进行游离。摘除突出髓核后，确认神经根已充分松弛，结束手术（图 2-1-30g）。

3 复发性髓核突出的手术方式的选择

脊柱内镜下手术存在学习曲线（Learning Curve），术者如果手术技术已十分娴熟，对复发髓核突出也能以 MED 安全且充分地应对。在放大的视野下，可一边分辨发生粘连的神经根与疤痕组织的边界，一边进行手术。

选择经骨椎间盘髓核摘除手术，即使需要在较广泛范围内对疤痕组织进行游离，也都能够沿着关节突关节的部位找到神经根，TD 手术适合任何节段间隙，特别是 L5/S1 节段复发性髓核突出症（图 2-1-31）。首先，因为 L5/S1 的关节突关节较大，不容易受到 TD 进行骨切除的影响。其次，作为复发性腰椎椎间盘髓核突出的治疗方法，虽然有称为 PELD 的可选方案，但是在 L5/S1 中再用该方法并不容易。当初次手术采用后方入路，在 L4/L5 或 L4/L5 以上间隙，初次手术的入路不会影响到 PELD 手术，所以均可采用 PELD 的方法。

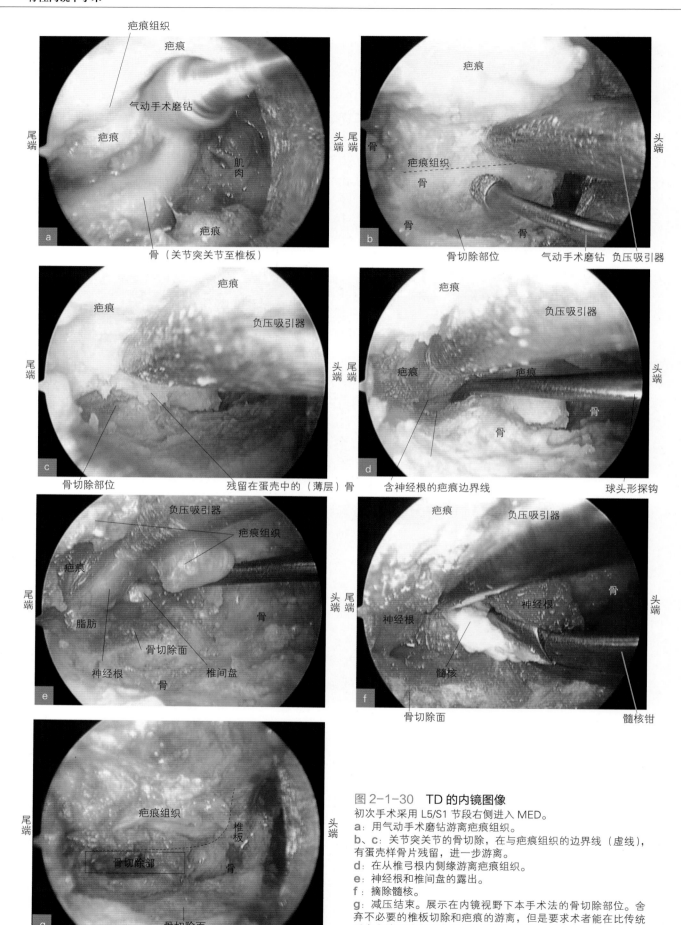

图 2-1-30　TD 的内镜图像

初次手术采用 L5/S1 节段右侧进入 MED。

a：用气动手术磨钻游离疤痕组织。

b、c：关节突关节的骨切除，在与疤痕组织的边界线（虚线），有蛋壳样骨片残留，进一步游离。

d：在从椎弓根内侧缘游离疤痕组织。

e：神经根和椎间盘的露出。

f：摘除髓核。

g：减压结束。展示在内镜视野下本手术法的骨切除部位。舍弃不必要的椎板切除和疤痕的游离，但是要求术者能在比传统手术方法更狭窄的术野中进行精准的手术操作。

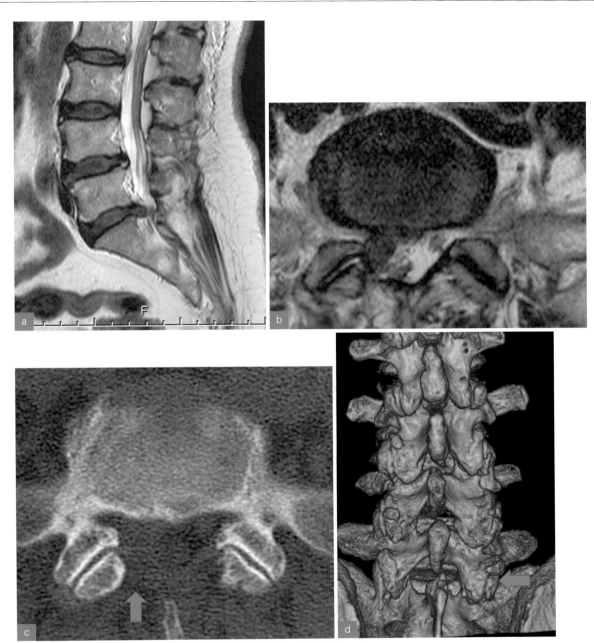

图 2-1-31 （a ~ d）TD 的实际病例

患者 70 岁，女性。初次手术是 2 年前采用右侧进入 L5/S1 节段 MED 法。术后 2 年同一部位复发性髓核突出，TD 摘除。

a、b：术前 MRI（以下，水平位像为 L5/S1）。

c、d：术前 CT（箭头表示复发部位）。

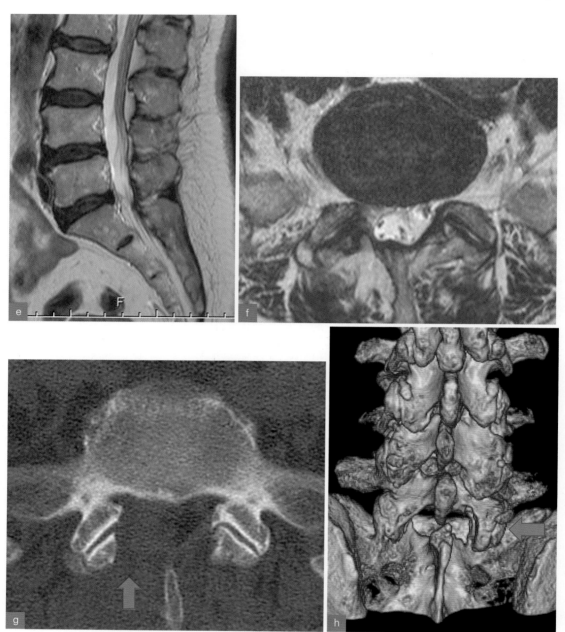

图 2-1-31 （e～h）TD 的实际病例

e、f：术后 MRI（再次手术后 1 年半）。

g、h：术后 CT（箭头表示再次手术部位）。

✎ 参考文献

[1] Nomura K, et al. A novel microendoscopically assisted approach for the treatment of recurrent lumbar disc herniation: transosseous discectomy surgery[J]. J Neurol Surg A Cent Eur Neurosurg, 2014, 75: 183-188.

[2] Nomura K, et al. Assessment of the learning curve for microendoscopic decompression surgery for lumbar spinal canal stenosis through an analysis of 480 cases involving a single surgeon[J]. Global Spine J: Epub ahead of print, 2016, May 11.

[3] Masharawi YM, et al. Lumbar facet and interfacet shape variation during growth in children from the general population: a three-year follow-up MRI study[J]. Spine（Phila Pa 1976）, 2009, 34: 408-412.

[4] Ahn Y, et al. Percutaneous endoscopic lumbar discectomy for recurrent disc herniation: surgical technique, outcome, and prognostic factors of 43 consecutive cases[J]. Spine（Phila Pa 1976）, 2004, 29: E326-332.

尾端安全三角（Safety Triangle）真的安全吗？

山田　宏

尾端安全三角（Safety Triangle），是直角三角形的区域，由坎宾（Kambin）最早在研究中提出。在施行经皮椎间盘切除术时，尾端安全三角可作为避免硬膜囊和神经根损伤的安全入路，因此也被称为坎宾（Kambin）三角（图 2-1-32）。直角三角形的底边由尾端椎体的上位终板构成，斜边由神经根出口部（Exiting Nerve Root）构成，剩余一边由硬膜囊外缘构成。近年来，坎宾（Kambin）三角不仅在椎间盘切除术中得到关注，而且作为硬膜外糖皮质激素等药物注射和 MIS-TLIF 手术时的标志点也受到重视。

在脊柱内镜下极外侧髓核突出摘除术中的入路途径被广泛推崇应用。但是如果有人问："尾端安全三角真的那么安全吗？"笔者我的回答是："绝对不是那样。"因为经常会遇到神经在直视下显露不清楚，确认十分困难的情况。这是由于神经根被突出髓核挤压到中央侧而呈横向走势，神经根明显发生扁平化。同时，突出髓核和周围组织的粘连也很明显。因而，在切除横突间韧带，显露出髓核时，如果稍不留神将入路偏向间隙头端椎体侧或偏向最外侧，由于疤痕粘连，神经根与周围组织识别困难，存在医源性损伤神经根的危险。特别是在向退行性脊柱侧弯症的侧隐窝呈现椎间孔部狭窄的椎间接近时，非常容易引起这种情况。

有些手术操作书上存在这样的描述"从尾端安全三角入路进入，切除外侧突出髓核，则被减压的神经根可以慢慢进入我们的视野"，在这个过程中，最初并不显露出并展开神经根，而是向外侧突出髓核区域内盲目地插入髓核钳等手术器械，这样会造成对后根神经节外加压力负荷等机械性刺激，术后可能诱发刺痛及感觉障碍等症状。除对于外侧型髓核突出选择 MED 法以外，在 PED 中，也有一定的频度发生触痛及感觉障碍，这就是因为上述的手术操作上存在缺点。

为了解决一直以来沿用的尾端安全三角入路问题，笔者设计了一种能在椎间孔内外安全地使神经根和椎间盘露出展开的方法，称为 CRTP 法。有关详细说明，请参照"第 7 章 椎间孔部狭窄的内镜下手术"（149 页）。

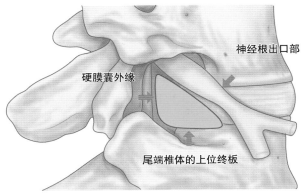

图 2-1-32　**坎宾（Kambin）三角**
直角三角形的底边由尾端椎体的上位终板构成，斜边由神经根出口部构成，剩余一边由硬膜囊外缘构成。

参考文献

Kambin P, et al. Posterolateral percutaneous suction-excision of herniated lumbar intervertebral discs. Report of interim results[J]. Clin Orthop Relat Res, 1986, 207: 37-43.

常见问题解答（Q/A）13　如何确认巨大膨隆型髓核突出中对侧的神经根，处理髓核突出采用什么方法？

吉田　宗人

在广范围的膨隆型髓核突出中，硬膜囊和神经根受到的压迫很严重，神经根紧张缺乏移动性。神经根通常被突出的膨隆型髓核挤压到正常解剖位置的外侧。因此，与一般较小范围的膨隆型突出不同的是，需要在椎板外侧进行必要范围的骨切除，也就是要扩大开窗。同时对于下关节突和上关节突的骨切除，应预先考虑神经根所在的位置，扩展到其外侧。对侧的骨切除也同椎管狭窄症对侧减压一样预先进行较大范围的骨切除。这样可以解除马尾神经的压迫，并且避开减压时可能引起的马尾功能障碍。在神经根的外侧取得充分的空间，用球头形探钩和神外显微游离器，将神经根和硬膜囊牵引至内侧。最初对切口进入侧的突出髓核进行摘除，然后通过后纵韧带的下方，插入弯头髓核钳，至硬膜囊腹侧正中部，对位于正中部的遗留髓核进行摘除。如果预先进行对侧的骨性刨削减压，则神经根和硬膜囊能够回缩到相当于正中线的附近。这时，圆筒形牵开器向中线倾斜约30°，正中的减压操作就变得简便易行。对于正中部的髓核摘除，要在保护神经下进行操作，避免长时间牵拉神经根与硬膜囊。

多数情况下，正中髓核突出可用上述操作通过进入侧摘除。如能确保可靠地对侧骨和黄韧带进行减压，则从进入侧也能充分地确认对侧神经根的活动性。如果该操作中，发现对侧神经的移动性很差，则认为对侧减压不完全，要毫不犹豫地从对侧增加切口进入，进行神经根减压。预想到这种情况，在正中髓核突出的病例中，皮肤切口可位于正中位置，在皮肤切开后，在距正中15mm左右旁切开筋膜，插入牵开器。这样一来，在对侧入路中，也能利用这个皮肤切口，对侧的筋膜切开也从正中向外侧15mm左右插入牵开器，在一个皮肤切口即可开展两侧的手术。

常见问题解答（Q/A）14　皮肤切口位置不良时应采取什么应对措施？

吉田　宗人

如果皮肤切口的位置不良，筋膜切开的位置便会受到影响，因此圆筒形牵开器的设置也出现困难，不能得到恰当的手术视野，减压操作将难以进行。因皮肤切口的位置和筋膜切开的位置为同一部位，会阻碍牵开器的移动。与筋膜相比，皮肤的移动性比较好。因此在平面内横向移动操作困难的情况下，先撤除内镜和牵开器，用皮肤拉钩将皮肤稍做游离后拉向显露不足的一侧，然后延长筋膜切口即可。用手指触摸再次确认位置，将扩张器再次向不足的一侧插入，重新设置圆筒形牵开器。一个椎间的减压操作用此方法便可应对。如果是两个椎间减压，一处皮肤切开有时会出现筋膜延长切开不足的情况，因此需要毫不犹豫将皮肤切开延长到恰当的长度。腰椎3个椎间的减压，需要2个皮肤切口。将圆筒形牵开器尽可能地设置在与该椎板间隙成近似直角的位置上，则减压操作会变得容易。在一处皮肤切开实施多个椎间减压之时，不需将筋膜连续切开，而是每个椎间独立进行，这样对肌肉的损伤会更小。

第 2 章

腰椎椎管狭窄的内镜下减压术（MEL）

吉田 宗人

　　腰椎椎管狭窄的内镜下减压术（Microendoscopic Laminotomy：MEL）的特点是：在对侧椎板内侧进行减压的过程中，像潜行挖掘一样，即刻看到对侧的操作，仿佛像从正上方做手术那样，由于此缘故，对侧操作远比显微镜下操作更易接受，可以说这是它最大的优点。因采用了 25° 斜视镜，进入侧椎板扩大术（Laminotomy）的视野开阔，整个场景一览无余。首先，施行进入侧的椎板扩大术；其次，转移到对侧进行操作，而此时，为了保护硬膜，黄韧带一直保留到最后再行切除，这是一个操作要点。

手术适应证

　　内镜下减压手术可适用于腰椎椎管狭窄的神经根型、混合型、马尾型等后方减压来处置的所有病例。初期椎间数最多为 2 节段，但最近笔者通过进行的串列（Tandem）手术（使用 2 个内镜系统，由 2 名术者分别同时进行），消除了椎间数上的适应限制。

手术禁忌证

　　腰椎明显不稳定、发育性椎管狭窄、韧带骨化的病例等。

手术技术

　　患者在全麻下 4 点支撑俯卧于腰桥支架上。术者原则上站在症状明显的一侧，对于伴有马尾损伤、关节突关节增生明显的患者，切口选择在容易操作的部位。

1　进入

　　内镜按旁正中进入法（Microendoscopic Paramedian Approach：MEPA）置入，在距过去单侧进入双侧减压操作约 5 mm 的内侧，放置圆筒形牵开器，切除棘突起始部和正中部椎板（图 2-2-1a、b）。通过这项操作，使正中进入中难以顾及的棘突和棘上韧带、棘间韧带得到保存的同时，实现不切除部分关节突关节而达到神经减压的目的。

2　上、下椎板部分的切除

　　将圆筒形牵开器倾斜约 25°，确保足够的视野，使近端椎板棘突根部的空间占监视器上视野的一半（图 2-2-2a）。首先，使用气动手术磨钻粗切削，配以直径 4.5 mm 金刚球磨钻头进行，之后可用直径 3 mm 的磨头精细打磨去除其余骨质。磨除通常从棘突根部椎板开始，逐渐过渡到外侧椎板，接着将气动手术磨钻向中线倾斜，从棘突根部向对侧椎板腹侧进行骨磨除。在近端椎板下缘的开窗，充分显露间隙的中心长度（图 2-2-2b）。在棘突根部，位于椎管的后中心位置。对远端椎板的棘突根部也进行同样的刨削。扩大周围的骨切除幅度，以使圆筒形牵开器最终设置到椎管的旁正中部位，确保神经减压有足够的操作空间。

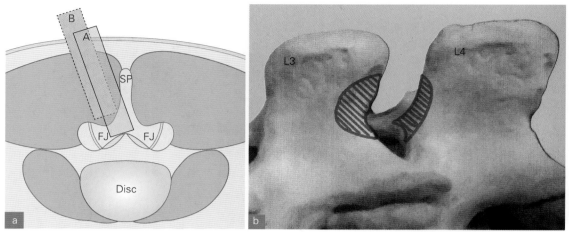

图 2-2-1　腰椎管狭窄症的内镜下减压术（MEL）

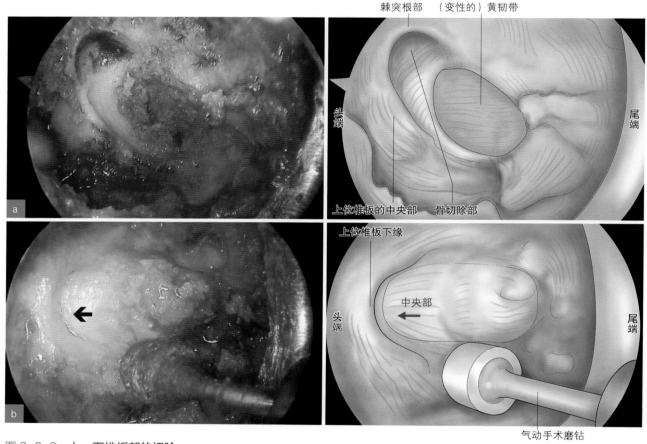

图 2-2-2　上、下椎板部的切除

3　部分切除进入侧关节突关节

　　在对一个间隙相邻上、下两个椎体的棘突根部进行充分刨削后，即可进行进入侧的神经减压，对关节突关节施行喇叭形的减压，必须尽可能将圆筒形牵开器设置在内侧，并且放到垂直位上。脊柱内镜设置为10—11点方向的位置后再开始刨削。接着将内镜的视野放在对侧，为了避免过度的骨切除，进入侧关节突关节的骨切除应采用气动手术磨钻的弯头式 Bar-guard，配以 4 mm 直径金刚球磨钻头（图 2-2-3），或使用弯头的 Y 形椎板咬骨钳。用气动手术磨钻刨削下关节突时，必须根据骨性标志进行操作，避免在局部骨磨除过深。

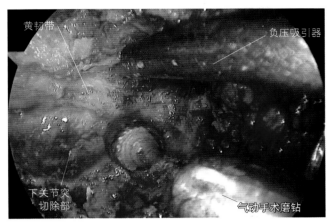

图 2-2-3　部分切除进入侧关节突关节

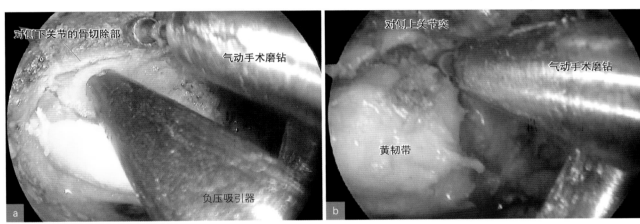

图 2-2-4　部分切除对侧关节突关节

4　部分切除对侧关节突关节

从对侧椎板下缘能清晰确认出下关节突的骨性解剖标志，则在内镜下将对侧的椎板内侧稍许削磨扩大后显露对侧黄韧带（图 2-2-4a）。这是在黄韧带和椎板骨之间进行游离，是依靠操作感觉和经验而进行的。在上关节突内侧同样也采用 3 mm 直径的气动手术磨钻进行磨除，尽可能在附着于椎板上的黄韧带起始部和椎板骨间很薄地磨除一层，之后的神经减压操作也变得更容易（图 2-2-4b）。在进行充分的骨切除后，视野开阔，从垂直位上便可确认黄韧带的全貌。

5　下端椎板头端的切除

下端椎板上缘的切除，是以黄韧带在下端椎板附着部为目标进行操作的。首先在椎板骨一侧削磨使黄韧带在附着部断裂，并且回缩，真正显露黄韧带下方硬膜外的脂肪组织，通常用直径 4 mm 的金刚球磨钻头即可完成这一步骤。这时，相邻的上关节突和下关节突重叠的关节突关节部位内侧残留一层很薄的骨质，再用椎板咬骨钳切除，确保操作安全（图 2-2-5）。

6　黄韧带从中间向两侧掀开式切除

充分切除骨质开窗后，整个黄韧带占内镜视野的全部。用刮匙来游离头端、尾端的黄韧带附着部，

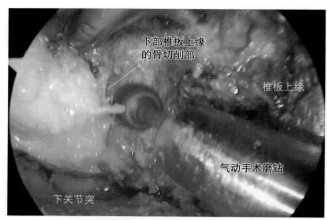

图 2-2-5　下位椎板头端的切除

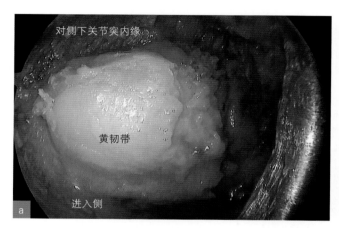

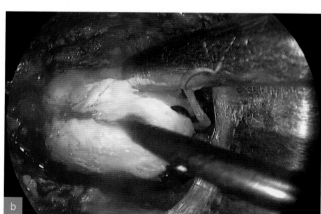
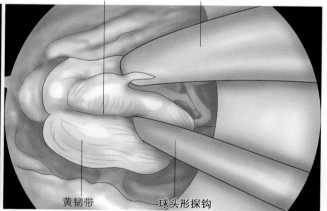

图 2-2-6　（a、b）黄韧带从中间向两侧掀开式切除

　　黄韧带的搏动便清晰可见（图 2-2-6a）。用球头形探钩探索韧带附着部后，分别将黄韧带完全从椎板内侧游离并在硬膜囊外将韧带分离。黄韧带正中部常常有一个纵向间隙，是两侧黄韧带汇拢处，能用球头形探钩轻松地向左、右分离，如同左右对开的两扇门（图 2-2-6b）。可提起并翻转两叶黄韧带，用髓核钳和椎板咬骨钳摘除黄韧带。在重度中央型狭窄的病例中，硬膜囊的压迫状态可非常明显。插入椎板咬骨钳，一部分一部分地切除黄韧带，但这种操作因器械挤压硬膜囊，有引起马尾障碍和硬膜损伤的危险。

　　只有首先进行充分的骨性开窗，并用椎板咬骨钳将黄韧带从中间向两侧双开门式去除，使受压的硬膜囊膨隆，恢复外形，类似于颈椎后路劈裂棘突双开门（黑川式）减压手术一样，才能在不挤压硬膜囊的情况下安全减压。笔者通过应用这种切除方法，显著减少了术后的并发症（图 2-2-6c、d）。

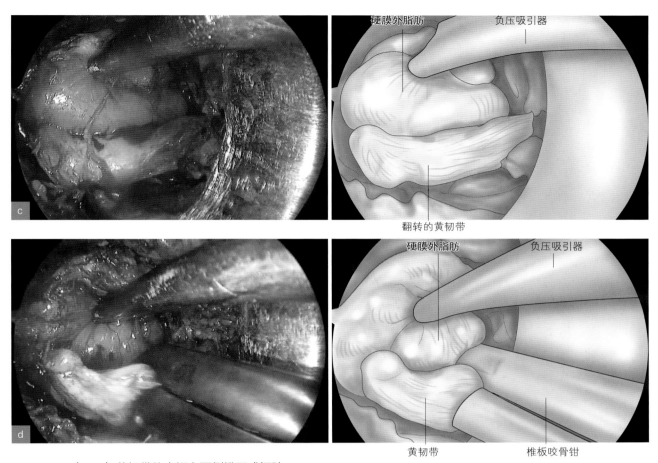

图 2-2-6 （c、d）黄韧带从中间向两侧掀开式切除

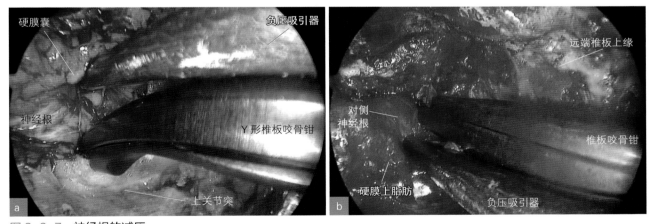

图 2-2-7 神经根的减压

7 神经根的减压

尽可能地切除黄韧带，使硬膜囊的压迫得到解除。接着，对进入侧的神经根进行减压。如前所述，在峡部和椎弓根内侧使用球头形探钩确认神经根，显露残留在外侧的黄韧带、上关节突和神经根，如果有粘连，要仔细地将其游离。用气动手术磨钻或者 Y 形椎板咬骨钳对上关节突进行骨性减压。此时，用左手持负压吸引牵开器将硬膜囊稍向对侧牵引，如果内镜下能确认神经根和韧带、上关节突的间隙，则能安全地、无盲点地实施手术，且能解除神经根压迫（图 2-2-7a）。在对侧，采用旁正中法，视野也能

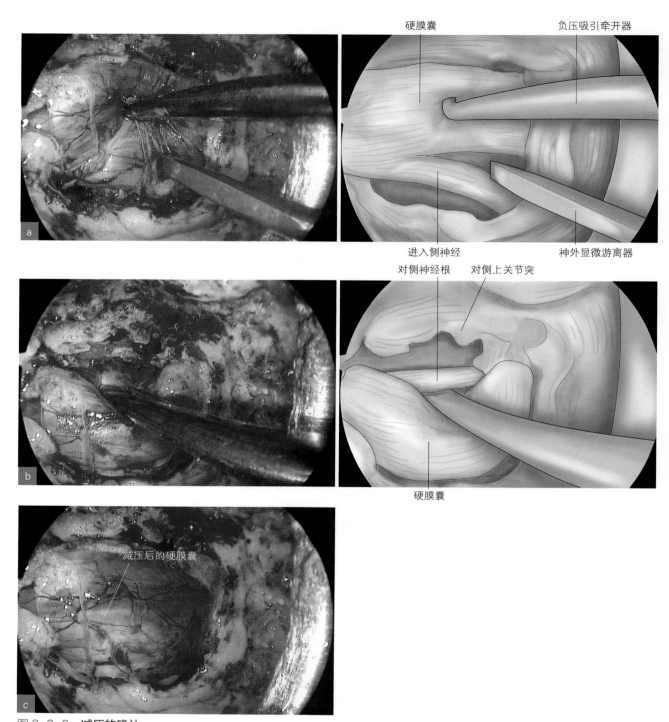

图 2-2-8　减压的确认

得到改善。内镜设置在 8—9 点方向的位置，用 2 mm 椎板咬骨钳，可轻松、安全地插入神经根和韧带上关节突的间隙。充分地对神经根进行减压，直至显露到对侧椎弓根的内侧壁（图 2-2-7b）。

8　减压的确认

　　减压操作完成后，应确认双侧神经根的减压状态。外侧显露的减压要到神经根的出口处，椎弓根内侧缘，即确认在椎间孔的入口部之前，减压是否充分。硬膜囊的减压是黄韧带附着于相邻两椎板部位均充分地被完全切除（图 2-2-8）。

9 创面闭合

　　因为脊柱内镜下手术中产生的无效腔较小，即便是少量的出血，在术后也有可能导致硬膜外血肿压迫而引起神经症状的恶化。因此，要预先彻底地做好创面闭合前的止血。减压操作结束后，撤去圆筒形牵开器时，要在带着内镜的状态下慢慢地拔出，确认与牵开器相接肌肉组织已被充分止血，无出血状况。并且引流管的前端要可靠地设置在硬膜外，通过引流管后，将连接到容器的尾端部分安装到负压吸引器上，务必检查引流系统是否通畅有效。

✎ 参考文献

[1] 吉田宗人. 内視鏡下脊椎後方手術の実際 [M]. 東京：金芳堂，2005.
[2] 中川幸洋，他. 腰椎内視鏡手術の現状と問題点——腰部脊柱管狭窄症に対する片側進入両側アプローチ [J]. 整·災外，2008，51：27-34.
[3] 中川幸洋，他. 腰部脊柱管狭窄症に対する片側進入内視鏡下後方除圧術 [M]// 松崎浩已，他. 執刀医のためのサージカルテクニック　脊椎アドバンス. 東京：メジカルビュー社，2008：166-179.
[4] Nomura K, et al. Microendoscopic decompression surgery for lumbar spinal canal stenosis via the paramedian approach: Preliminary results[J]. Global Spine J，2012，2：87-94.

因增厚的黄韧带阻挡，无法清楚显露对侧椎板的切除时应采取什么对策？

中川　幸洋

　　腰椎管狭窄症的单侧进入双侧减压的手术，在一侧入路进入后进行对侧关节突关节内缘的切除时，有时选择暂时保留黄韧带，可以更好地保护硬膜囊和神经组织，但是有时黄韧带会妨碍视野，不能显露对侧椎板，操作存在盲点。此时可考虑以下方法：

　　（1）将镜头放置的位置平移到更靠中线侧处，使镜头的插入角度更趋于垂直化，由此易获得对侧侧隐窝部的视野（图2-2-9）。

　　（2）通过对黄韧带的背侧部分以及与棘间韧带的连接部分进行切除，能确保对侧的视野（图2-2-10）。

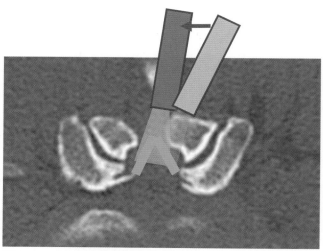

图2-2-9　圆筒形牵开器的设置和视野
将圆筒形牵开器推向更靠近中线的位置，同时采取垂直设置的方式，从而确保显露被黄韧带覆盖的对侧术野。

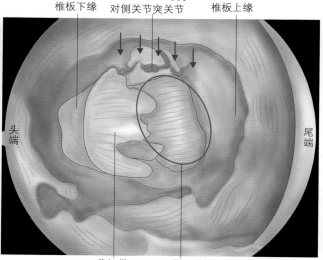

图2-2-10　黄韧带的切除
黄韧带具有保护神经组织的屏障作用，也可以在最终被切除，如果对视野造成阻挡，从背侧部进行切除，使对侧视野中可以显露椎弓根和神经根。

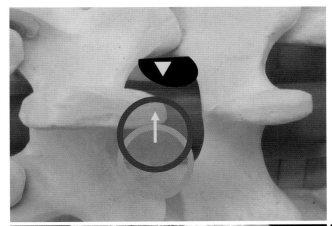

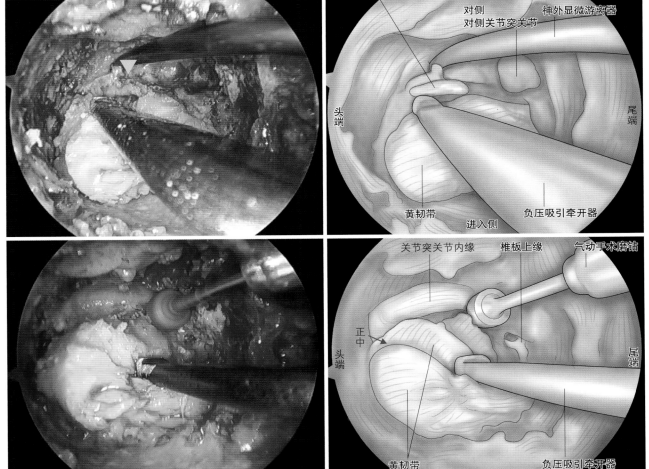

残留对侧关节突关节
向内突出的骨赘

对侧
对侧关节突关节

神外显微游离器

头端

尾端

黄韧带

进入侧

负压吸引牵开器

关节突关节内缘　椎板上缘　气动手术磨钻

正中

头端

尾端

黄韧带

负压吸引牵开器

图 2-2-11　用负压吸引牵开器的展开图像
利用负压吸引牵开器前端将对侧的黄韧带牵挡开，那么可确保对侧得到良好的视野。

　　（3）用负压吸引牵开器等，将黄韧带的对侧部分牵拉翻转，可以形成空间，便于操作（图 2-2-11）。

　　通过对上述（1）~（3）加以组合进行处理，可确保对侧的视野的显露。

　　另外，在对侧侧隐窝部的减压操作中，不论采取何种措施总会存在盲点时，不必过分勉强，只要能在可直视的范围内进行骨切除，就可以切除黄韧带使硬膜囊显露，然后一边确认对侧神经根，一边根据需要用椎板咬骨钳和骨刀追加进行骨切除即可。

如何确定是使用直式椎板咬骨钳还是使用弯头椎板咬骨钳？

岩崎 博

由于脊柱内镜的一种为斜视镜，视野能映出超出圆筒形牵开器直径的范围。而直式手术器械只能达到圆筒形牵开器的直径范围。因此，医生们需要一种能够取得超越圆筒形牵开器边缘操作范围的弯曲形手术器械（图 2-2-12）。

画面上正中附近，可用直式操作装置进行操作，随着向圆筒形牵开器的边缘接近，需要一种弯曲形器械。特别是在腰椎椎管狭窄症中，如果要切除位于侧隐窝部的黄韧带和关节突关节内侧缘时，就需要使用弯曲形椎板咬骨钳。对于直式椎板咬骨钳不能切除的入路侧隐窝部黄韧带，将弯曲形椎板咬骨钳反方向使用也能够去除侧隐窝外侧的黄韧带（图 2-2-13）。

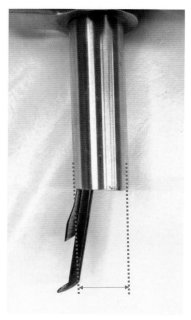

图 2-2-12　弯曲形手术器械
采用弯曲形器械，能对超出圆筒形牵开器直径的部分进行处置。

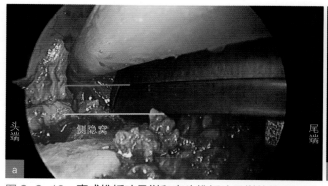
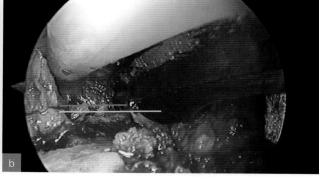

图 2-2-13　直式椎板咬骨钳和弯头椎板咬骨钳的使用区别
a：直式椎板咬骨钳的使用，刃的基部（蓝线）和黄韧带（黄线）间有距离，不能切除黄韧带。
b：弯曲形椎板咬骨钳的使用，黄韧带（黄线）和刃的基部（蓝线）一致，可切除黄韧带。

对腰椎椎管狭窄症实施脊柱内镜下后路减压术的初期，在进入侧处理中，使用弯曲形椎板咬骨钳向对侧操作时，则使用直式椎板咬骨钳，但并非必须如此，应视具体状况而定 。

　　除了 METRx 基本手术器械中所包含的弯曲形椎板咬骨钳以外，还应预先准备 Y 形椎板咬骨钳，这样可使手术操作变得更加容易。这是因为它与基本套件相比，制作的弯曲角度更大，使边缘部的手术操作变得更容易，在对侧隐窝部进行喇叭形骨切除时非常适合。在椎管高度狭窄的情况下，常常会出现对中枢、末梢外侧减压不彻底的困境。在对该 4 个角落进行追加减压时，使用左、右弯曲的 Y 形椎板咬骨钳效果很理想。在入路侧头端，反手使用右弯 Y 形椎板咬骨钳；入路侧尾端，反手使用左弯 Y 形椎板咬骨钳。而在对侧头端，正手使用左弯 Y 形椎板咬骨钳；对侧尾端，正手使用右弯 Y 形椎板咬骨钳便可。

　　然而，并非单纯依赖于弯曲形手术器械，还需要同时水平面横向移动内镜，将想进行处理的部分移动到视野的中央，这一点也很重要。

🖊 **参考文献**

中川幸洋. 腰部脊柱管狭窄症·変性すべり症に対する内視鏡下除圧術 [J]. 整形外科 Surgical Technique, 2014, 4: 24-34.

17 可以看到但器械无法到达目标位置的情况下可采取什么应对措施？

岩崎　博

脊柱内镜为 25° 斜视镜所特有的视野，可得到超出圆筒形牵开器直径的宽阔视野。因此，有时候在显示屏上看见目标，但是手术器械却无法达到该区域。使圆筒形牵开器向上浮起，手术区域和内镜相隔越远，可见的范围就越大。要想摆脱这种看得到却又无法处理的困境，就需要使用专用的手术器械和独特的手术操作方法。

如前所述，手术器械中有各种弯曲形的规格，如弯曲形双极电凝、Uptyte 型髓核钳、弯曲形椎板咬骨钳、Y 形椎板咬骨钳、弯头气动手术磨钻等，使用这些弯曲形设备，操作范围得到扩展，器械前端可到达超出圆筒形牵开器的可视范围。

手术操作方面，必须根据显示屏中的部位来改变操作器械。在显示屏中央部位的附近，可用直式手术器械加以处理；而圆筒形牵开器的周围，特别是进入侧3—9点方向时要使用各种弯曲形器械。

选择恰当的手术器械的同时，作为最基本的手术操作，可将柔性手术机械臂暂且松开，采用平面内横向移动技术操作圆筒形牵开器的位置和倾斜度，使牵开器移动并进行设置，让想进行处理的部位处于视野正中位置。尽管使用了弯曲形器械，如果在画面上看得到但器械却达不到，首先应按照该基本手术操作规程进行，这一点最为重要（图 2-2-14、图 2-2-15）。

另外，就是画面上不能显示，但是内镜存在的范围清晰可见而器械却无法到达的部位。因手术器械无法达到指示器部分附近，在对本部位进行处置时，需要进行以下的操作，或利用摄影技

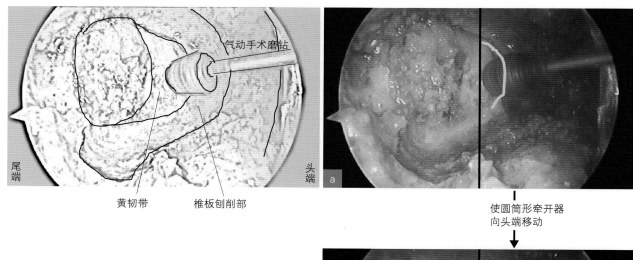

气动手术磨钻

尾端　　　　　　　　　　　　　　　　　　　　头端

黄韧带　　　椎板刨削部

a

使圆筒形牵开器
向头端移动

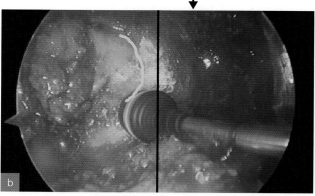

b

图 2-2-14　基本的手术操作

a：露出黄韧带，椎板的边界部（黄色曲线）位于画面中央（黑线）稍稍偏右侧，因此头端的残余椎板清晰可见，而钻头却无法触及。

b：使圆筒形牵开器向头端移动，如果将边界部（黄色曲线）移至画面中央偏左侧位置，则钻头可到达，可进行正常刨削。

术使镜头的位置移动，或使圆筒形牵开器向内镜侧移动（图 2-2-16）。

即使在圆筒形牵开器向上浮起，偏离了手术视野的情况下，是为了使器械进入原先无法到达的目标范围，然后将圆筒形牵开器向体内下插，确认术野范围。

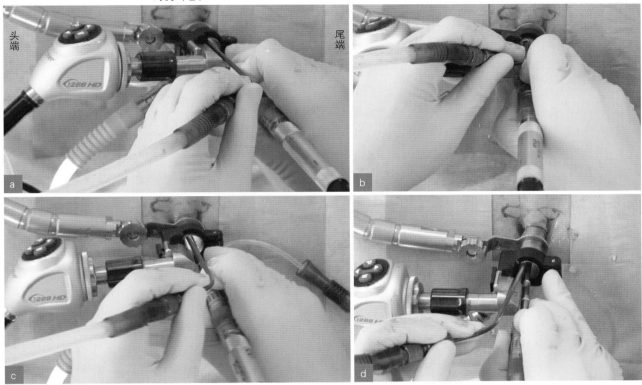

图 2-2-15　平面内横向移动的操作
a：进入侧头端的刨削。**b**：进入侧尾端。**c**：对侧头端。**d**：进入对侧尾端。

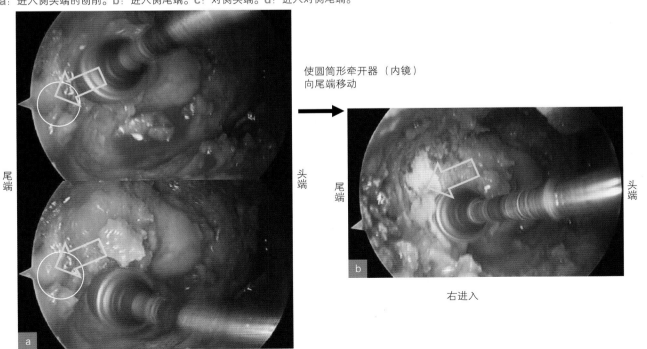

图 2-2-16　内镜内指示部分附近的处置
a：牵开器视野内，指示部分（白色圆圈）在画面上看得见，并且是想进行处理的部分（黄色箭头），气动手术磨钻却无法到达。
b：通过使圆筒形牵开器（内镜）向尾端移动，气动手术磨钻可以到达该处想进行处理的部位。

常见问题解答（Q/A）

18 施行对侧减压应把握什么要领?

吉田　宗人

如果按照脊柱旁入路〔Microendoscopic Paramedian Approach：MEPA〕的方法进入，与传统位置进入相比，对侧减压的操作将会容易得多。事实上，通过这个入路，对侧的操作很容易，避免了进入过程中仔细切除棘突根骨质这一步骤。

将内镜设在 7—9 点方向的位置，能轻易看见对侧的位置。这也能确保视野，并避免气动手术磨钻触碰内镜。另外，在磨削过程中呈半球状磨除，逐步扩大下关节突的内侧。这时，在外侧切除骨和黄韧带的分界线后，残留黄韧带自行回缩。

最初粗削磨用 4.5 mm 直径的金刚球磨钻头（气动手术磨钻）进行。当下关节突内侧被切除，黄韧带露出时，对其前端上关节突内侧的消磨改用 3 mm 直径的钻头。将内镜设置在 9—10 点方向的位置，使术者可看到对侧的沟部即可（图 2-2-17a）。尽可能切除骨质至黄韧带骨附着部位，后边黄韧带的切除则变得容易。在椎管内剖开黄韧带，然后尽可能将对侧的黄韧带一并切

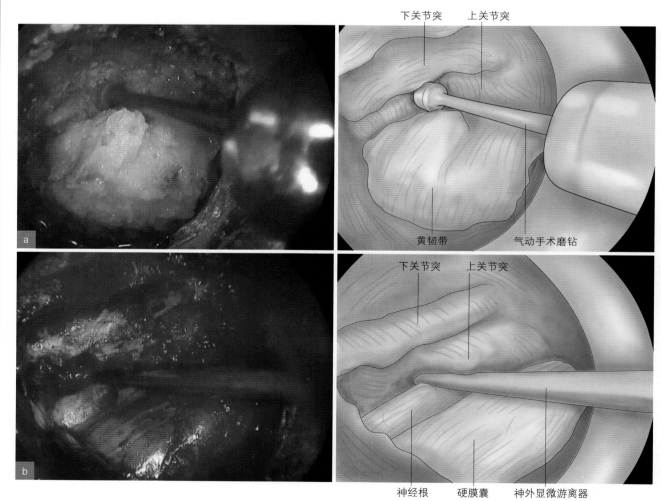

图 2-2-17 （a、b）对侧减压
a：用气动手术磨钻进行对侧侧隐窝部的减压。
b：用神外显微游离器游离神经根和黄韧带间的粘连。

除，硬膜囊被彻底减压，仅剩下侧隐窝部位的压迫。此时，内镜下的视野非常好，可用神外显微游离器游离神经根和黄韧带之间的粘连（图2-2-17b）。在这个间隙中将椎板咬骨钳插入在上关节突内侧，不必盲目操作（图2-2-17c）。显露对侧神经根外缘，直至椎弓根内侧缘减压得到确认，从而获得神经根的活动性（图2-2-17d），通常对侧术野的视界反而优于进入侧，整个手术减压操作并不困难。

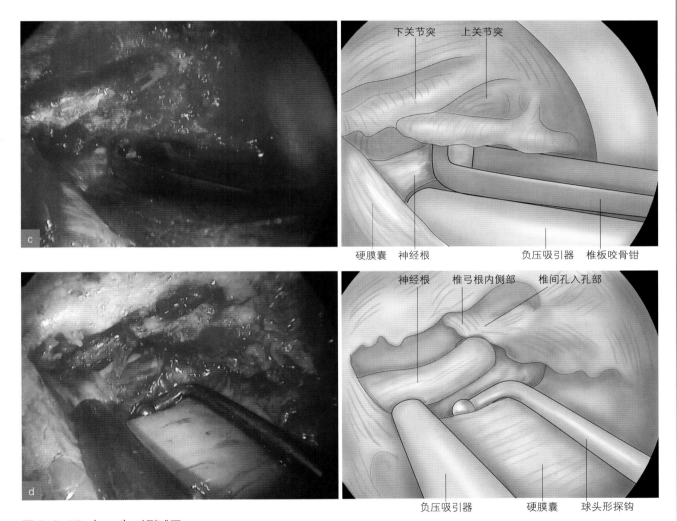

图 2-2-17 （c、d）对侧减压

c：椎板咬骨钳的插入。

d：对侧神经根的减压确认。

常见问题解答（Q/A）
19　行多椎间减压时从哪个位置切开皮肤？

南出　晃人

在单侧进入双侧减压时，基本上手术医师是站在症状侧进行手术的。

皮肤切口为距正中外侧约 1 cm 处，要求确保以该椎间的头端椎板下缘为中心的圆筒形牵开器能轻松插入。手术医师的食指能轻松插入。在相邻两椎板间隙的减压中，如果在各椎板间头端椎板下缘的中间部稍微加大一点儿皮肤切口，通过皮肤回缩可共用同一个皮肤切口。在邻近 3 个椎板间隙（图 2-2-18）、4 个椎板间隙的减压，需另外做皮肤切口，1 个切口可供邻近 2 个椎板间隙进行手术。

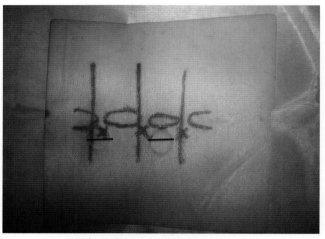

图 2-2-18　相邻 3 个椎板间隙的皮肤切口

常见问题解答（Q/A）
20　各类腰椎管狭窄如何确定减压范围？

吉田　宗人

腰椎管狭窄包括神经根型、混合型和马尾型等，要确定各类腰椎管狭窄的减压范围。基本上，头端到尾端椎板的减压范围就是切除到黄韧带的附着部，而左、右两侧要显露到神经根外缘，神经根要到椎间孔入口部，即在确认已减压到椎弓根的内侧之后，再检查神经根的活动性。当然，因神经根型中央部位狭窄不严重，解除有症状一侧的压迫即可，则仅在皮肤进入侧进行减压即可。原则上，如果是影像学上有中央型狭窄，即使是神经根型也要实施双侧减压。如果剩下单侧减压，有时会发生血肿，诱发对侧症状的发生，因此双侧减压也是为了预防此类情况的发生。

对腰椎退行性滑脱症必须充分减压，即头端椎板的下缘切除范围超出椎间盘水平为止。也就是要超出黄韧带头端附着部，椎板要呈弧形扩大，这一点很重要。在腰椎滑脱的病例中，很多人出现下关节突增生，骨赘甚至可能与椎体接触的状况。对此，需要切除肥厚的下关节突内侧，充分地进行骨性椎管的减压，做好神经根粘连的松解。黄韧带的切除方法与椎管狭窄症是相同的。

如何确定多椎间狭窄的减压范围？

吉田　宗人

　　神经根型的椎管狭窄减压要进行神经根阻滞，如果阻滞后症状得到改善，则对该神经根部位进行减压。在马尾型的病例中，如果是多节段病变，需要进行多节段的减压。

　　问题在 L2/3、L3/4 和 L4/5 3 个椎板间隙，或狭窄范围扩展到 3 个椎间以上的情形。如果在肌电图中发现股四头肌有明显异常，还要追加头端节段的减压。但是从流行病学角度看，影像学上的压迫表现与患者症状并不一致。压迫但无症状比较多见，因此，若出现高位腰椎椎管中等程度压迫，表现为膝关节以下存在神经症状的，应尽可能对高位腰椎管的狭窄行保守治疗。

骨赘和关节突关节增生使圆筒形牵开器设置变浅的情况如何处理？

南出　晃人

　　在骨赘、关节突关节严重增生的情况下，或者关节突关节严重矢状化时，会使圆筒形牵开器的放置位置变浅，手术操作部的视野增加，手术中难以保留大部分关节突关节。在这种情况下，首先用气动手术磨钻刨削棘突根部（图 2-2-19），从而可将圆筒形牵开器设置在其刨削后的棘突根部，能够一点一点地获得操作视野。随着对棘突根部、头端椎板下缘、关节突关节内缘、尾端椎板上缘的刨削，可进一步获得视野。然后，将圆筒形牵开器适时地向头端、尾端方向滑动，从中线侧向旁开侧切除近端椎板腹侧，接着从中线侧向旁开侧切除下关节突。为了保留两侧关节突关节，可仅仅刨削关节突内侧骨质，切除区呈喇叭状。

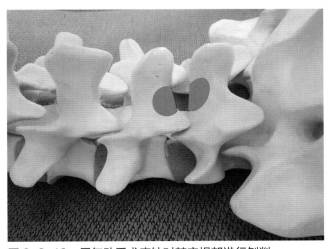

图 2-2-19　用气动手术磨钻对棘突根部进行刨削

23 在减压时，如果硬膜囊的充盈复原不良，应如何处理？

南出　晃人

关于术中减压后硬膜囊充盈，搏动的恢复程度，与减压操作的范围、程度和基于硬膜囊内压的因素有关。减压不足则会造成硬膜囊的充盈不均等，硬膜囊上出现皱纹，且位于头端和尾端的硬膜囊充盈饱满程度有所差异（图2-2-20）。同时，在头端相邻的椎间存在重度狭窄的情况下，也会引起硬膜囊充盈不良，有时还会看到跷跷板状搏动（Seesaw），这就需要进行多间隙减压。硬膜损伤发生脑脊液漏出的情况时，要进行硬膜损伤部的缝合修复。并且即使无硬膜损伤，有研究认为，在硬膜囊搏动极弱的老年病例中，也要确认减压是否充分，这一点很重要。

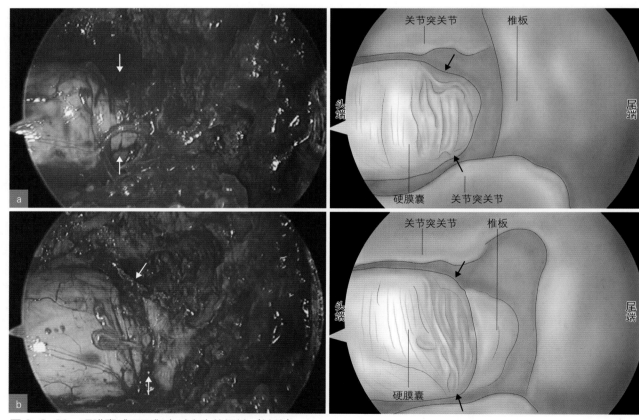

图2-2-20　硬膜囊减压不彻底时产生的褶皱（皱纹）

切除骨性组织时最安全的操作顺序是什么？

——骨切除出现困难时如何操作以及如何控制深度

山田　宏

◆骨性标志部位的显露

安全地对骨组织进行切除，必须做的是在该间隙充分显露头端、尾端椎板的骨性表面。入路间隙头端、尾端棘突根部和峡部、关节突关节的中枢及末梢端必须置于视野之内。如果疏忽了该步骤，对于局部解剖结构不熟悉，则既延长了手术时间，又容易造成医源性破坏峡部和关节突关节。

◆充分的操作空间

将圆筒形牵开器倾斜约 30° ，使头端椎板棘突根部占据监视器上的一半画面，以确保充分的视野。用高速手术磨钻，以棘突根部和椎板的峡部过渡部为中心进行骨切除，接着向内侧倾斜，从棘突根部到对侧椎板腹侧部进行骨切除。在头端椎板下缘的骨性结构中，最后削磨处是棘突根部，处于椎管背侧的中心。接着以同样方式对尾端椎板的棘突根部进行刨削。在对尾端椎板进行刨削时，骨性要素中最需要注意的是在棘突根部，突向椎管中央部的骨质的处理。要扩大骨切除的范围，最终使圆筒形牵开器不被上、下棘突所干涉，能够设置在椎管的旁正中位置。这样可以确保该神经减压部分能充分扩大切除骨质，如果以上不能充分显露工作区，则下一步喇叭形关节突关节的切除将无法进行。

◆椎管中央部的确认

彻底切除椎板间隙的炎症性肉芽和变性肥厚的黄韧带浅层，确认左、右深层黄韧带的中心连接部。随着软组织的切除，硬膜外的脂肪组织逐渐显露，其位置处于正中，表示椎管中央部位。如果该操作彻底完成，即可显露对侧的关节突关节和峡部，直至其骨性表面，则对侧减压变得极为容易。

◆椎管外侧缘的确认

要想防止关节突关节切除过度，最有效的方法是：第一步显露远端椎板峡部；第二步进行椎间孔入口部的刨削扩大；第三步确认上关节突的起始部和椎弓根。通过此操作，就可以显露到椎管外侧缘，基本上就不会过度地切除关节突关节。

◆减压最恰当的标准

为了安全切实地进行神经减压操作，要将骨性减压区延伸扩大到黄韧带附着部，即黄韧带起止点（Enthesis）的地方。这也是神经减压的外科手术的终端目标。因为狭窄是发生于关节区，在骨间区通常是不会产生的。关节突关节区与黄韧带共同有压迫作用，因此如果骨性减压不延伸到黄韧带附着的部位，则会成为减压不足和再狭窄的起因。

如果超出黄韧带末端进行骨性减压，则黄韧带的张力消失，因此硬膜囊和神经根的显露变得非常容易，基本上不会产生硬膜损伤和医源性神经损伤。如果在残留黄韧带附着部的状态下进行神经减压操作，用椎板咬骨钳时，必须将刀刃滑进黄韧带和神经组织狭窄的空间，对年轻医生来说，在技术上是一个难题，要求具有较高的手术技巧。现今出版的书籍中多数这样记载，在无黄韧带的部位并无任何保护神经的组织，因此在进行神经减压操作时，需要多加留意。这显然是一种错误的想法。在无黄韧带的部位，并不存在狭窄，有一定间隙，因此可以成为神经减压操作的安全地带。基于此缘故，笔者常常从一开始就将椎间孔入口部开放，在无狭窄症状的峡部，确认神经根之后，便向椎管内推进减压操作。对于重度狭窄的患者，且在硬膜囊和神经根与周围组织间的粘连严重，难以游离的情况下，从被峡部下的脂肪所覆盖的正常神经根部分沿着椎弓根开始显露出，则能够比较容易地游离粘连的疤痕。

硬膜囊彻底减压的指标是硬膜囊恢复搏动。黄韧带左右对称地掀起可观察到硬膜囊有规律地搏动，显示已达到充分的减压，如果看不到此种形态而呈现搏动不明显甚至呈翅膀样，则需探寻减压不完全的部位。在能够将黄韧带整块切除之前，要遵守必须观察到神经之后再切除，由此能切实减少发生并发症的风险。

常见问题解答（Q/A）25

在游离黄韧带时，如果椎板咬骨钳难以插入，应如何应对？

中川　幸洋

游离黄韧带与硬膜囊间时，椎板咬骨钳的刃口不能插入，可考虑以下原因：

（1）刀刃部插入的角度不良。

（2）椎板和黄韧带合并在一起过厚，以至于刀刃两叶无法啮合。

（3）没有足够宽的间隙可使咬骨钳的刃部插入（从前方受到突出髓核的压迫，或伴有狭窄、粘连）。

在用椎板咬骨钳切除骨或者黄韧带等时，必须遵守操作流程。确保用于插入刀刃的间隙留有

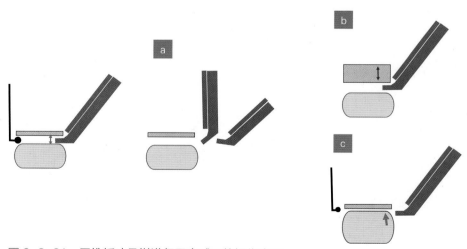

图 2-2-21　用椎板咬骨钳进行开窗减压的操作步骤
确保刀刃进入的间隙，操作中，避免将其他软组织嵌入其中。
a：因椎板咬骨钳带有不用的角度，选用角度适当的类型。或者改变圆筒形牵开器的倾斜角度，对刀刃的插入角度进行调整。
b：因要切除的组织太厚，可削薄后加以切除。
c：如果刀刃插入的间隙狭窄，操作前，要充分确认有无粘连，能否安全地插入刀刃。

充分的余裕，确认刀刃进入之后，在感觉充分确认无遮挡、无组织卷入等后进行切除操作。

以下列举应对上述（1）~（3）原因的对策。

（1）椎板咬骨钳的刀刃带有不同角度，除通常直形的椎板咬骨钳外，还有弯曲形椎板咬骨钳和Y形椎板咬骨钳，术者可选择最恰当的款式。并且椎板咬骨钳的插入角度不合适，也能导致不能进行有效的操作。同时需要调整圆筒形牵开器的角度（图 2-2-21a）。

（2）用气动手术磨钻等削薄椎板骨，直至达到椎板咬骨钳能啮合的厚度（图 2-2-21b）。

（3）在椎板咬骨钳的刀刃无法进入的狭窄间隙时，绝对不能强行插入刀刃。发生粘连时，用球头形探钩和神外显微游离器进行游离操作，只有在粘连被松解的情况下，才能将椎板咬骨钳的前端插入。如果椎板的骨质过硬，要先用金刚球磨钻将其削薄，直到达到一定厚度后，再插入刀刃的前端（图 2-2-21c）。在插入刀刃的前端时，并非将前端直接推入，而是从侧面滑动插入刀刃，避免在插入的刀刃部分啮入组织，这一点很重要（图 2-2-22）。

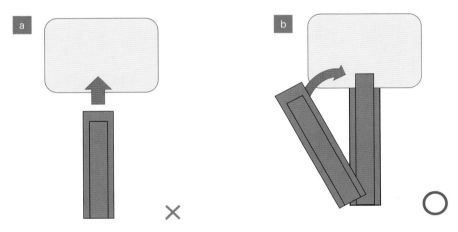

图 2-2-22　**刀刃的插入**

a：插入椎板咬骨钳时，如果将刀刃前端硬挤进去，有可能卷入组织。
b：为防止刀刃卷入组织，从侧面紧贴骨面将刀刃滑动插入间隙。

第3章

腰椎退行性滑脱症的内镜下手术

南出　晃人

　　腰椎退行性滑脱症是一种椎间盘膨隆、关节突关节退行性变、黄韧带变性肥厚和伴有脊柱失稳椎管狭窄并发症的疾病。其临床症状，以下肢间歇性跛行症状和腰痛为代表，保守治疗无法取得充分的疗效，在生活质量降低的情况下，可选择进行手术治疗，对于减压的方法有各种各样的意见，包括减压术并用固定法等，目前也未能得到一致的见解。

　　本文报道了在对某山村地区居民进行了 15 年的随访研究中，提出以下结果：腰椎滑脱症的发病率随着年龄的增长而有所增加，滑脱发展程度，随年龄增加而减小。同时，在日常诊疗中可见到的退行性滑脱症患者多属于 Meyerding Ⅱ 度，Ⅱ 度以上的滑脱病例未曾发现。据此我们认为，滑脱症在某个年龄段表现较为突出，过了这个时期，与退行性改变一起趋向稳定。因此人们提出，最好结合有症状的滑脱时期选择相应的治疗方法。

　　内镜下手术能够尽可能保存周围的软组织、韧带、骨骼和关节等，也可以说，这是一种尽可能不改变退行性滑脱自然经过的手术方法。研究者对腰椎退行性滑脱症患者中适用手术治疗的全部病例进行了内镜下减压术的前瞻性调查的 5 年以上临床效果报道，手术可在整体上阻滞脊柱不稳定性的发展，七成以上达到优秀或者良好，并且即使处在不稳定定义范畴内的病例，临床效果也保持了比较良好（改善率66％）的佳绩，其中一个原因就是未导致术后不稳定性增强。只是在症状改善率 25％ 以下的病例中，也存在若干年后需要追加再次手术固定的病例，事实上并非内镜下减压术能治疗所有的腰椎退行性滑脱症，但是有大量的病例仅需要减压术来治疗即可。

　　以下拟阐述对腰椎退行性滑脱症施行内镜下手术的操作步骤及其要点。

手术适应证

　　基于腰椎管狭窄的病因所表现出的临床症状，包括马尾型、神经根型及混合型中任何一种类型均可适应。有椎间不稳定，且以不稳定为主要临床症状的病例不适用。例如对于年龄比较小、活动度很高在做起立动作或者前后屈伸动作等动作时腰痛伴下肢痛的病例，在适应证的选择上需要慎重。

手术

　　将圆筒形牵开器插入椎板间隙上，设置完成后，必须通过 X 线透视的侧位图像确认手术定位和圆筒形牵开器的设置位置，这一点很重要。特别是在伴随退行性滑脱症的病例中，即使是设置圆筒形牵开器后，马上进行定位确认，在进行软组织游离等操作的期间，圆筒形牵开器也会被移位到邻近椎间。另外，对于滑脱程度大的病例，使圆筒形牵开器稍微向头端或尾端倾斜，常常会发生定位错误，必须采用 C- 臂 X 线透视的侧面图像来确认手术椎板间隙的水平。

　　在骨性开窗中，与对腰部椎管狭窄所用的减压操作一样，将气动手术磨钻从头端椎板下缘操作到关节突关节内侧，其次向尾端椎板上缘依次减压，同时进入侧、对侧也一起进行骨切除。骨切除的范围基本要求能到黄韧带附着到相邻椎板上的止点部为止，对于滑脱症，在头端椎板，需要超出黄韧带的附着部进行骨切除开窗。

在腰椎滑脱症患者中，呈现脊柱头端向前方滑脱并且下关节突从滑脱关节突关节中分离并向椎管内压迫，出现硬膜囊受压，神经根分支部被其侵入的下关节突和膨隆椎间盘夹在中间，有时与膨隆椎间盘的粘连十分明显。并且，神经根被其膨隆的椎间盘和上关节突、黄韧带的肥厚部所卡压。在头端，要对下关节突进行充分的骨切除，同时展开到超出黄韧带附着部的程度，直至外侧椎管（图 2-3-1a）。切除黄韧带后，确认硬膜囊和神经根。因可见神经根从神经根分支部就与椎间盘发生粘连，要自头端开始进行游离（图 2-3-1b）。沿着神经根，对肥厚的黄韧带、关节突关节囊部、增生的上关节突骨赘进行切除，松解至椎间孔入口部（图 2-3-1c）。继续对与周围相粘连的神经根进行游离，使神经根获得充分的活动性（图 2-3-1d）。

对侧也同样进行神经根的减压，预先充分地切除下关节突。对肥厚的黄韧带关节囊和增生的上关节突进行切除，直至椎间入口部（图 2-3-1e）。在神经根周围明显增生的静脉丛处用外科用止血片（Hemostasis sheet）、双极电凝等进行止血和凝固。要一边游离与周围的粘连，一边确认椎间孔入口部前的神经根（图 2-3-1f）。

脊柱前方滑脱，手术中应取过伸位的姿势，以纠正矢状面上前方的不平衡，与手术时相比，术后的体位更趋向伸展位。另外，在此过程中，有可能因滑脱症状进一步发展或因椎间盘的膨隆程度增强，而增加神经被下关节突和椎间盘膨隆所压迫的概率。作为再狭窄的预防措施，对头端预先充分地进行骨切除尤为重要（图 2-3-2），如上所述，骨切除范围必须充分，要超越膨隆椎间盘头端。要确认在手术区域不再受到其后方突出髓核的压迫（图 2-3-1g）。

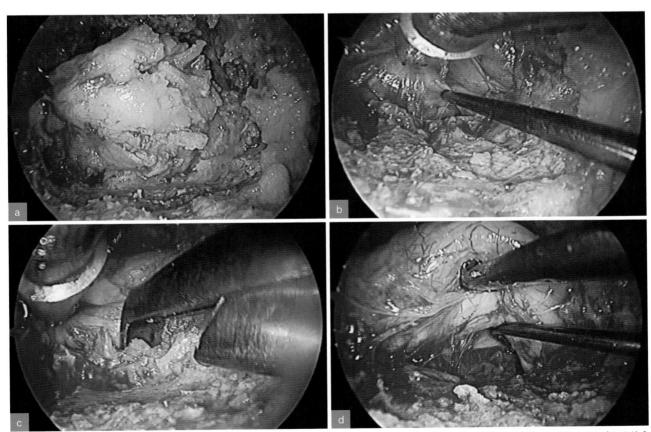

图 2-3-1 （a~d）腰椎退行性滑脱症的内镜下手术操作［左进入、左头端、右尾端、上对侧（右侧）、下进入侧（左侧）］
a：骨性减压结束后。
b：进入侧神经根的游离（骨性压迫残余）。
c：进入侧关节突关节内侧的切除。
d：进入侧神经根减压后。

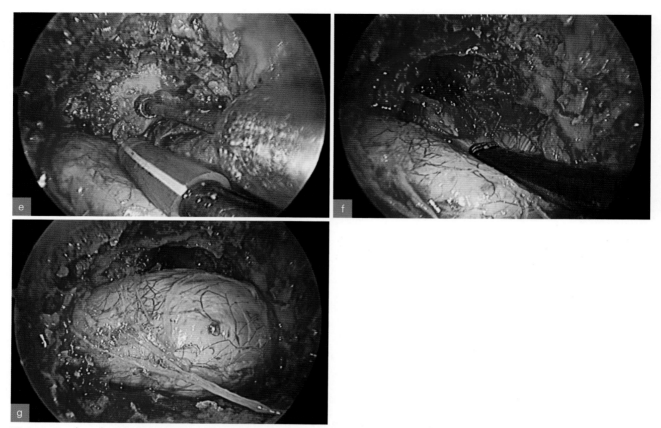

图 2-3-1 （e~g）腰椎退行性滑脱症的内镜下手术操作［左进入、左头端、右尾端、上对侧（右侧）、下进入侧（左侧）］
e：对侧关节突关节内侧的切除。
f：对侧神经根减压的确认。
g：硬膜囊减压的确认。

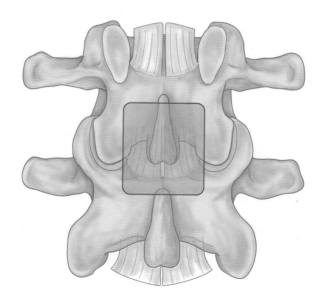

图 2-3-2　腰椎退行性滑脱症的部分椎板切除范围

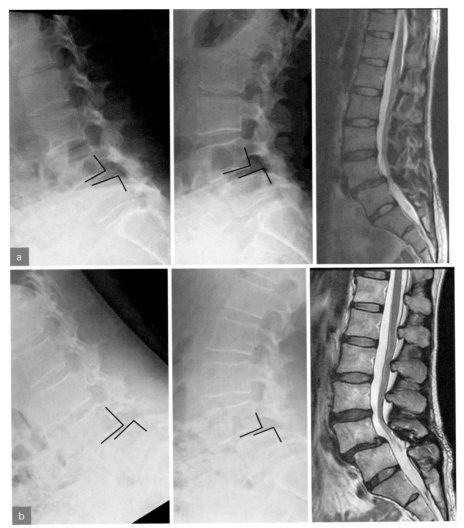

图 2-3-3　**典型病例（58 岁，女性）**
a：术前，（左）前屈时，发现滑脱症状加重，椎间隙的后方张开。（中）后伸时。（右）MRI 上
矢状面图显示 L4/5 间隙狭窄。
b：术后，（左、中）前后伸时，有滑脱，不稳定性的程度无变化。（右）MRI 中，L4/5 间隙获得
充分的减压。
最后为了预防血肿的发生，各椎间隙留置负压引流管后闭合创面。

典型病例

　患者 58 岁，女性。

　主诉：腰痛伴下肢痛。间歇性跛行 100 m，腰痛 VAS（Visual Analogue Scale）63 mm，术前 JOA 评分 15 点。术前单纯 X 线影像显示为滑脱症进行期，侧位滑脱比例为 26%，MRI 图像上发现 L4/5 中心有椎管狭窄（图 2-3-3a）。因此，对 L4/5 间隙进行内镜下减压术，术后 4 年的随访，维持 JOA 评分 26 点，JOA 改善率 78.6%，腰痛 VAS 8 mm。从单纯 X 线影像中证实：椎间高度减少趋于稳定状态，另外 MRI 图像中发现椎管狭窄无进一步发展（图 2-3-3b）。

✎ **参考文献**

[1] 南出晃人，他. 腰部脊柱管狭窄症の手術の長期成績——腰椎変性すべり症に対する除圧術・固定併用術の検討 [J]. 脊椎脊髄，2011，24：953-959.
[2] Minamide A, et al. Clinical outcomes after microendoscopic laminotomy for lumbar spinal stenosis: a 5-year follow-up study[J]. Eur Spine J，2015，24：396-403.

第 4 章

各种病情的内镜下减压术

一、 伴有退行性脊柱侧弯情况下的减压术 　　南出　晃人

随着超高龄社会的到来，以年龄增加退行性变为基础的脊柱患病人数也在增加，其中退行性脊柱侧弯症（Degenerative Lumbar Scoliosis：DLS）的患病人数越来越多。其病情大致分成两大类：①以脊柱的平衡不良引起的腰背部痛及消化系统症状等为中心。②以椎管狭窄所引起的腰痛伴下肢痛、间歇性跛行等为中心。

手术方法应根据病情加以选择：①脊柱的平衡不良引起疾病的情况下，需要实施用于矫正脊柱平衡的脊柱固定术。②伴随椎管狭窄产生的以脊神经症状为中心的情况下，可选择减压术，减压合并短节段融合等。因此，对于退行性脊柱侧弯症（DLS），病情的把握和诊断十分重要，对于有无椎间孔部和椎间孔外狭窄的并发症，需要采用包括三维 MRI 和选择性神经根造影等在内的影像学诊断、电生理学的诊断等手段进行术前综合性评估。

本章节根据对伴随退行性脊柱侧弯症（DLS）的腰椎管狭窄症施行内镜下减压术的临床疗效，阐述其适应证。

临床成绩

在对腰椎管狭窄症施行内镜下减压术的病例中，科布（Cobb）氏角 10° 以上的退行性脊柱侧弯症患者（DLS）术后随访 1 年以上调查结果表明，平均 2.5 年的时间内，该组病例中侧弯未进一步发展，临床效果令人满意（JOA 改善率约 50%），马尾型、神经根型和混合型中任何一种病情的临床结果均未发现差别。日本骨科学会腰痛评估问卷调查（JOA BPEQ）的结果显示，各项目的的有效率达到 50% 以上，腰痛也得到改善。按有无椎间孔部狭窄并发症、JOA 的改善率有无差别（有差别 45.9%，无差别 48.0%）进行分类。

但是，在椎间孔部狭窄并发症的案例中，有效果不良的病例，女性，术前科布（Cobb）氏角 >20°，术后出现科布（Cobb）氏角 >5° 的增加是其不良因素。同时，JOA 的改善率中，术前科布（Cobb）氏角 30° 以上的患者，对术前骨盆入射角 PI（pelvicincidence）- 腰椎前凸 LL（lumbarlordosis）的不适配超过正常范围也起了干预作用。

手术适应证

退行性脊柱侧弯症（DLS）合并以脊神经损碍为中心的腰椎管狭窄症中，马尾型、神经根型、混合型均可适应。从患者的术后评估来看，临床效果也比较好。在椎管狭窄病例中，不论有无退行性脊柱侧弯症（DLS）均可适应，但是对于科布（Cobb）氏角 30° 以上的严重退行性脊柱侧弯症（DLS），PI-LL 不适配（PI-LL>30° 以上）的病例，考虑到是由于脊柱平衡不良引起腰背部疼痛等症状，不适应行内镜下减

压手术。在退行性脊柱侧弯病例中最多的问题是椎管内和椎间孔部狭窄的病例作为适应证，手术时，需要从椎管内和椎间孔外两个方向分别进行内镜下减压（参照以下的病例提示）。科布（Cobb）氏角30°以上高度退行性脊柱侧弯症（DLS）的椎间孔部狭窄病例中，术后侧弯的发展，对比较年轻（60多岁）的女性，其适应证需要慎重考虑。

病例提示：腰椎管内狭窄合并椎间孔狭窄症

患者73岁，男性。腰椎侧弯科布（Cobb）氏角退变性侧弯23°（图2-4-1）。

主诉：以右侧为主的下肢痛，MRI影像上，L3/4、L4/5间隙椎管内狭窄（图2-4-2a、b），L4神经根被向头端挤压到右侧L4/5水平的椎间孔内（图2-4-2c）。手术是分别从内、外施行了内镜下减压术。L3/4椎管内减压的手术入路是从左侧进入的，椎间孔部狭窄的手术入路则是从患者的右侧进入的（图2-4-3）。术后侧弯症状未见加重，CT提示L3/4椎管内已经减压，L4/5进入侧的关节突关节得到充分保留（图2-4-4）。

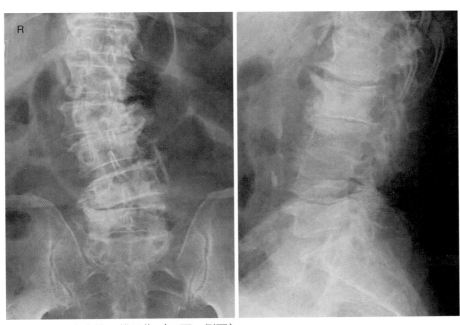

图2-4-1　患者的X线图像（正面、侧面）

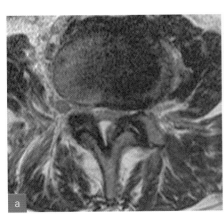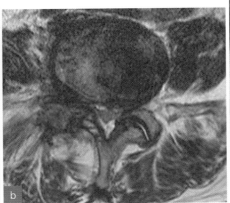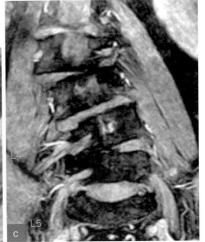

图2-4-2　患者的MRI（磁共振成像）图像
a：L3/4横断面。**b**：L4/5横断面。**c**：3D-MRI。

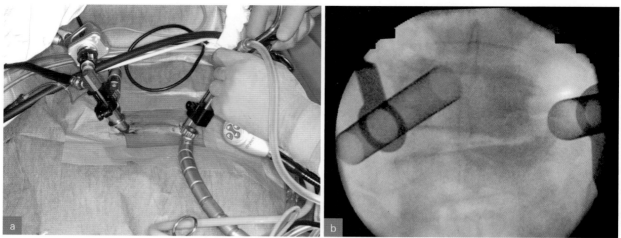

图 2-4-3　串列（Tandem）手术入路

a：L3/4 椎管左侧进入，和 L4/5 椎间孔狭窄时右侧入路的圆筒形牵开器的设置位置。

b：单纯 X 线正位像中对圆筒形牵开器的设置位置进行确认。

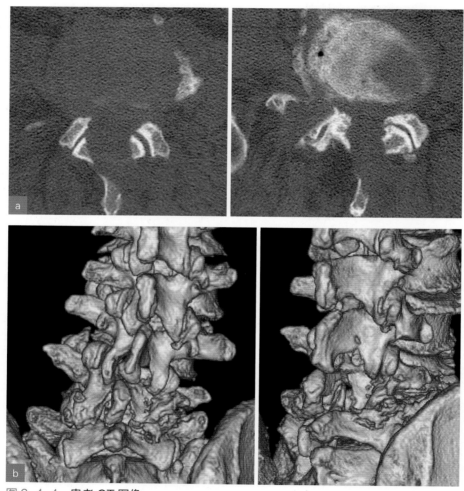

图 2-4-4　患者 CT 图像

a：术后 CT（L3/4、L4/5 横截面图）。**b**：术后 3D-CT。

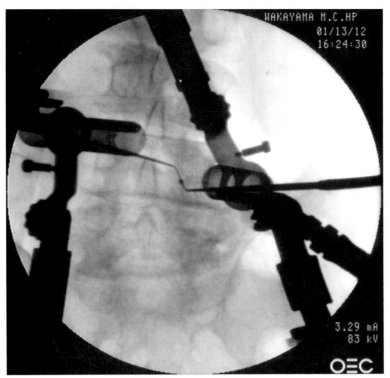

图 2-4-5　患者术中 X 线正面图像
从椎管内和椎间孔外侧部分别插入球头形探钩在椎间孔部相交的影像。

> **手术操作**

　　腰椎管内狭窄的减压操作，要按标准的腰部椎管狭窄的手术技术和流程进行。合并有椎间孔部狭窄的退行性脊柱侧弯症（DLS）的病例，分别从两个入路：①从椎管内；②从椎间孔外，施行内镜下减压。

　　椎间孔部狭窄主要发生在脊柱侧弯的凹侧，这是因为上关节突往头端挤压。

　　通过手术切除上关节尖端，扩大了椎间孔。①利用椎管内入路的减压操作，是从出现症状的对侧进入，利用斜视镜的特性，显示椎间孔入口部，对上关节尖端进行切除和减压。通过从对侧进入能保留关节突关节。②从椎间孔外进入的减压，需要切除上关节突增生的尖端部，从而解除骨赘向头端挤压神经根产生的狭窄部卡压，这是解除椎间孔内狭窄不得不进行的操作，上关节突部分切除，甚至其相对应椎弓根部的磨除，这两个部分的切除和磨除可以使神经根得到充分的减压。在椎间孔部减压后，将球头形探钩自外侧插入椎管侧内，确认减压是否充分。如果从椎间孔外的减压很充分，则在椎管内两种入路的球头形探钩可以交叉相会，提示椎间孔被扩大（图 2-4-5）。

✎ **参考文献**

[1] 山田　宏，他. 脊髓神経根の 3 次元 MRI[J]. 脊椎脊髄，2008，21：115-121.

[2] 安藤宗治，他. 感覚神経活動電位を用いた腰椎椎間孔部狭窄の診断 [J]. 整・災外，2008，51：299-307.

[3] 岩﨑　博，他. 腰椎椎間孔部狭窄の電気診断 [J]. 脊椎脊髄，2010，23：521-526.

[4] Minamide A, et al. Minimally invasive decompression surgery for lumbar spinal stenosis with degenerative scoliosis: predictive factors of radiographic and clinical outcomes[J]. J Orthop Sci, 2017（in press）.

二、 腰椎滑脱的内镜下减压术

南出　晃人

腰椎滑脱的手术可大致分成 3 种类型：①峡部裂修复术。②椎体间固定术。③滑脱部减压术。首先，分离修复术是一种针对椎弓根断裂部的假关节进行骨移植，使峡部裂骨得到愈合的手术。适用于比较年轻的患者，因为脊柱分离滑脱而造成的腰痛、椎间盘变性和滑脱症呈现轻度的症状。椎体间固定术则适用于伴随滑脱症状、有椎间不稳定性的患者。本章节对在内镜下进行滑脱部减压术的操作进行介绍。

手术适应证

腰椎滑脱的手术适应证主要是神经根存在损害，其病情分为 3 种类型：①椎管内狭窄导致的神经障碍。②分离滑脱部和椎间孔内狭窄导致的障碍。③椎间孔外狭窄导致的障碍。

采用三维 MRI、选择性神经根造影等影像诊断、电生理学诊断等进行综合性术前评估，这尤为重要。

可以说，滑脱部减压术最适用于因为分离部骨赘的不规则边缘导致的神经根功能障碍、椎间孔部狭窄和椎间孔外狭窄的情况，在上述术前评估的基础上也可进行减压术。但是，如果滑脱症、椎间高度不稳定性、活动性高的情况下，最好采用椎体间融合固定术。

手术操作

距后正中线外侧 1.5 cm ，以该椎板间隙的头端椎板下缘为中心，皮肤切口大小是使圆筒形牵开器能轻松插入为度。其次，在设置圆筒形牵开器时，腰背筋膜切开长度要比皮肤切口稍大些。将食指插入，沿肌肉纤维方向扩张多裂肌间隙，用食指尖探寻手术椎板间隙。其后，依次插入扩张器，最终将圆筒形牵开器设置到要减压的分离部近端椎板间隙（图 2-4-6a）。通过 C- 臂 X 线透视机的正面图像确认圆筒形牵开器已正确设置在手术椎板间隙中。

在确保术野后，首先松解游离覆盖在分离部的疤痕组织。然后，用高速气动手术磨钻对分离间隙头端椎板进行削磨开窗。包括关节突关节内缘松解一并施行开窗术（图 2-4-6b）。接着，用高速气动手术磨钻在分离部疤痕上刨削成槽沟状，以扩大分离部（图 2-4-6c），同时切除不规则增生的骨赘。从椎管内切除黄韧带的一部分，显示硬膜囊，确认神经根（图 2-4-7a）。并且也切除周围的纤维软骨组织，沿着神经根向尾端扩大减压（图 2-4-7b）。特别注意是残存下来的不规则骨赘及硬化骨等，如果在用椎板

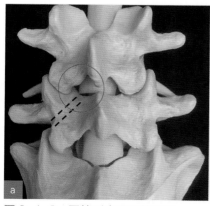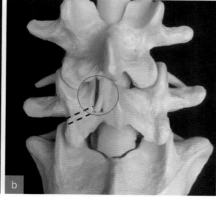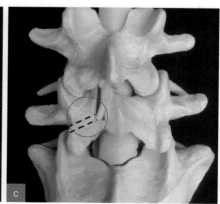

图 2-4-6　圆筒形牵开器的设置
a：将圆筒形牵开器设置在峡部裂头端椎板间隙。
b：椎板间隙的开窗。
c：确认神经根，对分离部进行减压。

咬骨钳难以清除的情况下，要用气动手术磨钻进行追加切除（图 2-4-7c）。此外，在开窗周围的纤维软骨组织也需加以清除，直至椎间孔出口部。确认神经根的可移动性（图 2-4-7d），如果伴有椎体滑脱，有时难以消除神经根的紧张状态，可用气动手术磨钻或者椎板咬骨钳来切除椎弓根的一部分。进行切除椎弓根一部分的操作时，如果使用气动手术磨钻，需用神外显微游离器等保护神经根。通过这些操作，使被卡压而横行的神经根走向得到改善（图 2-4-7e），神经根得到了松解。

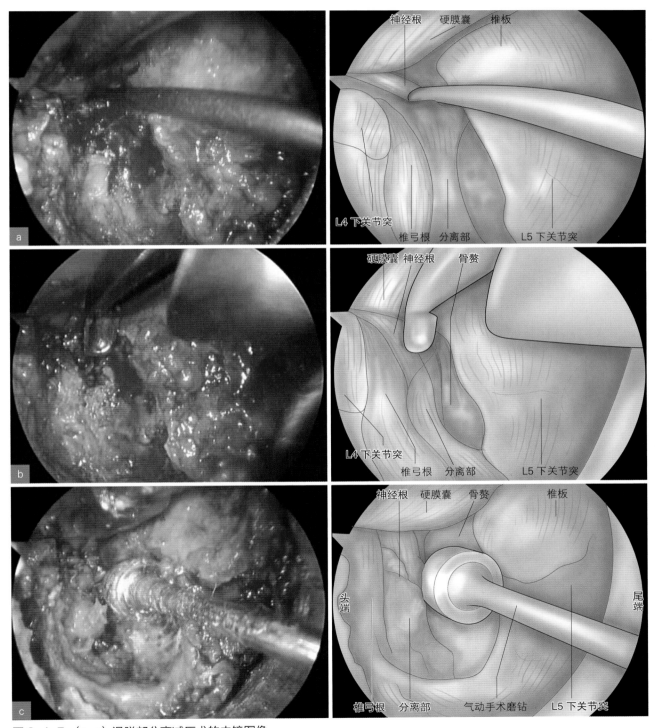

图 2-4-7 （a~c）滑脱部分离减压术的内镜图像

a：神经根的确认。
b：末梢侧（分离部）使用椎板咬骨钳减压的情形。
c：用气动手术磨钻进行滑脱部减压。

　　滑脱伴随有椎间孔外狭窄并发症的病例中，需采用另一切口，来进行椎间孔扩大术。手术操作同腰椎椎管狭窄的椎间孔部狭窄一样。在滑脱分离的病例中，腰神经根多数是被膨隆的椎间盘和骨赘所挤压的。变性肥厚的椎间盘和骨赘应尽可能加以切除减压，使神经根松弛可被移动。并且沿着神经根逆行地向椎管内游离，发现纤维性软骨组织块后，加以分离并切除（图 2-4-7f），这样有助于从椎管内进行滑脱部减压。

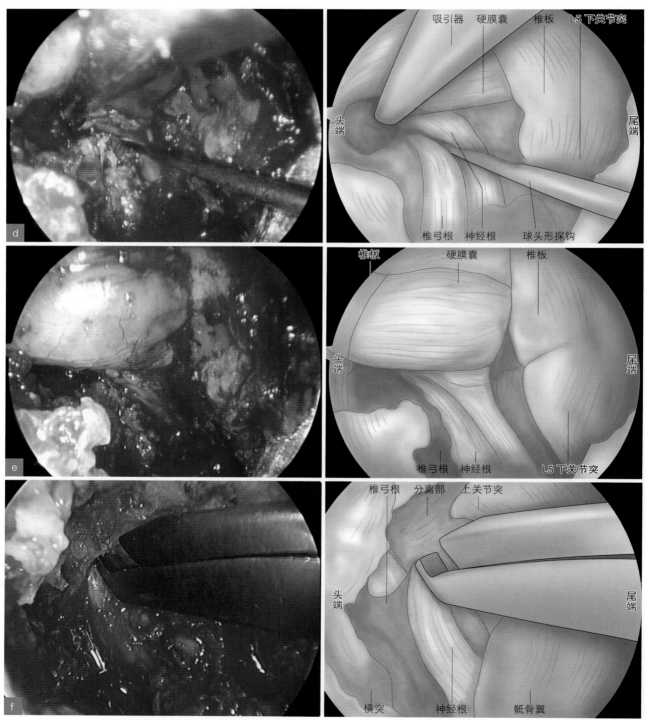

图 2-4-7 （d~f）滑脱部分离减压术的内镜图像

d：边减压边确认神经根的活动性。

e：减压后活动性的确认。

f：从椎间孔外实施逆行性减压。

最后为了预防血肿的发生，留置负压引流管后闭合创面。引流管留置 2 天。自次日起，准许患者在着简易肢体柔性束腹的支具情况下步行，如果引流管留置中，则将步行距离控制在最小限度。

患者 59 岁，男性。

主诉：左下肢外侧痛，诊断为第 5 腰椎峡部裂滑脱，在左侧内镜下施行了腰椎滑脱部减压术。据腰痛疾病治疗效果判断基准（JOA），术前 14/29 点，术后改善为 29/29 点。术后 4 年腰痛复发，右下肢外侧痛，对右侧第 5 腰椎分离部施行了内镜下腰椎滑脱部减压术（图 2-4-8a）。术后的 CT 显示，骨赘已被切除（图 2-4-8b）。其后，腰部及下肢痛得到改善，JOA 从 18/29 点改善为 28/29 点。随访结果从初次手术经过了 7 年，第 5 腰椎滑脱得以维持，未出现滑脱加重征象（图 2-4-8c）。

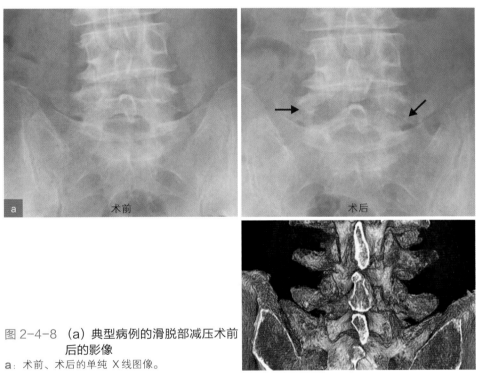

图 2-4-8　（a）典型病例的滑脱部减压术前
　　　　　　后的影像
a：术前、术后的单纯 X 线图像。

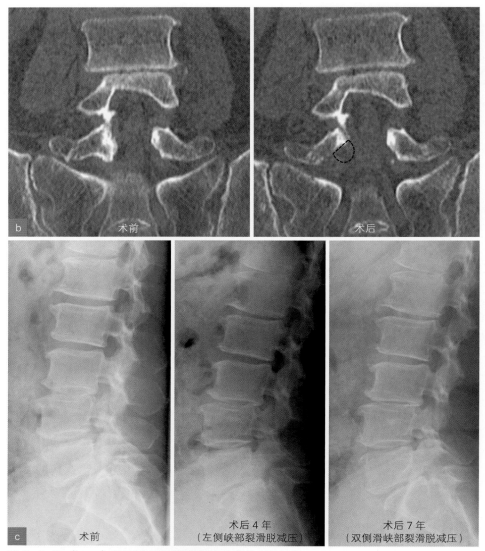

图 2-4-8 （b、c）典型病例的滑脱部减压术前后的影像
b：术前、术后的 CT 影像。术后，骨赘（左）被切除（右）。
c：术后长期随访并未发现滑脱症状的加重。

26 如何选择退行性脊柱侧弯症的手术进入侧？

麻殖生和博

　　最初的时候，退行性脊柱侧弯症中的内镜下手术适应范围仅仅是通过减压使患者的症状得到改善。对于伴有不稳定性的退行性脊柱侧弯症，采用内镜下手术治疗被认为是不可能的。希望读者把这一原则铭记在心上。

　　一般来说，内镜下手术中，术者采用从症状重的单侧进入的单侧入路。然而，对腰椎退行性脊柱侧弯症的内镜下手术是单侧进入双侧减压术，其进入侧是侧弯的凸侧还是凹侧，怎么决定为好？作为腰椎退行性脊柱侧弯症的病因：单侧椎间盘变性引起椎间盘楔形变，同时左右非对称的关节突关节变性以及背肌力量不均衡等多因素导致椎体前方以及侧面滑脱症，伴随椎体旋转而产生关节突关节亚脱位，由此导致马尾型或者神经根障碍。

　　在腰椎退行性脊柱侧弯症中，如果从凸侧进入，椎板间隙已被拉开，圆筒形牵开器的设置自由度也高，手术操作比较容易，进入侧不必说，对侧的减压也没任何问题（图2-4-9）。但是如果是从凹侧进入，因与单纯的腰椎椎管狭窄相比，棘突存在一定的倾斜，圆筒形牵开器的设置受到限制，于是进入侧关节突关节的骨切除量有增多的倾向。并且，为了使对侧的减压也获得充分的视野，有时必须加量刨削棘突根部，一般认为，从这个角度方面选择凹侧手术其困难程度较高（图2-4-10）。

　　反过来，如果从病因和症状的角度来讨论进入侧，则可认定凹侧的神经根卡压是由于头端椎体的椎弓根下降引起尾端椎体上关节突之间的狭窄等。同时，凸侧的神经根损伤是由于头端椎体向凹侧的滑行及旋转，下关节突在内侧前方发生半脱位而造成狭窄，或者由于向单侧滑动椎弓根扭转畸形引起尾端神经根损害。在此情况下，如果从凹侧进入，在进入侧的减压中，常常过度地刨削了下关节突，存在着下关节突骨折的危险性。并且在对侧的减压中，圆筒形牵开器倾斜度的调整比较困难，要想取得良好的视野，必须充分地进行棘突根部的刨削，有棘突骨折的危险性。但是，如果是凸侧进入，进入侧的减压与通常的减压大体上相同，至于对侧的减压，有时更容

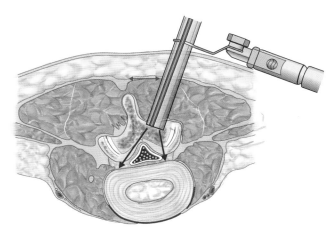

图2-4-9　凸侧入路
在凸侧方入路，与棘突根部的距离较大，圆筒形牵开器设置的自由度也高，不管是在进入侧还是对侧，都能安全地进行减压。

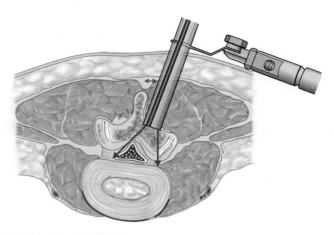

图 2-4-10　凹侧入路

从凹侧进入，圆筒形牵开器的放置自由度受到限制，存在进入侧下
关节突的骨切除量增多的倾向。并且在对侧的减压中，为了取得充
分的视野，必须刨削较多的棘突根部。

易。对于马尾障碍，在进行彻底的减压操作后，从凸侧进入可无任何问题。

　　然而，在早期脊柱内镜下手术中，对于退行性脊柱侧弯症的手术，大都是从有症状侧进入，
也有凹侧进入的病例，但是临床效果并不是特别差，这是因为在凹侧进入中，虽然凹侧关节突关
节的骨切除量较多，然而因为对侧即凸侧关节突关节能够被充分地保留下来，同时也与椎间盘变
性程度有关系，也可以忽略会发生侧方滑脱增强的问题。

　　在凹侧进入中，有可能发生下关节突骨折和椎体旋转畸形增强等。根据上述分析，腰椎退行
性脊柱侧弯症的单侧进入内镜下手术的入路最好选择在凸侧进行。

参考文献

[1]　麻殖生和博，他. 腰椎変性側彎症に対する内視鏡下除圧術と従来法の検討 [J]. 整・災外，2008，51：53-58.

[2]　麻殖生和博，他. 腰椎変性側彎症に対する内視鏡下除圧術 [J]. 整・災外，2011，54：139-144.

[3]　石原裕和，他. 腰椎変性側彎症における神経根障害の特徴と脊柱管拡大術の臨床成績 [J]. 整形外科，2006，57：1433-1438.

[4]　石本勝彦，他. 変性側弯の有無による腰部脊柱管狭窄症に病態および治療成績の比較検討 [J]. 臨整外，1998，33：27-34.

[5]　麻殖生和博，他. 腰椎変性側彎症に対する内視鏡下片側進入両側除圧術における進入側の検討 [J]. 中部整災誌，2008，51：15-16.

退行性脊柱侧弯症伴有手术效果不良的病例

南出 晃人

　　腰椎退行性脊柱侧弯（DLS）伴有以神经障碍为中心的腰椎管狭窄症（LSS）的患者在内镜下减压术（MEL）的临床效果调查中的结果显示，从立足于患者角度出发的评价是有比较良好的效果，无论在马尾型、神经根型或者混合型的病例中，临床效果都较好。伴有椎间孔部狭窄并发症的患者中，女性，术前科布（Cobb）氏角 >20° 的基础上、术后科布（Cobb）氏角 >5° 的进展患者参与的临床效果评估中，研究者发现高度退行性脊柱侧弯症（DLS）患者中，术后侧弯发展和 PI-LL 不适配对手术效果的不良存在相关影响。

■病例：78 岁，女性，主诉：右下肢痛

　　从 3~4 年前开始，步行时，右下肢有痛感，经过保守治疗无改善，步行距离逐渐缩短而就诊，影像学检查显示，存在向左凸的退行性脊柱侧弯（科布（Cobb）40°）（图 2-4-11）、L4/5 右侧椎间孔部合并椎间盘膨隆狭窄（图 2-4-12）。同时，矢状参量（Sagittal Parameter）为 PI 73°、LL -3.8°、PT 56°。手术选择在 L4/5 右侧行内镜下腰椎椎间孔扩大术。术后约 1 年时间，右下肢疼痛症状减轻，但患者逐渐出现腰背部痛增强，以致步行困难。术后 2 年时的影像显示，右凸侧弯症状有所发展 [科布（Cobb）64°]，前方呈现不稳定，SVA（Sagittal Vertical Axis）为 250 mm（图 2-4-13）。JOA 点数（score）术前 10/29 点，最后调查时为 15/29 点，改善率仅为 26.3%。

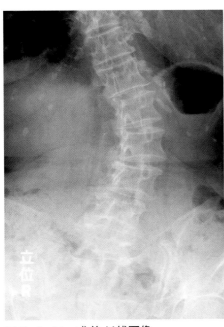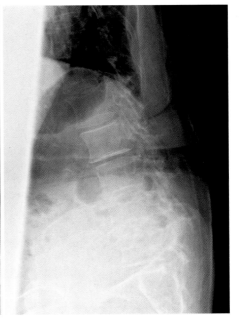

图 2-4-11　术前 X 线图像
左凸的退行性脊柱侧弯 [科布（Cobb）40°]。

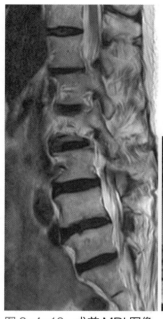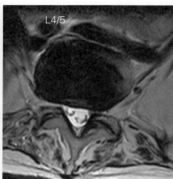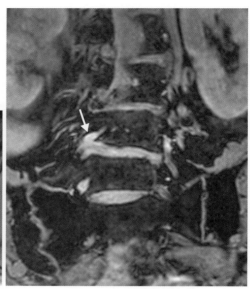

图 2-4-12　术前 MRI 图像
L4/5 右侧椎间孔部椎间盘膨隆神经根受压。

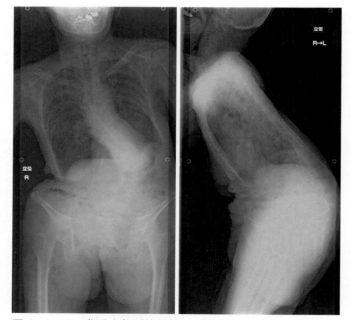

图 2-4-13　术后 2 年时的单纯 X 线图像
右凸侧弯症状进展 [科布（Cobb）64°]，SVA 250 mm，脊柱矢状位
不稳定。

第5章

囊肿性病变的内镜下手术

野村　和教

1 关节突关节囊肿（Facet Cyst）

关节突关节附近的椎管内病变中，从组织学上划分为 2 种类型：将囊肿壁内有滑膜内层组织（Synovial Lining Membrane）者称为滑膜囊肿（Synovial Cyst），没有的称为腱鞘囊肿（Ganglion Cyst）。但是，现在将两者合起来统称为关节突关节囊肿。因为它是关节突关节发生退行性变化的结果，通常老年患者居多，但是在腰椎减压手术（内镜下椎板切除术，Microendoscopic Laminectomy：MEL）后也会发生。

MRI 显示囊肿内 T1 加权像为低信号至等信号，T2 加权像为高信号，囊肿包膜 T2 加权像为低信号。作为发生退变主体的关节突关节通常显示出骨关节炎变化，例如关节间隙增大和关节水肿（图 2-5-1）。

■ 内镜下手术的注意事项

通常将出现关节突关节囊肿的一侧作为进入侧，但是对于大大超过中心线的关节突关节囊肿，如果在病变对侧进入，确认囊肿和硬膜囊的边界进行游离，操作上会更容易些。

即使是初次手术，因与囊肿和硬膜的粘连很严重，为避免损伤硬膜，有时会将与硬膜粘连的部分囊壁残留下来，首先进行硬膜囊和神经根的减压。在关节突关节囊肿复发而进行再次手术的情况下，必须确认初次手术的疤痕和存在复发的囊肿之后，进一步将两者进行分离是非常困难的，这是难度较高的手术（图 2-5-2）。

为了预防术后复发，在骨切除时要削磨成喇叭形，并充分保存关节突关节。采用双极电凝对关节滑膜进行彻底烧灼后摘除。

关节突关节囊肿的内镜下摘除术的难度很高，因此要求医师是在椎间盘髓核突出和椎管狭窄等手术中积累充分的经验后再执刀此手术。

2 椎间盘囊肿（Discal Cyst）

关于椎间盘囊肿的发生机制目前不明之处甚多。有些学者认为，它是由椎间盘纤维环的后方裂缝导致硬膜外膜（Peridural Membrane）分离，此时发生的血肿形成包囊而产生。也有学者认为，它是随着椎间盘变性在椎管内髓核突出，逸出的椎间盘髓核被吸收和由炎症引起的反应性形成的膜所包覆，从而形成了囊肿。

MRI 上，在尾端椎体后面形成圆形的肿瘤图像。囊肿的灰度 T1 加权像为低信号至等信号，T2 加权像为高信号，在囊肿周围，多数可看到钆（Gd）造影剂的造影效果。椎间盘本身的变性是轻度的。施行椎间盘造影，如果明确椎间盘和囊肿之间存在交通，诊断就确定了（图 2-5-3）。

■ 内镜下手术的注意事项

囊肿处在椎体后面要比椎间盘更靠近尾端而且下垂。因此，与通常的 MED 手术相比，须更向尾端和外侧扩大开窗。虽然囊肿壁与神经根或硬膜的粘连比较少见，但是大多数可看到囊肿表面和其周围出现静脉充盈。囊肿本身呈暗红色且柔软。与椎体的粘连程度高，游离时，期望能作为整块一体完整摘除通常是很困难的。用卡特兰针穿刺囊肿壁，然后用神外显微游离器进一步扩大针孔减压。囊肿的内容物为

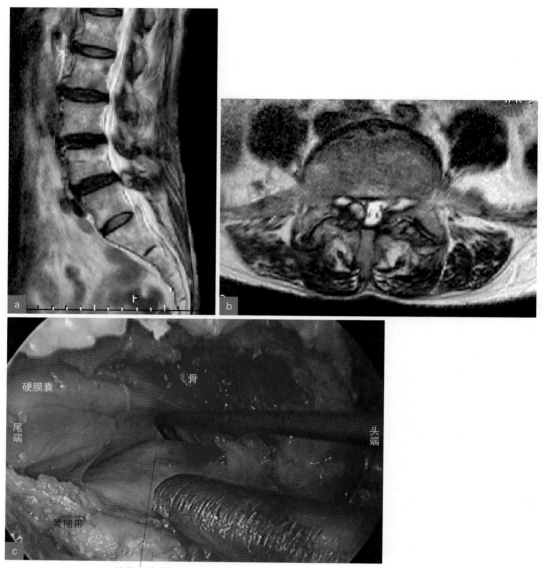

图 2-5-1　关节突关节囊肿
患者 77 岁，女性，L4/5 右侧的关节突关节囊肿，用右侧入路游离了囊肿和硬膜的粘连并予以摘除。
a：MRI T2 加权矢状位图。
b：MRI T2 加权水平位图。
c：手术中照片。

血性至浆液性的液体，有时还包含少量髓核的残骸。如果切开囊肿壁，出血会增多，因此为能够充分地实施止血，应该预先做好准备。应尽可能摘除囊肿壁，但并不一定要全部摘除。如果能确认椎间盘后方的交通孔，则可以确认是否残留了应摘除的突出髓核。只有充分地对神经根进行减压，摘除了囊肿病灶，才能降低复发的危险率。

一旦切开囊肿壁，切口附近的出血量会比较多，止血成为手术重点。

3 黄韧带囊肿 (Ligamentum Flavum Cyst)

在黄韧带部出现的囊性病变相对于关节突关节囊肿占多数。黄韧带囊肿往往是由于黄韧带本身退变所致。仅仅是少数，黄韧带囊肿多为脊柱退行性变化或者在椎体间存在不稳定基础上，出血、坏死纤维化、异位钙化等导致黄韧带变性造成的。此外人们至今对于黄韧带囊肿这个病变的归类仍旧有不同看法，

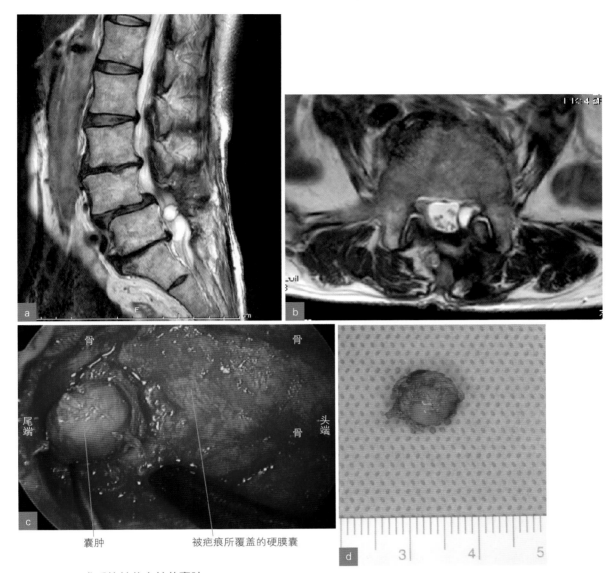

囊肿　　　　　　被疤痕所覆盖的硬膜囊

图 2-5-2　术后的关节突关节囊肿
患者 63 岁，女性。初次手术是左侧入路 L4/5 MEL，3 个月后出现左下肢痛。显示为 L4/5 左侧术后关节突关节囊肿，采用左侧入路进行了囊肿摘除。
a：MRI T2 加权矢状位图。
b：MRI T2 加权水平截面图。
c：手术中照片。
d：摘除标本。

与椎间关节囊肿的明确鉴别还是存在着很大的困难。

　　MRI 中显示，黄韧带为 T1 加权像呈低信号至等信号，T2 加权像呈高信号的圆形囊肿。一般认为，黄韧带囊肿是由于椎间不稳定引起黄韧带的变性，在该节段的关节突关节上有时也能看到关节的间隙增大和出现关节水肿的症状，但是这也是关节突关节囊肿中常常能观察清楚的改变，仅从 MRI 所见还不能对两者加以鉴别（图 2-5-4）。

■ 内镜下手术的注意事项

　　囊肿是处在黄韧带浅层和深层之间的占位，几乎不存在硬膜和黄韧带之间的粘连，但是一旦囊肿贯通黄韧带深层而到达硬膜外腔时，囊肿和硬膜的粘连就可能明显增强。在切除椎板后，从硬膜侧游离黄韧带，确认该粘连是否存在时，不得不将黄韧带向上抬起。如果用强力牵拉黄韧带，则会带来硬膜的损伤；如果行锐性分离时牵拉黄韧带用力过大，则会造成硬膜囊损伤，因此，在囊肿和硬膜高度粘连时，

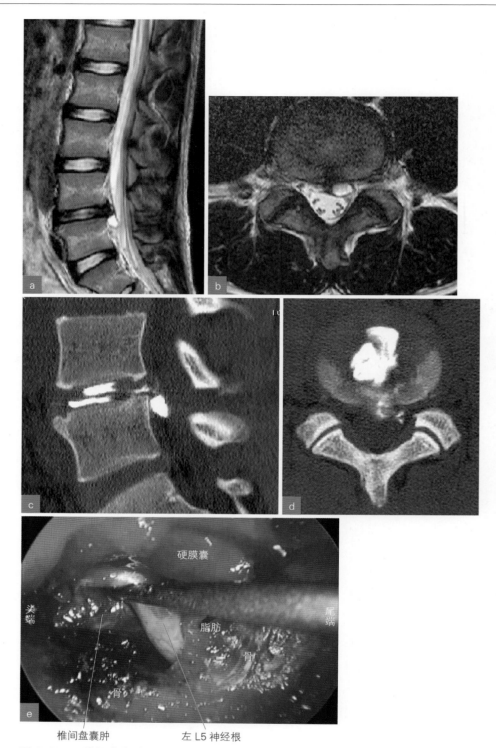

图 2-5-3　椎间盘囊肿

患者 17 岁，男性。在高中棒球队担当接球手。主诉：左下肢痛，坐位困难。L4/5 间隙水平左侧的
椎间盘囊肿，采用左侧进入进行了囊肿摘除。

a：MRI T2 加权矢状位像。
b：MRI T2 加权水平位像。
c：椎间盘造影后 CT 矢状位像。
d：椎间盘造影后 CT 水平位像。
e：手术中照片。

切开椎间盘囊肿时，从囊胞里流出少量红色浆液性液体，同时神经根紧张状态得以缓解，但是出
血非常活跃（手术中出血量 165 mL）。

应用剪刀切除粘连部囊壁。

　　黄韧带囊肿的手术实际上就是以分离粘连为中心的手术，因此最好在充分积累内镜下手术经验后再

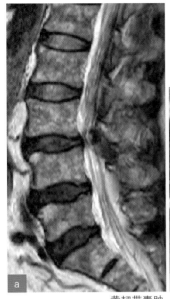
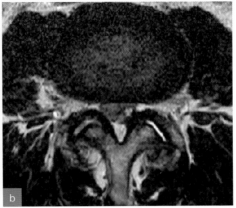

黄韧带囊肿
黄韧带囊肿

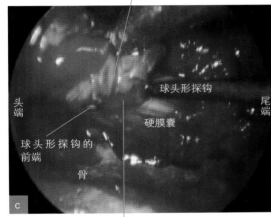

球头形探钩
硬膜囊
头端
尾端
球头形探钩的
前端
骨
c

囊肿与硬膜囊粘连

黄韧带囊肿
骨
头端
负压吸引器
尾端
硬膜囊
d

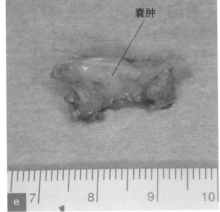

囊肿

图 2-5-4　**黄韧带囊肿**
患者 57 岁，男性。位于 L3/4 硬膜囊的左侧背侧的黄韧带囊肿，左侧入路施行囊肿摘除术。
a：MRI T2 加权矢状位图。
b：MRI T2 加权水平截面图。
c、d：手术中照片。囊肿和硬膜的粘连程度很严重，用医用剪刀游离粘连。囊肿与关节突关节无连续性，囊肿的内容物是少量的血性液体。
e：摘除标本。可看到组织学上装有黏液样物质的小囊胞构造的黄韧带变性。

执刀进行手术。

📎 **参考文献**

[1] 高橋敏行, 他. 脊髄囊胞性疾患に対する外科治療：椎間関節囊腫 [J]. 脊椎脊髄, 2015, 28: 889-895.
[2] 渡辺航太, 他. 脊髄囊胞性疾患に対する外科治療：腰椎椎間板囊腫 [J]. 脊椎脊髄, 2015, 28: 897-901.
[3] 安保裕之, 他. 黄色靭帯に生じる各種病変：黄色靭帯における囊腫性病変 [J]. 脊椎脊髄, 2007, 20: 131-135.

第6章

神经根畸形的内镜下手术

中川　幸洋

关于神经根畸形的诊断，因报道者不同而有所差异，但一般认为其发生率在 1.3% ~ 17% 之间，术前检查中也有不少遗漏的病例。也有在未发生问题时手术便结束了，不过是在未曾明确的状况下进行了手术，这就有可能引起神经损伤的并发症。对于术前神经根畸形的诊断明确的患者，采用传统的开放手术，展开后视野宽阔的情况下再行手术的案例很多。不过如果是内镜下手术，术前即使诊断明确，根据神经根畸形的类型，也能以更低的侵袭性解决问题。

本章节将阐明最常见的神经根畸形的类型以及各自不同的应对处置方法。

1　神经根畸形的模式

在形态学上已将神经根畸形分为若干种类型，基本上是重复神经根（Conjoined Root）、吻合神经根（Anastomosis）、横向神经根（Transverse Root）和分支异常及其多种不同组合。

2　术前诊断

在单纯 X 线图像中，需要注意的是腰骶部是否出现骨结构变异，如骶椎腰化或腰椎骶化。并且在脊髓造影术的检查中也可清晰地描绘出神经根的形态，存在狭窄卡压的病例中，容易被漏诊而未被发现。现在最有用的术前诊断是利用 3D-MRI 进行神经根的检查。用扩散加权像和 T2-VISTA 的摄像，进一步提高了诊断能力。MRI 横断图像中，如果发现神经根存在左右差别的情况，就需要重新进行图像检索。

3　重复神经根（Conjoined Root）

2 条神经根从同一处硬膜出现并且产生 2 条分支，由于分支的部位不同，有的是在头端呈现粗大的神经根。如果术前诊断明确，则必须确认从硬膜囊发出分支部直至椎弓根的走行入路。

病例 1　患者 35 岁，女性（图 2-6-1）

左侧 L5/S1 椎间盘髓核突出，伴有神经根畸形的术前诊断，该病例，确认同一部位的神经根外侧存在另一条神经根。在 S2 的水平分支部，有时也会遇到类似的状况。

病例 2　患者 40 岁，男性（图 2-6-2）

左 L5 神经根症状，但是神经根在椎管内未见异常，认定椎间孔部为存在有畸形的神经根。从 L5/S1 外侧的入路实施椎间孔部的减压，该病例术后症状减轻。

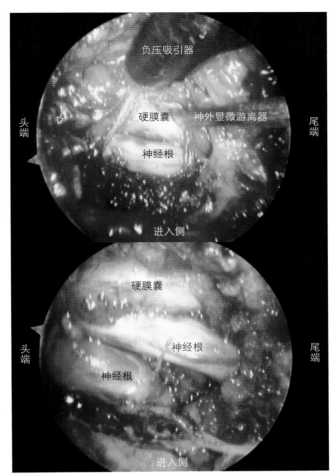

图 2-6-1　病例 1：35 岁，女性
伴随 L5/S1 间隙椎间盘髓核突出的重复神经根（Conjoined Root）。
在最初确认的神经根外侧发现了第二条神经根。

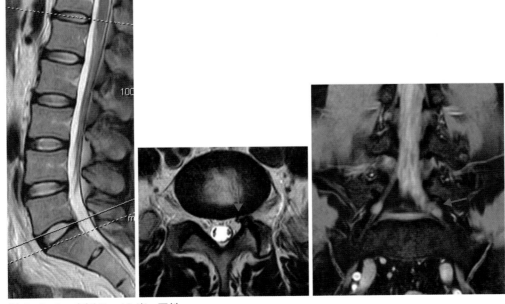

图 2-6-2　病例 2：40 岁，男性
L5/S1 椎间孔部（L5 神经根）重复神经根（Conjoined Root）。术前影像学诊断明确，通过外侧入路进行减
压。

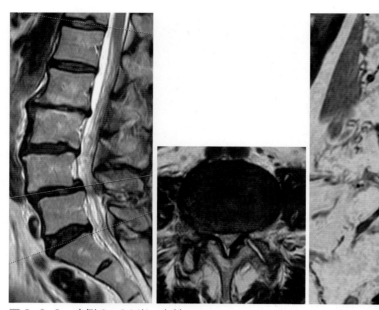

图 2-6-3　病例 3：64 岁，女性
L4/5 腰椎管狭窄症实行了 L4/5 MEL，术前被诊断为 L5 神经根的重复神经根（Conjoined Root），手术为椎管的减压处置，术后症状改善，神经畸形并未使症状加重。

病例 3　64 岁，女性（图 2-6-3）

　　L4/5 腰椎管狭窄症，左 L5 神经根在椎间孔部呈重复神经根。对本病例行了 L4/5 的 MEL 手术，但是在不明确存在形态学上的异常时便结束了手术，手术过程顺利。因为畸形与病变部位症状并无相关之处，也未出现在手术视野内。

4　横向神经根（Transverse Root）

　　神经根的分支部粗大，取横向的态势。因粗大而缺乏移动性，经常出现游离困难的情况。重复神经根、分支异常的组合中分支共有的情况，在解剖上会改变为横向神经根（Transverse Root）。

　　如果临床症状表现为髓核突出压迫的症状，神经根的活动性很差，与椎间盘的游离将十分困难。因此需要在近端、尾端扩大开窗，从硬膜囊和纤维环的边界中的清晰可见的部位实施分离。

病例 4　70 岁，女性（图 2-6-4）

　　L4/5 椎管狭窄症，MEL 单侧进入，单纯后路减压，手术顺利，但术中发现左、右神经根粗细差别明显，右侧神经根活动性非常差。

病例 5　46 岁，女性（图 2-6-5）

　　对右 L5/S1 腰突症施行了 MED 手术，在 L5 椎间盘水平发现神经根受到腹侧压迫而变薄。在与椎间盘平行的方向用手术刀切入后，立刻有脑脊液漏出，遂发现了它的存在，术者应有所警觉。一般认为，对于这种病例，只要在头端、尾端纵向切开，术后就不可能发生麻痹。

　　基本上，神经根从硬膜囊的分支部开始直至椎弓根的下方，术者在大多数情况下能避免漏诊，是能够采取相对应措施的。

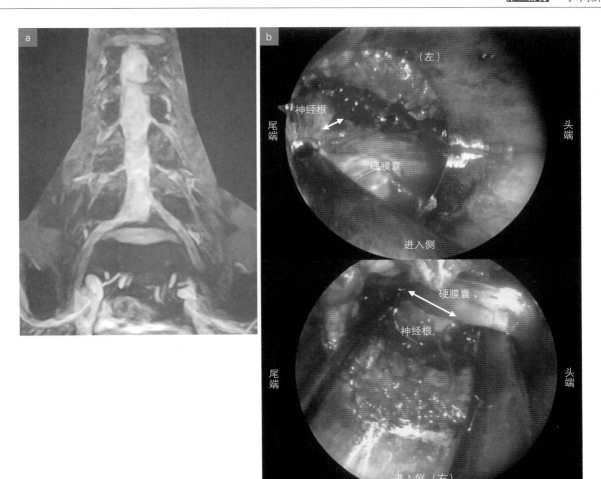

图 2-6-4　病例 4：70 岁，女性

横向神经根（Transverse Root）

a：术前 3D-MRI 显示神经根左右差异十分明显。

b：对 L4/5 水平的椎管狭窄症施行内镜下减压术（MEL）。从后方观察，神经根的粗细左右相差非常明显，右侧解剖畸形神经根无活动性，从后路行减压手术是可以的。

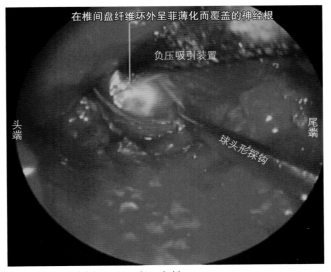

图 2-6-5　病例 5：46 岁，女性

这是早期病例，影像学显示不明确，对右侧 L5/S1 间隙髓核突出采用 MED 施行手术，显露椎间盘后，神经根因为受到来自腹侧纤维环的压迫，明显变扁平化，直径变大。

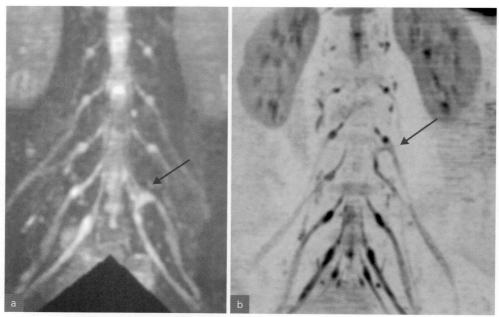

图 2-6-6　分离型（Split Type）和吻合型（Anastomosis）
a：分离型的神经根畸形。**b**：确认吻合型的神经根畸形。

5 其他

　　像包围椎弓根一样走行的分离型或吻合型神经根畸形（图 2-6-6）等，由于需要减压的范围不同，在实施内镜下手术上受到一定限制，所以在术前诊断检查时，须慎重研究手术计划。

参考文献

[1] Davidson D, et al. Lumbosacral nerve root anomaly associated with spondylolisthesis in an adolescent: A case report and review of the literature[J]. Spine, 2006, 31: E718-721.
[2] Cannon BW, et al. Nerve-root anomalies in lumbar disk surgery[J]. J Neurosurg, 1962, 19: 208-214.
[3] Postacchini F, et al. Lumbosacral nerve-root anomalies[J]. J Bone Joint Surg, 1982, 64-A: 721-729.
[4] Neidre A, et al. Anomalies of the lumbosacral nerve roots. Review of 16 patients and classification[J]. Spine, 1983, 8: 292-299.
[5] Kadish LJ, et al. Anomalies of the lumbosacral nerve roots[J]. J Bone Joint Surg, 1984, 66-B: 411-416.
[6] McCulloch JA. Principles of Neurosurgery for Lumbar Disc Disease[M]. New York: Raven Press, 1989.
[7] 中川幸洋, 他. 腰仙部神経根奇形に対する後方内視鏡下手術 [J]. 中部整災誌, 2007, 50: 109-110.
[8] 中川幸洋. 腰椎の microendoscopic discectomy[M] // 四宮謙一, 他. 脊椎内視鏡下手術. 東京: 南江堂, 2007, 111-117.
[9] 中川幸洋. 各種神経根奇形とその神経走行異常からみた操作上の注意点 [M] // 越智光夫, 吉田宗人. スキル関節鏡下手術アトラス　脊椎内視鏡下手術. 東京: 文光堂. 2013: 80-85.

第7章 椎间孔部狭窄的内镜下手术

一、关于手术

山田　宏

　　椎间孔部狭窄症的单纯减压和非固定手术是一种难度极高的手术技术。如果单纯考虑保留脊柱稳定性而尽可能保留峡部和关节突关节，则往往导致神经减压不彻底，甚至术后遗留下肢症状。与此相反，如果彻底实施神经减压，则不得不牺牲峡部和关节突关节部的部分骨质，扩大减压范围，其可增加因医源性滑脱和不稳定而产生的难治性腰痛的风险。因此一方面要做到神经充分减压，另一方面对峡部和关节突关节要尽可能做到有限的扩大减压，传统的手术操作方法难以解决这一问题，但通过脊柱内镜下手术可以解决这个难题。

　　本手术中，如果能有效利用斜视镜的特性和折弯型手术工具，就能从侧面对椎间孔进行观察和处置，因此与传统操作相比，内镜下手术对峡部及关节突关节的损伤降低到极限，这一点是内镜下手术的绝对优势（图2-7-1）。本章节中，对椎间孔部狭窄实施内镜下手术的操作进行了详细的说明。此法虽为后

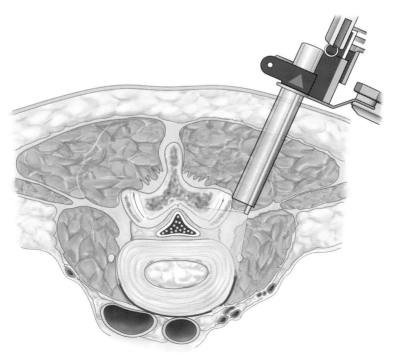

图2-7-1　脊柱内镜下手术
由于脊柱内镜能够有效利用斜视镜的特性和折弯型手术工具的优点，后方入路手术，同时兼有侧面入路手术的优点，是一种最适合椎间孔部狭窄症的新的手术治疗方法。

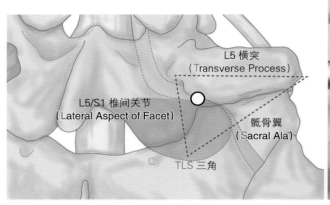

图 2-7-2 TLS 三角 (Triangle)
由 L5 横突、L5/S1 椎间关节外侧面及骶骨翼在解剖学标志形成的三角形区域，是椎间孔部狭窄症神经减压的目标——TLS 三角。椎间孔出口部在椎间关节后外侧所形成的骨赘的前方（白色圆圈）。

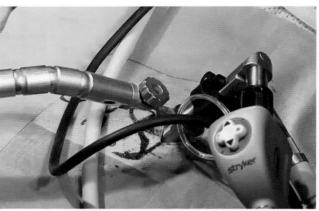

图 2-7-3 皮肤切口和圆筒形牵开器的设置
为了避开髂嵴的干扰，从侧面观察椎间孔，皮肤切口在横突的外缘，按神经根阻滞（Nerve Root-block）的斜位法（Trajectory）轨迹，以椎弓根远端的出口区域为目标，设置圆筒形牵开器。

方入路手术，但是同时兼有侧面入路手术的优点。

1 皮肤切口和圆筒形牵开器的设置

L5/S1 节段，由 L5 横突、L5/S1 关节突关节外侧面及骶骨翼在解剖学标志部位形成的三角形区域是椎间孔部狭窄症的神经减压目标——TLS 三角（图 2-7-2）。

术前准备，参照透视影像，预先在皮肤上标注出三角区（TLS Triangle）。为了避开髂嵴的干扰，从侧面观察椎间孔，皮肤切口位于横突的外缘，按神经根阻滞斜位法的通道，以椎弓根远端的出口区域为目标，设置圆筒形牵开器（图 2-7-3）。L5/S1 以外节段的入路，区别在于是否存在骶骨翼的阻碍，说明从略。

2 术野的显露

彻底切除软组织，显露三角区（TLS Triangle）的骨性表面。为了能够在同一术野中显示骨性三角区的 3 个解剖要素，圆筒形牵开器的设置非常重要（图 2-7-4）。

相反，如果在不能清晰地识别三角区（TLS Triangle）的状态下开始进行神经减压，就不得不非常谨慎。腰骶过渡部是富有解剖学变异的区域，因此手术操作如果疏忽了该步骤，则会因定位失误而引起各种错误的产生。必须在减压操作开始之前，在三角区（TLS Triangle）的中心部位，放置神外显微游离器，通过 C- 臂 X 线透视机加以确认，这是常规操作。其前端应指向椎弓根远端部。

3 减压方法

以覆盖椎间孔出口部的腰骶韧带为中心，向周围扩大骨开窗部（图 2-7-5）。此时，为了尽可能保留关节突关节，仅仅切除 S1 上关节突的骨赘增生部。同时，如果能有效利用圆筒形牵开器的设置角度及斜视镜特性，即使不切除峡部，通过椎间孔也能观察到椎管内（图 2-7-6）。

以从三角区（TLS Triangle）剥除腰骶韧带骨性附着部的形式进行骨性减压后，韧带自然会从周围漂浮起来，硬膜恢复搏动。此时，尽可能切除韧带表面上的纤维性瘢痕，对韧带实质部做减薄处置，后边的操作会变得容易。

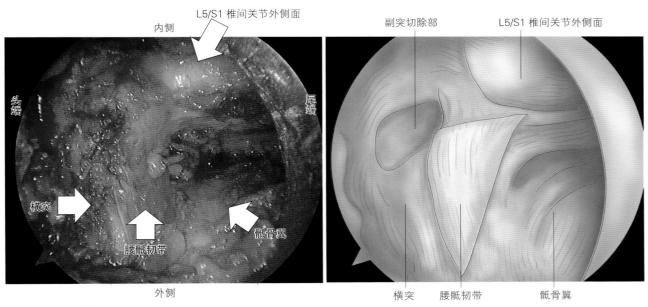

图 2-7-4　术野的显露
剔除软组织，露出并暴露 TLS 三角（三角区）的骨性表面。在同一图像上显示 3 个骨性结构，圆筒形牵开器的设置是最理想的。

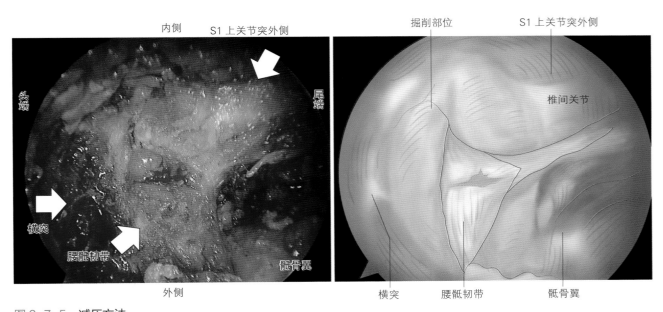

图 2-7-5　减压方法
最初将阻挡在椎间孔出口部的 S1 上关节突外侧膨大的骨赘切除后，显露腰骶韧带。以该部分为中心，向周围扩大骨的开窗范围，需要注意的是，避免过多地切除峡部和关节突关节部分。

　　如果进一步切除韧带，常常会引起动脉出血，在确认神经组织邻近的出血点之后可以从容不迫地用双极电凝处理出血点。

4　神经的确认

　　削磨腰骶韧带附着部并削薄韧带表面后，让韧带可以漂浮上来，最后咬除韧带显露其下的腰神经，但是通常情况下，神经根被膨隆的椎间盘挤压到椎弓根，呈现明显扁平化的状态。同时，韧带和椎间盘间的粘连程度也很严重，使得术者很难确认神经根以及辨别其周围组织边界。在这样的情况下，如果微微张开髓核钳来分离粘连处，显露腰神经，可能不经意地损伤到神经，或者不经意地刺激到后根神经节，术后诱发支配区皮肤感觉超敏（Allodynic）的风险很高，因此，不建议采用如此粗暴的操作。

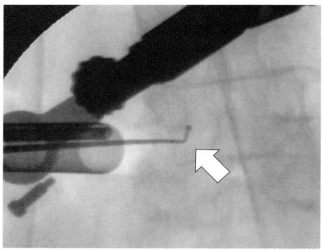

图 2-7-6　椎管内的观察
即使不切除峡部骨质，从椎间孔出口部也能观察到椎管内的情况。
通过术中电透影像，能够确认球头形探钩的前端是否已到达椎管内
（箭头）。

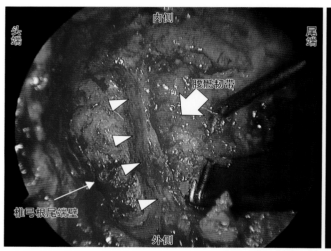
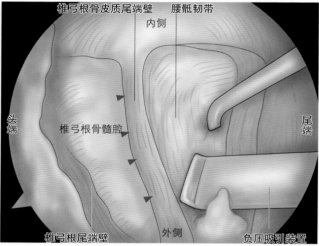

图 2-7-7　CRTP 法
在显露和展开腰神经时，要避免器械过度地刺激后根神经节，按蛋壳工艺制作的要点，极薄地保留下椎弓根远侧壁。在此状态下刨削到
椎体后壁水平为止。

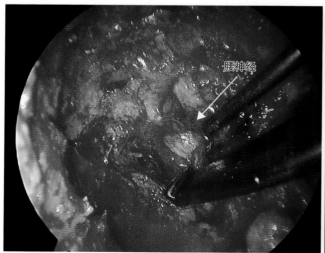
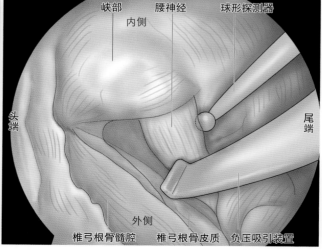

图 2-7-8　确认腰神经
使腰骶韧带向末梢回缩，切除椎弓根远侧壁，对进入椎弓根切除部的腰神经加以确认。

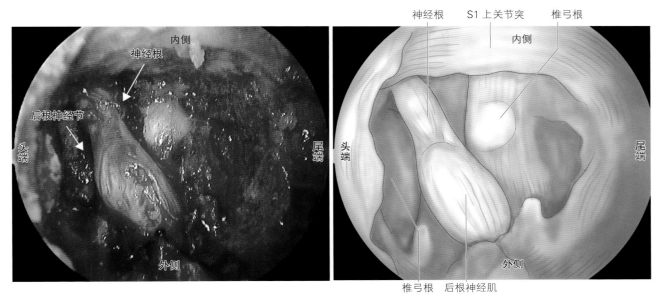

图 2-7-9　神经减压的终点（End Point）
正确恰当地进行神经减压后，使很紧张的横向腰神经改变为在椎间孔内斜行，并且可获得神经根纵轴左右的活动度。神经根扁平化很明显而局部解剖不易辨明，但后根神经节呈现隆起状，有助于识别。

为了规避这些风险，在对神经进行直接操作之前必须充分地进行间接减压，这是手术的关键所在。首先，用气动手术磨钻，按蛋壳工艺制作的要点，削除部分椎弓根和横突内的松质骨，极薄地保留远端骨皮质，进一步切除到椎体后壁水平（横突与椎弓根远端切除术：Caudal Resection of Transverse Process & pedicle，CRTP 法）（图 2-7-7）。椎弓根的远端骨皮质壁是唯一未与腰神经发生粘连的安全部位。并且腰神经必定是沿着椎弓根走行，因此也成为确认神经根时最适合的部位。如果沿着椎弓根远端骨皮质壁插入神外显微游离器，在保护性地使神经回缩到远端的状态下，用髓核钳切除残留下来的极薄的骨皮质壁，则腰神经进入椎弓根内，上下左右方向均获得了减压（图 2-7-8）。最后，用球头形探测器充分游离腰神经周围，将韧带向上提起并切断，消除韧带紧张状态，则很容易地用椎板咬骨钳加以切除。

5　神经减压的终点（End Point）

必须检查骨韧带性的传导通路是否从中枢到末梢已完全开放，并且确认神经根通道的前后方向（Front-back Stenosis）和上下方向（Up-down Stenosis）狭窄是否已经被减压。

相关前后方向的狭窄（Front-back Stenosis），从中枢部到椎管内，充分切除 S1 上关节突前端的骨赘。腰神经根沿着椎弓根壁的走向从横向变为纵向的拐点是在椎管内。这时，需要留意的是，应避免过度地切除峡部和关节突关节。末梢侧神经减压需要越过椎间盘，神经走行路径转向前方处为止。换句话说，就是外侧开窗需要扩大，直至越过横突和骶骨翼的交点部位。前后方向（Front-back Stenosis）中的椎间孔内狭窄的后方相对应的（Counter Part）是 S1 上关节突，在椎间孔外狭窄的情况，应认识到是骶骨翼的因素。

上下方向狭窄（Up-down Stenosis），可以用手判定腰神经是否能在椎间孔内顺畅地上下移动。在多数情况下，以前横向的神经根返回到正常的斜向走行，并且减压前难以识别的神经根与后根神经节在形态上的差异变得明显（图 2-7-9）。在 CRTP 法（横突与椎弓根远端切除术）中，要切除中枢相对应的部位，在不同的病例中，有的还需要切除末梢相对应部位的膨隆椎间盘和骨赘。

图 2-7-10 为手术前后 CT 矢状位和横断位像，图 2-7-11 为术后三维 CT 像。椎间孔在上下方向和前后方向都被扩大，神经根周围形成充分的空间。另一方面，本手术最重要的一点是峡部和关节突关节几乎能被完全保留下来。

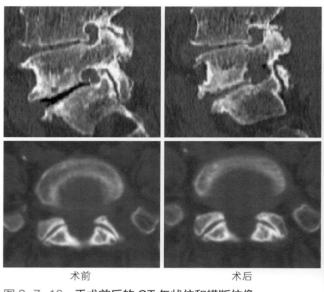

术前 　　　　　　　　术后

图 2-7-10　手术前后的 CT 矢状位和横断位像

椎间孔在上下方向和前后方向都被扩大，神经根周围形成足够的空间。

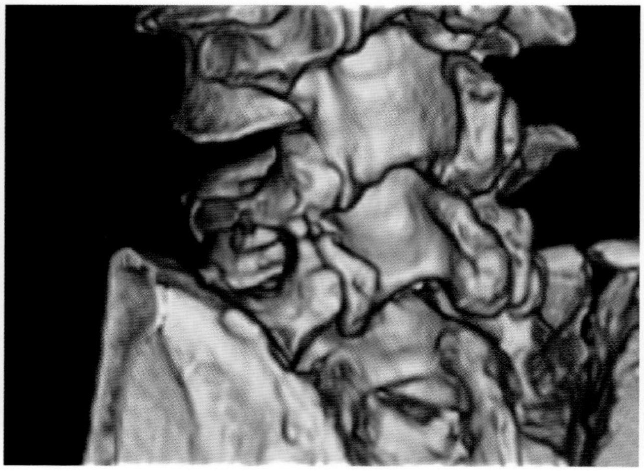

图 2-7-11　术后三维 CT 图像

本手术最重要的一点是峡部和关节突关节几乎能完全保留下来。

6　术后疗法

在创部设置引流管后需要制动。手术当日患者即可步行上厕所。

二、椎间孔部狭窄症特征性的理学和影像学所见　　山田　宏

临床诊断

椎间孔部狭窄症的患者，表现出与椎管狭窄症共通的临床症状和体征，可是受到卡压的部位对于椎管狭窄来说是神经根，椎间孔部狭窄是在后根神经节附近，由于这种解剖学上的差异，有时后者会呈现出特征性理学所见。因而在鉴别诊断上，绝不可疏忽漏检。疑似椎间孔部狭窄的临床症状及症候如下所示：

（1）自己难以控制的重度自发性疼痛和感觉异常。

（2）安静时痛（坐位时痛、仰卧位和患侧在下的侧卧位时痛）。

（3）各种疼痛诱发试验呈阳性。

如上所述，尽管是同样的腰神经走行，因障碍部位不同所产生的临床表现也会有差异，现在说明如下：

在椎间孔近旁构成末梢神经的神经内部结构中，存在对机械性刺激反应最敏锐的后根神经节，因此，如果有害刺激直接施予该部，则自发性产生重度疼痛和感觉异常。另一方面，在椎管狭窄症中，因为椎间盘髓核突出压迫神经根而表现不同的临床症状及症候，这是可以理解的。其原因包括椎间孔部狭窄症的神经病理因素，椎体骨赘及突出椎间盘产生的前方压迫要素的干预。狭窄症中则表现为神经卡压的病理，加上是椎间盘、骨赘的压迫所致，如果两者共同起作用，则将会形成兼有椎管狭窄和髓核突出这两方面要素的特征性临床表现。

临床诊断最重要的一点是在椎管狭窄症中，存在着有利于症状缓解的姿势和活动，而在椎间孔部狭

窄症中，活动或某个姿势反而会诱发症状或者加重病情的发展。

辅助诊断方法

　　椎间孔部狭窄症，在脊柱脊髓外科漫长的历史中，一直被认为是腰部术后失败症候群（Failed Back Surgery Syndrome）的主要原因之一。要想降低其发生率，提高更多病例的治疗效果，就需要有一种辅助诊断方法，能够准确地诊断出椎间孔部狭窄症（图 2-7-12）。为此，笔者开发出了能够根据问诊和理学检查协助明确诊断的程序 Bonnet 检查改良法。患者取仰卧位，下肢伸直屈髋后，追加强制内收的动作，这是笔者在梨状肌综合征所使用的诱发试验的基础上进行的改良法（图 2-7-13a）。Freiberg 检查改良法同样也是梨状肌综合征的诱发试验的改良法，患者取仰卧位，在屈髋和屈膝位的基础上增加了下肢内旋和强制内收的活动（图 2-7-13b）。

　　通常情况下，椎管狭窄症与椎间盘髓核突出不同，以 SLR 检查为首的各种疼痛诱发试验呈阳性者少，在椎间孔部狭窄症中，多数患者对如上所述的 2 种检查呈阳性表现。为阐明这一机制，笔者用患有椎间

评估项目	判断（分数）	
Bonnet 检查改良法 （Modified Procedure）	□ 有（3）	□ 无
Freiberg 检查改良法 （Modified Procedure）	□ 有（5）	□ 无
卧位时痛	□ 有（9）	□ 无
坐位时痛	□ 有（3）	□ 无

共计分数：20 分；CUT-OFF 值：5 分

图 2-7-12　椎间孔部狭窄症的辅助诊断
分数共计 5 分以上时，椎间孔部狭窄出现症状的可能性高。

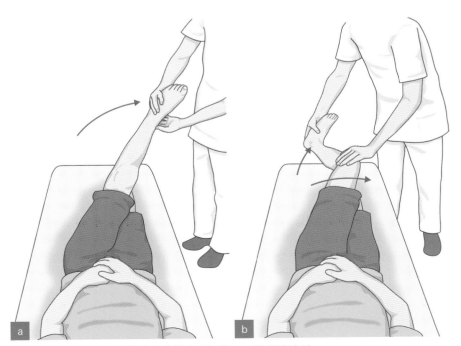

图 2-7-13　Bonnet 检查改良法和 Freiberg 检查改良法
a：Bonnet 检查改良法。b：Freiberg 检查改良法。

孔部狭窄的尸体进行了实验，结果表明单纯下肢伸直位屈髋上举不会增加神经受压症状，但在这个体位增加内收活动时，研究者观测到神经受到前方突出椎间盘的强力挤压。笔者认为，这一现象正是梨状肌综合征的疼痛诱发和增强试验中椎间孔部狭窄症患者容易出现阳性表现的原因。

卧位时出现疼痛，包括安静时仰卧位和患侧在下的侧卧位，诱发或者加重臀部和下肢痛的为阳性。坐位时痛也同样，如果继续保持坐位状态，诱发或者加重从臀部向下肢的放射性疼痛为阳性。可以这样推测，取上述姿势时，由于突出椎间盘引起的来自前下方的神经压迫增强，诱发了自发痛。我们知道，在共计 20 分满分的分数中，如果 CUT-OFF 值设定为 5 分，曲线下部 0.87，灵敏度 75.5%，特异度为 82.3%，作为诊断的辅助方法是有实用价值的。

影像学诊断

在普通 MRI 中，仅仅在一个平面难以显示椎间孔内外立体性走行的神经组织，因此需要进行 3D-MRI，这就能够立体化地将神经解剖异常可视化。

笔者制作的 3D-MRI 中的腰椎椎间孔部狭窄的影像诊断标准，将有神经根和脊髓神经的横向走行，后根神经节的不明了化，脊髓神经的卡压，以及神经根和脊髓神经的水肿性肿胀这 4 种观察结果中任何一种的，定义为放射性学上有腰椎椎间孔部狭窄症状（表 2-7-1）。各自观察结果的含义，如下所示：

a 神经根和脊髓神经的横向走行（图 2-7-14）

正常情况下，在椎间孔内外通过的神经根和脊髓神经常见为斜向走行，但也有接近水平方向走行的。在脊柱退行性病变中，椎弓根之间的距离缩短的同时，神经组织被椎体的后外侧生成的骨赘和突出的椎间盘挤压向中枢方面。这是椎管狭窄症中无法证实上下狭窄而导致椎间孔部狭窄症的基本情况，可以通过影像学显示出来。过去在以神经根造影为诊断主流的时代，主要表现为椎弓根扭转。

b 后根神经节的不明了化（图 2-7-15）

通常后根神经节在影像学上显示为纺锤形，神经根和脊髓神经的后根神经节有时无法明确鉴别。这就提示，在后根神经节周围存在重度的狭窄，它是椎间孔内狭窄有代表性的异常影像。手术时，能够确认神经是被椎体骨赘和突出椎间盘强力地挤压到椎弓根，明显趋于扁平化的后根神经节。

c 脊髓神经的卡压（图 2-7-16）

尽管能明确显示后根神经节，但 MRI 检查发现，在其行径中，某一处以远呈现脊髓神经的横向走行，这时与骶骨翼和椎体骨赘、突出椎间盘产生共同作用，可看到神经上有压迹。此为椎间孔外狭窄有代表性的图像。

d 神经根和脊髓神经的水肿性肿胀（图 2-7-17）

观察发现，出现障碍的神经根和脊髓神经发生肿胀，直径有所增大。但是形态异常未必表明一定出现症状，本观察结果所发现的情形极有可能是责任病灶。

表 2-7-1　三维磁共振成像（MRI）
中的腰椎椎间孔部狭窄的影像诊断基准

□神经根和脊髓神经的横向走行

□后根神经节的不明了化

□脊髓神经的卡压

□神经根和脊髓神经的水肿性肿胀

有 4 个观察结果中的任何 1 项即可诊断为腰椎椎间孔狭窄。

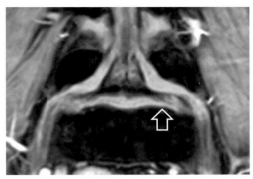

图 2-7-14　神经根和脊髓神经的横向走行

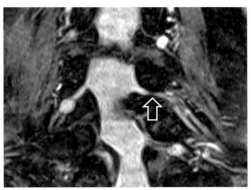

图 2-7-15　后根神经节的不明了化

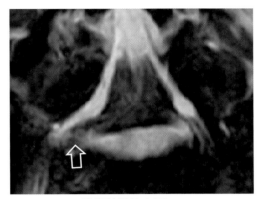

图 2-7-16　脊髓神经的卡压

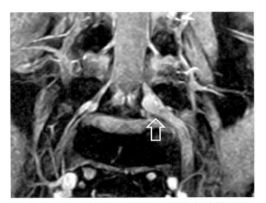

图 2-7-17　神经根和脊髓神经的水肿性肿胀
（图 2-7-14～图 2-7-17）Yamada H. Development of a support tool for the clinical diagnosis of symptomatic lumbar intra and/or extra-foraminal stenosis[J]. J Orthop Sci, 2015, 20：811-817.

参考文献

[1] Yamada H, et al. Improved accuracy of diagnosis of lumber intra and/or extra-foraminal stenosis by use of three-dimensional MR imaging：comparison with conventional MR imaging[J]. J Orthop Sci, 2015, 20：287-294.
[2] Yamada H, et al. Development of a support tool for the clinical diagnosis of symptomatic lumbar intra and/or extra-foraminal stenosis[J]. J Orthop Sci, 2015, 20：811-817.

三、 诊断椎间孔部狭窄症的电生理学检查（SNAP、DML） 岩崎 博

影像学上的异常并不意味着患者有功能障碍，因此对影像上发现椎间孔部狭窄的病例进行电生理学检查十分重要。笔者术前会采取下述 2 种方法。

1 感觉神经活动电位（Sensory Nerve Action Potential：SNAP）

感觉神经的细胞体存在于后根神经节（Dorsal Root Ganglion：DRG）中，基于这一解剖学的特征，在

椎管内病变中，感觉神经不会自 DRG 向远端变性发展。对此，在末梢神经功能障碍中，神经轴突变性自 DRG 开始进展到末梢，因此 SNAP 呈低振幅或者不能导出数值。

笔者在腰椎椎间孔部狭窄症的诊断中应用了 SNAP 检查，证实了其有用性。我们认为，一旦神经在腰椎椎间孔内和椎间孔外部受到卡压，后根神经节或者其神经干远端多数会受累，因此在这个受障碍神经根所支配的末梢神经中，SNAP 的振幅电位必然有所降低。

发生受伤频率最多的 L5/S1 间隙，L5 神经根损伤的诊断由 L5 神经根支配的腓浅神经来测量 SNAP，通过对左、右两侧电位振幅的比较研究，可加以诊断。

逆行性腓浅神经和感觉神经活动电位的记录要按照 Jabre 的方法进行。电位记录中使用了表面电极，在踝关节内、外踝连线、外踝内侧一横指处设置关电极，关电极末梢 4 cm 处设置标准电极，以此导出电位。

刺激点设在关电极 12 cm 近端的腓骨前缘部，刺激产生振幅 0.2 ms 的矩形波，1 Hz 的频率以上的最大刺激，进行叠加法计算。需要进行多次电位导出，确认波形具有再现性（图 2-7-18）。健侧、患侧振幅比＜50% 判定为阳性。

2 Spinal Nerve 刺激下肌诱发电位的远端潜伏期（Distal Latency）（Distal Motorlatency：DML）

前述 SNAP 作为一种用于检测椎间孔部狭窄症是否存在的检查技术是可靠性极高的方法。然而，在高龄患者或者合并末梢神经障碍的病例中，也存在无法导出电位的情况以及在神经受伤处，于变性之前的脱髓鞘状态下，本检查就不能反映神经异常情况，这是今后需要研究的课题。笔者提出另一种新的功能诊断法（Distal Motorlatency：DML），在临床应用中，证明了它的有用性。

在全身麻醉（使用 Propofol、Remifentanyl 完全静脉麻醉）下将患者置于特殊手术体位，在手术之前进行本检查。以选择性神经根造影图片为参考，在透视下按神经根阻滞（Nerve Root-block）的要点，将刺激用针电极刺入，并将针的尖端设置在神经根的椎间孔出口部之后，通过正面及侧面 X 线影像，确认针电极前端处于最佳位置。记录则可用表面电极，设置在该刺激神经的支配肌表面皮肤上（Tendon Belly 法），针电极部加以刺激后导出复合肌活动电位。L2、L3 脊髓神经的评估中，其支配区为股四头肌，L4、

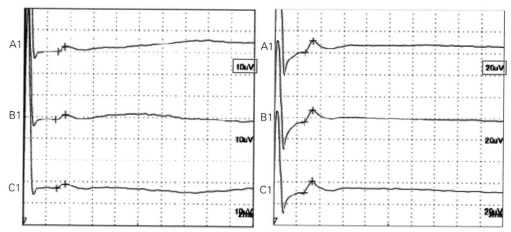

图 2-7-18　此图像上，发现左 L5/S1 高位椎间孔部狭窄的病例中腓浅神经感觉神经活动电位
左（患侧）振幅 2.2 μV 为右（健侧）振幅 11.7 μV 的 18.8%，判断为阳性。

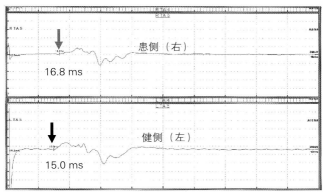

图 2-7-19　此图像上，发现右 L5/S1 高位椎间孔部狭窄的病例中脊髓神经刺激的肌诱发电位（与图 2-7-18 为不同的病例）

患侧远端潜伏期（Distal Latency）16.8 ms，远端潜伏期（Distal Latency）的健患差为 1.8 ms，呈阳性反应。

L5 神经的评估中其支配肌为胫前肌。刺激频度 1 Hz 的刺激强度以阈值的 1.5 ～ 2 倍进行。对从左、右各自的记录肌所导出的复合肌活动电位进行远端潜伏期（Distal Latency）的测量，根据其绝对值与健患侧差值进行评估（图 2-7-19）。

现已判明，在进行椎间孔外狭窄中的第 5 腰神经损害的诊断中，远端潜伏期（Distal Latency）的最高限值设定为 15.2 ms，健患侧差值设定为 1.0 ms，则能获得可靠性极高的检查结果。对于这一种电生理检查方法，应该更多地积累病例数加以观察，迄今为止难以诊断明确的腰椎椎间孔外狭窄症患者获得一种准确的术前诊断，那么将会使腰椎术后失败症候群（Failed Back Surgerysyndrome）的发生率锐减。

参考文献

[1] Ando M, et al. Electrophysiological diagnosis using sensory nerve action potential for the intraforaminal and extraforaminal L5 nerve root entrapment[J]. Euro Spine J, 2013, 22: 833-839.
[2] Jabre JF. The superficial peroneal sensory nerve revisited[J]. Arch Neurol, 1981, 38: 666-667.
[3] Iwasaki H, et al. A new electrophysiological method for the diagnosis of extraforaminal stenosis at L5-S1[J]. Asian Spine J, 2014, 8: 145-149.

椎间孔部狭窄症的手术效果不良病例

岩崎　博

　　腰椎椎间孔部（椎间孔内、椎间孔外）狭窄症的手术中，如果椎间孔外是病变的部位，则主要以横突和骶骨翼为重点进行切除减压，并且以解除前后方向的压迫为主要目的。另一方面，像退行性脊柱侧弯病例一样，在 L5/S1 椎间隙高度狭窄，造成 L5 椎体倾斜的病例中，椎间孔内被称为出口区（Exit Zone）内的压迫成为主要病变。同样，在单纯前后方向进行减压的情况下，改善会不明显，效果较差，或者退行性变化随着时间的推移而发展，有时需要实施腰椎固定等再次手术。

　　笔者对使用脊柱内镜的单独减压和非固定手术的 90 例病例的分析及术后患者的跟踪随访中，需要采取固定术的病例共 8 例（8.9%）。同时，效果不良病例的风险要素是终板障碍、疾病形态和患病期间。一般认为，这些风险是在选择手术方式时需要重点考虑的地方。

　　患者被施行右 L5/S1 内镜下外侧开窗术之后，下肢痛一度消失，但是症状有重现，4 年半后经再次手术做内固定术。从右臀部到下肢外侧痛感强烈，影像学检查及电生理学检查诊断为右

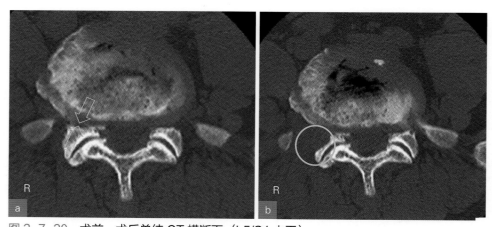

图 2-7-20　术前、术后单纯 CT 横断面（L5/S1 水平）
a 术前：发现 L5 骨赘和关节突关节间狭窄（箭头）。**b** 术后：由外侧开窗予以减压。

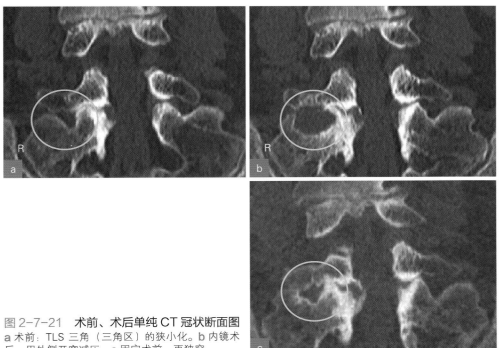

图 2-7-21　术前、术后单纯 CT 冠状断面图

a 术前：TLS 三角（三角区）的狭小化。**b** 内镜术后：用外侧开窗减压。**c** 固定术前：再狭窄。

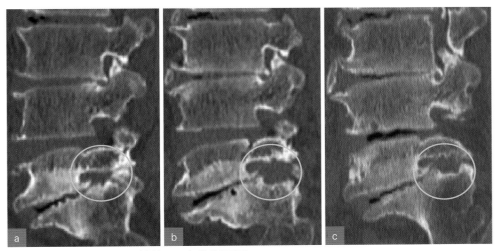

图 2-7-22　术前、术后单纯 CT 矢状断面图

a 术前：发现 L5 骨赘、椎弓根、关节突关节引起的狭窄。**b** 内镜术后：用外侧开窗的减压。**c** 固定术前：再狭窄。

L5/S1 椎间孔部狭窄症，于是施行了上述内镜下手术。如图 2-7-20 所示进行减压，术后右 L5 神经根症也得到改善。然而下肢痛复发，检查发现再次狭窄（图 2-7-21、图 2-7-22），施行 L5/S1 椎体间固定术，症状再次得到改善。

✎ **参考文献**

[1] 山田　宏，他. 腰椎椎間孔狭窄に対する脊椎内視鏡を用いた除圧単独・非固定手術の成績不良例の発生リスク [J]. J Spine Res，2014，5：431.

第8章 颈部脊髓症的内镜下颈椎后路减压术（CMEL）

南出　晃人

颈髓症传统的手术方法是颈椎椎板成形术，其手术效果与长期随访效果均处于稳定良好状态，但是也有研究认为，椎板成形术后有些患者出现轴性疼痛以及颈椎活动度受到限制等，推测这些并发症与颈椎周围软组织的影响有关。利用脊柱内镜下手术系统，对包括棘突、棘上、棘间韧带等支持组织在内的后方软组织进行保留成为可能。内镜下颈椎后路减压术（Cervical Microendoscopic Laminotomy：CMEL）可以说是对轴性疼痛、颈椎活动度受到限制、颈椎序列干扰都很少的一种手术方式。本章节将对颈髓症的CMEL适应证、手术技术及要点进行阐述。

手术适应证

CMEL 基本上是包括近端、远端黄韧带附着部，也就是上下关节突关节范围内的后方减压。手术适应证主要是硬膜囊脊髓受到来自后方因素压迫导致的颈髓症。黄韧带钙化、骨化症、关节突关节囊肿及伴随颈椎退变的蟹钳样压迫（Pincers Mechanism）引起的脊髓症等均符合手术指征。脊髓的变性包括来自前方的椎间盘、来自后方的黄韧带和远端椎板上缘部中央的退变引起的脊髓压迫，因此只要解除来自后方的关节突关节中心部位的压迫，就能够充分解除压迫（图 2-8-1）。基本上，需要脊髓整体向后方漂移的病患，即连续型、混合型颈椎后纵韧带骨化症，除了前方压迫因素为主要致病因素的疾病以外，均属于适应范围。

内镜下颈椎后方减压术的手术技术

a 手术体位

与之前介绍的颈椎后路手术一样，患者取俯卧位，用 Mayfield 头部固定器装置 3 点支持固定头部，

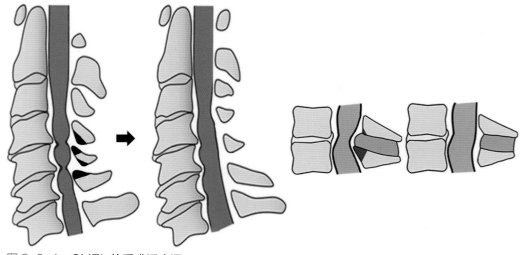

图 2-8-1　CMEL 的手术适应证
伴随变性变化的脊髓症是来自前方的椎间盘、来自后方的黄韧带和远端椎板上缘部中央的退变引起的脊髓压迫，因此只要解除来自后方的关节突关节的中心位置的压迫，就能够充分解除压迫。

162

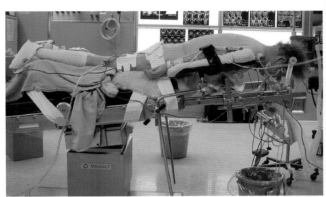

图 2-8-2　**CMEL 的手术体位**
患者的体位取俯卧位，用 Mayfield 头端固定装置 3 点支持器固定头部，颈椎从中间位起取轻度屈曲位。

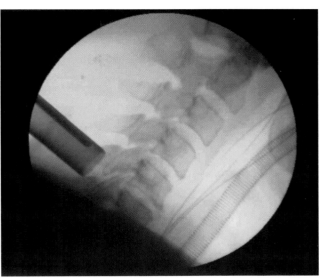

图 2-8-3　**内镜用圆筒形牵开器的设置**
圆筒形牵开器的设置方向与该椎间盘平行。

颈椎从中立位改取轻度屈曲位（图 2-8-2）。

　　颈髓症、脊髓进行性退变，来自前方的椎间盘、来自后方的黄韧带和下位椎板上缘中心处的退行性变引起的脊髓压迫，因此解除来自后方的关节突关节中心位置的压迫，就能充分减压。

b　皮肤切口、皮下显露

　　皮肤切口在障碍椎间中央的正中，从骨面上游离颈半棘肌，接着对椎间隙表面的所有肌肉组织稍微进行游离，从肌肉裂口中插入食指，确认患病椎间隙的位置。

c　内镜用圆筒形牵开器的设置

　　依次逐级插入扩张器，最后插入圆筒形牵开器，在环形钳上固定。C- 臂 X 线透视机侧位下确认圆筒形牵开器的位置、手术节段是否正确。将圆筒形牵开器紧贴抵到椎板上，牵开器的方向朝向该椎间盘节段（图 2-8-3）。圆筒形牵开器被设置在椎板间隙中，椎间隙内侧处于牵开器的右中央。

d　减压操作

　　确认黄韧带和关节突关节间隙，切除黄韧带表面的肌肉残留和关节突关节上的软组织。显示关节突关节，确认关节突内侧缘，用折弯型刮匙等稍微游离椎板下缘。首先将气动手术磨钻（金刚石钻，Midas-Rex®）从进入侧切除近端椎板下缘（图 2-8-4a）并打磨黄韧带表面浅层（Inter Lamina Portion），削除棘突的根部，使视野能扩展到达对侧。一边将圆筒形牵开器前端移位到削除过的棘突根部，一边固定圆筒形牵开器，使其尽可能处在中心位置，以得到从正中看上去进入侧和对侧呈均等配置的视野（图 2-8-4b）。用气动手术磨钻对进入侧和对侧的近端椎板下缘进行切削，即施行椎板开窗术（Laminotomy）。进入侧进行部分椎板切除，对侧则切削椎管侧的内板（图 2-8-5）。保护硬膜，将黄韧带部分保留下来，直至骨性切除结束，这一点很重要。椎板的切除范围以到黄韧带附着部为止。接着从远端椎板上缘进行骨切除（图 2-8-4c）。与近端椎板同样，进入侧和对侧的椎板上缘骨切除均以到达黄韧带附着部止点为止。然后再切除进入侧和对侧的关节突关节内缘（图 2-8-4d、e）。较广泛地削除骨组织，直至黄韧带附着部止点（图 2-8-4f），到此阶段使黄韧带整体向后方浮起（图 2-8-4g）。将黄韧带从其正中间隙进入并撕开（图 2-8-4h），黄韧带宛如鸟的羽翼向两侧翻起（图 2-8-4i）。浮起来的黄韧带可整块摘除（图 2-8-4j）。对硬膜囊进行充分减压操作，直到能够确认其向后方膨隆和出现搏动。椎管外侧的减压范围，大致标准为可以看到硬膜外缘处为止。在 2 椎间以上 3 椎间以内的减压中，可在同一皮肤切口内进行手

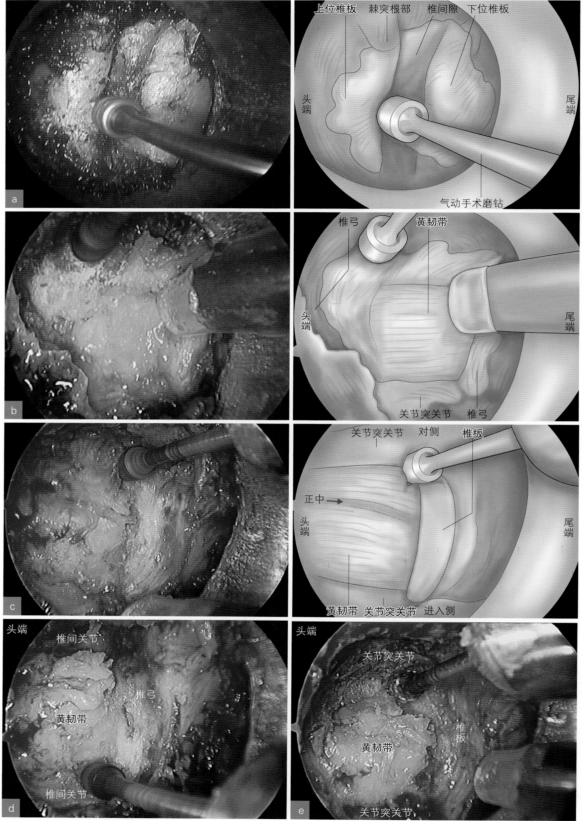

图 2-8-4 (a~e) 减压操作

a: 内镜用气动手术磨钻,首先从进入侧切除近端椎板下缘以及黄韧带浅层。

b: 切除棘突的根部,设置圆筒形牵开器,使其尽可能处在中心位置,以获得从正中观察到进入侧与对侧均等分布的视野。

c: 切除进入侧和对侧的近端椎板下缘。

d: 为保护硬膜,须残留部分黄韧带,直至骨性切除结束,这一点很重要。

e: 从近端椎板的黄韧带附着部对黄韧带进行游离。

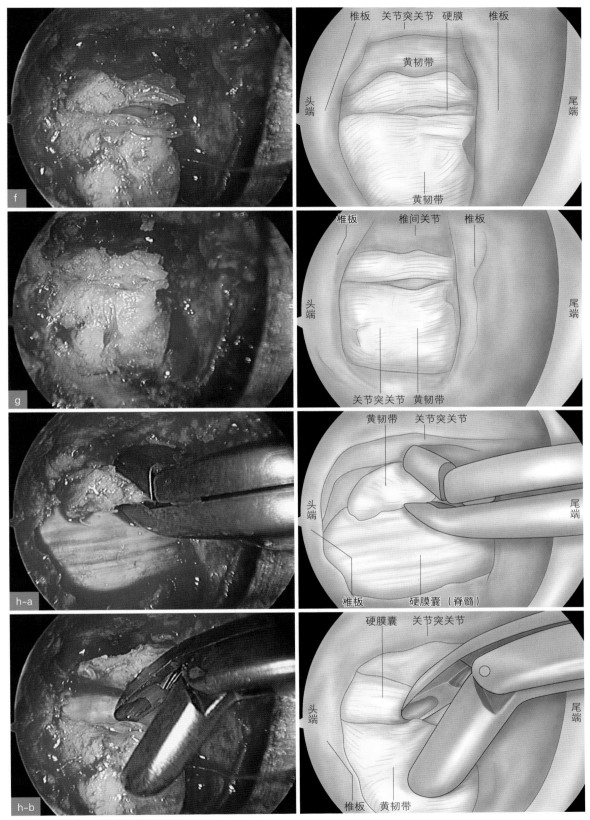

图 2-8-4　(f~h) 减压操作

f：从远端椎板上缘进行骨切除。

g：与近端椎板以同样的方式操作，进入侧与对侧均为从椎板上缘到黄韧带附着部进行骨切除。

h：然后，对进入侧和对侧的关节突关节内缘进行减压。

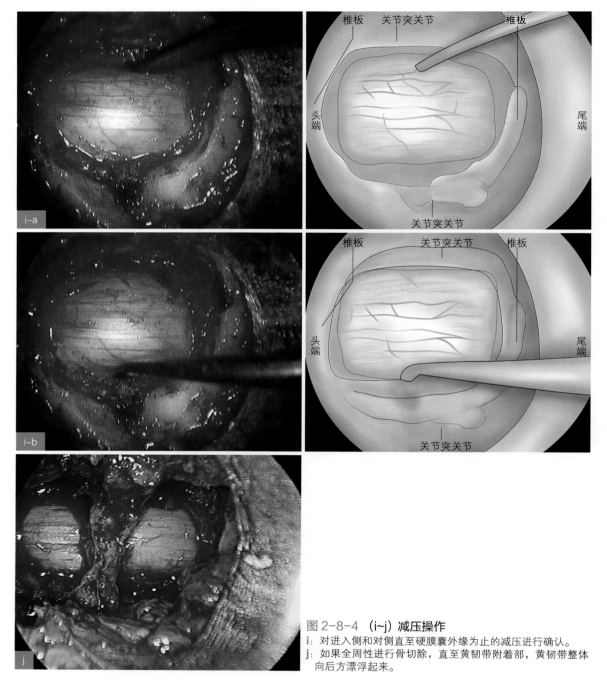

图 2-8-4 （i~j）减压操作

i：对进入侧和对侧直至硬膜囊外缘为止的减压进行确认。

j：如果全周性进行骨切除，直至黄韧带附着部，黄韧带整体向后方漂浮起来。

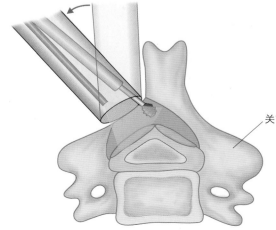

图 2-8-5 内镜下颈椎椎弓形成术

进行椎板切开术（Laminotomy），进入侧施行单侧椎板切除，对侧从脊柱管侧切除椎板内板，这是一种放大脊柱管的方法。

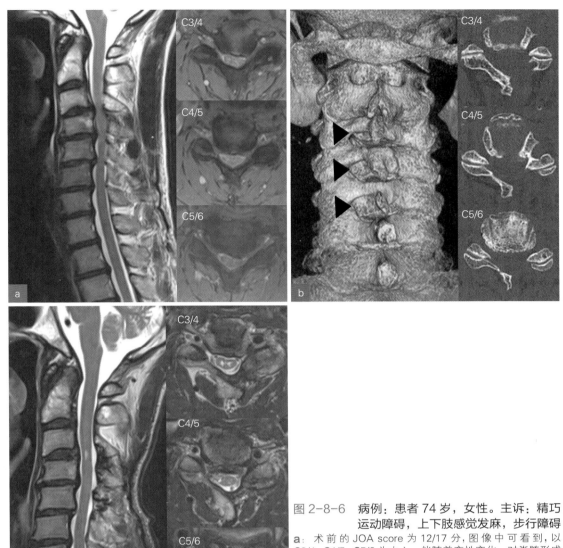

图 2-8-6　病例：患者 74 岁，女性。主诉：精巧运动障碍，上下肢感觉发麻，步行障碍

a：术前的 JOA score 为 12/17 分，图像中可看到，以 C3/4、C4/5、C5/6 为中心，伴随着变性变化，对脊髓形成了压迫。

b：手术中，对 C3/4、C4/5、C5/6 病灶部。施行了内镜颈椎椎板形成术，从而解除 C4/5 脊髓的压迫。

c：关节突关节得以保存，充分地进行了椎板切开术（Laminotomy），脊柱管被放大。术后 2 年的 JOA score 为 14/17 分，症状得到了改善。

术，但是在需要进行 4 椎间减压时，可每 2 椎间分别在 2 处皮肤切口进行手术。

　　如果是从 C3~C7 的 4 椎间减压，则以第 4 颈椎和第 6 颈椎为中心，分别做皮肤切口。并且，在多椎间减压的情况下，椎板跨越连续的 2 椎间，进入侧的椎板不进行全部切除，而是仅切除上下的部分椎板。这是为了预防术后的不对称性脊髓过度向后方移动，以上操作可以减轻进入侧的所谓 C5 根麻痹症状的发生。早期手术将进入侧全椎板切除的 3 例病例中，便发生过进入侧发生 C5 麻痹的情况。

e　术后疗法

　　颈椎术后患者，并不需要使用颈托保护，患者自身活动也不需要进行限制。

典型病例

　　病例：患者 74 岁，女性。

主诉：双手精细运动障碍，两上下肢感觉麻木，步行障碍。术前的 JOA score 为 12/17 分，影像学发现，以 C3/4、C4/5、C5/6 为中心，脊髓变性，脊髓受到了压迫。T2 加权图像中发现，在部分脊髓内出现高信号（图 2-8-6a）。手术中，对 C3/4、C4/5、C5/6 病灶部从左侧入路进行了 CMEL（图 2-8-6b）。术后，双手和双足的麻木感觉、精巧运动障碍、步行障碍均慢慢得到改善，术后 2 年的 JOA score 改善为 14/17 点，术后 2 年的 MRI 影像也证实，各椎间隙均被减压（图 2-8-6c）。

参考文献

[1] 吉田宗人，他. 頚椎疾患に対する後方進入内視鏡下手術の展望 [J]. 整・災外, 2004, 47: 1461-1467.

[2] Minamide A, et al. Clinical outcomes of microendoscopic decompression surgery for cervical myelopathy[J]. Eur Spine J, 2010, 19: 487-493.

[3] Minamide A, et al. Efficacy of posterior segmental decompression surgery for pincer mechanism in cervical spondylotic myelopathy: a retrospective case-controlled study using propensity score matching[J]. Spine (Phila Pa 1976), 2015, 40: 1807-1815.

颈椎内镜下手术时，除 METRx-MED 系统的标准器械以外还应准备什么器械？

中川　幸洋

　　METRx-MED 系统基本上是用于治疗腰椎椎间盘髓核突出的手术器械，因此在进行腰部椎管狭窄症和颈椎手术时，只凭此套手术器械难以顺利进行手术。特别是有关颈椎的内镜下手术，从颈椎和腰椎的解剖学上的差异和大小也可预见到的，需要预先准备好一整套微型手术器械。下面展示各种应准备的手术器械。

◆ 高速气动手术磨钻（图 2-8-7a）

　　用于腰椎的情况下，所使用的气动手术磨钻，以前端直径 4 mm 规格为中心，与此相对应，用于颈椎内镜下手术时，气动手术磨钻前端直径取 3 mm 规格为宜。另外，为了对更加精细部分进行骨切除，最好是同时准备 2 mm 直径钻头。这些器械 Medtronic 公司的 Midas Rex 系列已备妥。

◆ 刮匙（图 2-8-7b）

　　METRx-MED 系统的刮匙用于颈椎时显得过大。应准备通常市场上销售的脊柱微型器械中

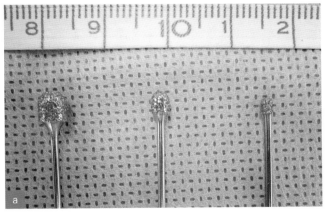

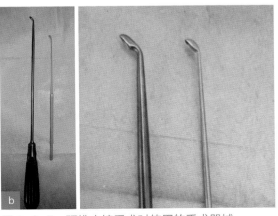
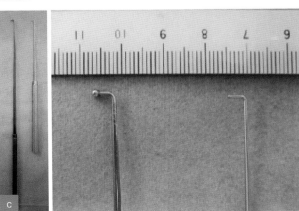

图 2-8-7　颈椎内镜手术时使用的手术器械
a：气动手术磨钻，从左面起，前端分别为 4.5 mm、3 mm、2 mm。
b：刮匙。左：METRx 系统刮匙；右：微型脊椎刮匙。
c：球头形探测器。左：METRx 系统球头形探测器；右：微型脊椎球头形探测器。

的微型刮匙。刮匙是颈椎内镜下手术中必备的器械。

◆球头形探测器（图 2-8-7c）

这也是 METRx-MED 系统的一种，但是稍微大些，现在多为市场上销售的微型 L 形钩和前端钝性的球头形探测器所代用。

◆椎板咬骨钳

基本上在颈椎内镜下手术中，椎板咬骨钳的使用频度较少。METRx-MED 系统所准备的器械也包括 1 mm 的规格，但有时会使用 2 mm 的产品。在颈椎内镜下手术中，应尽可能避免使用椎板咬骨钳。

◆髓核钳

如果脊髓已显露，基本上可使用微型垂体钳（Micro Pituitary）。这类器械有直头和弯头 2 种规格，均为 METRx-MED 系统的标准备品。

第9章

颈部神经根症的内镜下颈椎椎间孔扩大术（CMEF）

内镜下颈椎椎间孔扩大术（Cenical Microendoscopic Eoramino Fomy：CMEF）是一种采用 MED 系统来治疗颈部神经根症的侵袭最少的手术，与常规开放切开的手术或者微创技术从颈部后方入路进行椎间孔扩大手术相比，如果使用 MED 系统器械技术，病变部位留置圆筒形牵开器，视野不足的硬性斜视内镜头等是其特点。MED 手术的优点是皮肤切口小，手术中软组织损伤减少，正常组织被破坏很少，出血和术后疼痛也明显减少，手术后可以早期回归社会。对于手术医生来说，在显示屏上可以观察到鲜明清晰的局部解剖图像，易于确认病变部位，由此可以进行精细的手术操作。

1 适应证与禁忌证（一般颈部神经根症的椎间孔扩大术）

■适应证
· 对颈椎病和椎间盘髓核突出症中的神经根病变采用保守治疗无效的病例。
· 无恢复倾向的肌力降低（包括颈椎症性肌萎缩症）。
· 呈进行性神经功能缺损症状的病例。

■禁忌证
· 颈椎明显不稳定（一般适用于前方固定术的病例）。
· 中央型髓核突出（从后侧入路进行摘除的病例）。

2 体位和颈椎序列的确认

全身麻醉下，患者用 Mayfield 头颅固定器固定，于俯卧位下（Reverse Trende Lenburg 体位）进行手术。因有时静脉压会下降，要特别注意低血压的情况，患者腹部避免受压。此后，通过 C- 臂 X 线透视机定位确认颈椎序列。

颈椎基本上是处于中立位。因为在伸展位，椎板之间彼此重叠，减压时可能会出现骨质切除过多的问题。如果颈椎过度地取屈曲位，则椎板间隙过大，扩张器械操作和牵开器安置时将会有危险（图 2-9-1）。

3 暴露和部位标志、骨切除范围

与 CMEL 相同，在该椎间隙设置圆筒形牵开器后，显露手术区域和确认解剖标志。在显示屏图像上，显露并暴露由上、下椎板缘和关节突关节所构成的所谓"椎板间 V（Interlaminar V）"（图 2-9-2）。从后路通过椎间孔扩大术对神经根进行减压，如图 2-9-3 所示，进行骨削刨范围包括神经根从硬膜囊分支部到外侧超出前方 Luschka 关节的部位，头、尾两端则到上、下椎弓根。后方需切除来自上关节突骨赘自后向前压迫神经根的压迫部分，使神经根与后方的解剖结构恢复到不受压的程度（Counter Part），从而达到减压的目的。从后侧方观察，颈部神经根症中神经根的主要压迫部位多数是由上关节突的内缘起 5 mm 左右出现的压迫。

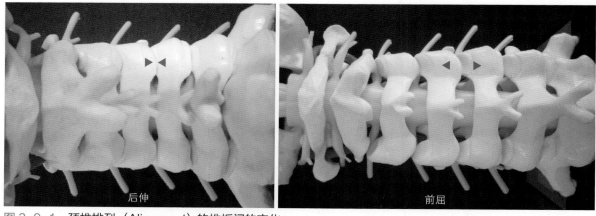

图 2-9-1　颈椎排列（Alignment）的椎板间的变化

颈椎过伸位时，椎板之间相互重叠，伸展状态时，椎板间打开。在手术时，保持恰当的颈部序列（Alignment）十分重要。

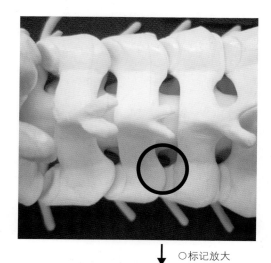

○标记放大

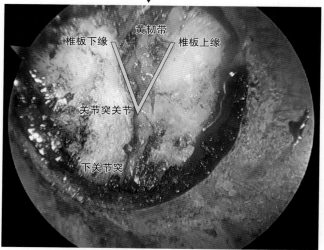

图 2-9-2　内镜颈椎椎间孔扩大术（CMEF）的实际状况
　　　　　（C5/6 左）

椎板间隙的展开与确认作为标识部位的"椎板间隙 V（Interlaminar V）"。

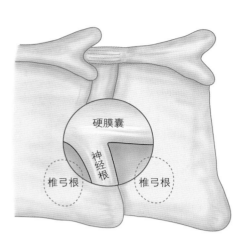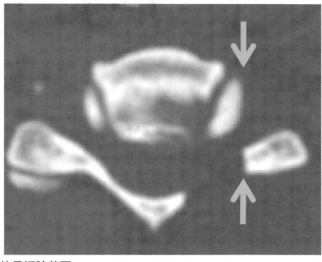

图 2-9-3　内镜下颈椎椎间孔扩大术（CMEF）的骨切除范围

头尾端以椎弓根为基准，外侧以 Luschka 关节外缘为基准。箭头符号表示骨性减压要进行到超过前方 Luschka 关节外缘的部位。

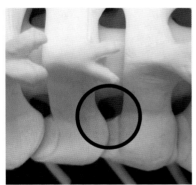

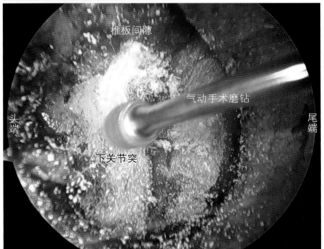

图 2-9-4　下关节突的切除

为了使上关节突显露出来，用金刚砂钻切除下关节突。

4 骨切除的实际操作

MED 系统除了圆筒形牵开器和内镜以外，经常使用的手术器械包括 Midas Rex . Legend 这种弯头金刚砂气动手术磨钻（ϕ3 mm 和 ϕ2 mm 规格）、微型球头形探钩、微型刮匙等的精细手术器械（Fine Instruments），如图 2-9-4（C5/6 左 CMEL）所示，用直径 3 mm 的金刚砂钻头进行近侧脊椎下关节突内缘的骨切除。用微型球头形探钩触探椎弓根的位置，加以部分切削。接着，像图 2-9-5 ~ 图 2-9-7 那样，对切除下关节突之后显露出的上关节突的前端及内缘进行切除。远端的骨切除与近端一样，一直到能触知远端椎弓根为止。对于椎间孔外侧的骨切除，进行操作时应充分注意避免出血。

5 软组织的处理

如果能充分地进行上述"近远两端到椎弓根，外侧到 Luschka 关节"范围内骨切除，便能从软组织的下面观察到被减压的神经根的搏动，由此，亦可将其视为减压已经完成。神经根周围的软组织被称为围神经膜（Perineural Membrane），是一种很容易出血的静脉丛所覆盖的组织。当需要将突出髓核摘除，使神经根显露时，先锐性切开或者切除黄韧带，一直到硬膜囊外缘水平，然后将黄韧带末端向上方抬起，并逐渐向近端游离，同时对显露出来的静脉进行双极电凝止血（图 2-9-8、图 2-9-9）。

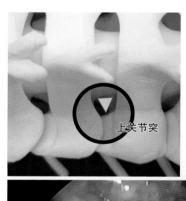

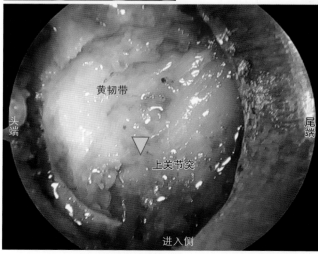

图 2-9-5　显露出来的上关节突
应切除部位在上关节突的中枢神经内侧的范围。

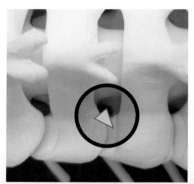

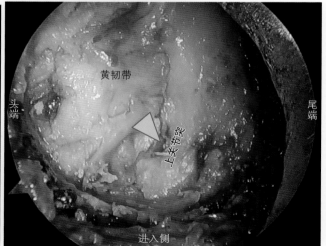

图 2-9-6　上关节突的切除
用球磨钻（金刚石钻头）切除上关节突。

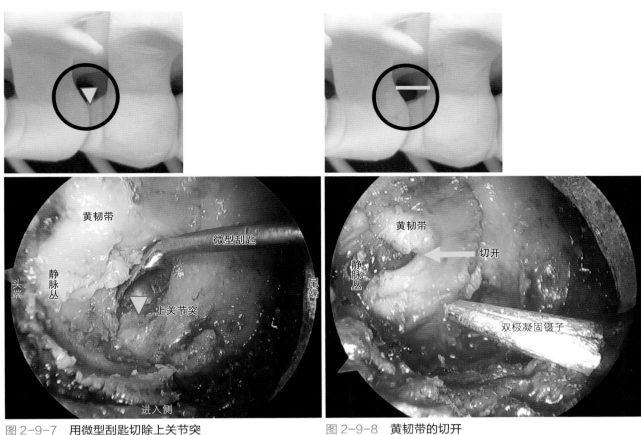

图 2-9-7 用微型刮匙切除上关节突
用金刚石钻减薄（Thinning）上关节突，再用微型刮匙进行刮除，则出血也会减少。

图 2-9-8 黄韧带的切开
为使神经根显露并予以确认，在硬膜囊外缘附近施行黄韧带的纵向切开。有时静脉丛会出现在其正下方，因此须慎重进行操作。

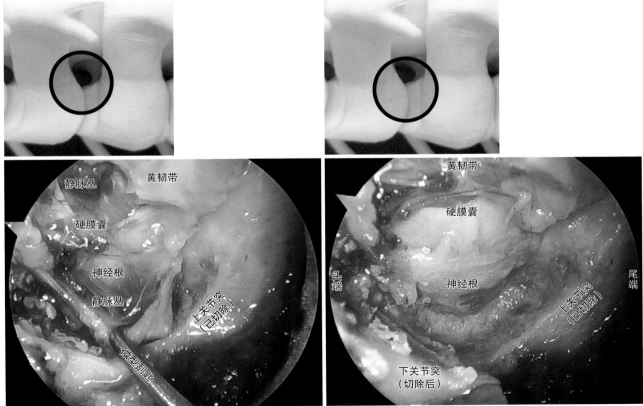

图 2-9-9 黄韧带、围神经膜（Perineural Membrane）的处理 图 2-9-10 已显露的神经根
从黄韧带中间间隙进入并向末梢揭开，随时进行止血。

> **要点**
>
> 神经根显露（图 2-9-10）前，必须充分进行骨切除。如果骨切除不彻底，残留部分卡压，则更加容易出血，出血后再追加骨压迫部的削除，徒然会增加操作难度。并且，随意用探针进行拨弄或插入等，也会引起出血，请务必注意。

6 确认减压和创面闭合

确认从椎弓根近、远两端及 Luschka 关节外侧为止的减压，充分止血后，留置引流管，然后即可闭合创面。

术后，基本上不需要用颈托等进行保护，患者麻醉苏醒后，在可以忍受疼痛的范围内仅仅保持安静即可。在手术中对神经根的刺激过强，有时会遗留肢体麻木和疼痛的症状。如果减压彻底，即使颈部向后过伸，也不会感到术前检查发现的那种放射痛。

参考文献

[1] Adamson TE. Microendoscopic posterior cervical laminoforaminotomy for unilateral radiculopathy: results of a new technique in 100 cases[J]. Neurosurg（Spine 1），2001，95：51-57.

[2] 中川幸洋，他. 内視鏡下頚椎椎間孔拡大術 [M]// 馬場久敏. 頚椎の手術—ベーシックからアドバンストまで必須テクニック，OS NOW instruction No. 22，東京：メジカルビュー社，2012，118-127.

[3] 中川幸洋，他. 頚部神経根症に対する内視鏡下後方椎間孔拡大術 [J]. 整外最小侵襲術誌，2007，45：2-7.

[4] 中川幸洋，他. 頚椎症性神経根症に対する内視鏡下椎間孔拡大術——短期成績の向上と低侵襲化のための工夫 [J]. 中部整災誌，2009，52：493-494.

[5] 中川幸洋. 内視鏡下頚椎椎間孔後方拡大術 [M]// 西良浩一. 頚椎・腰椎の後方除圧術，OS NEXUS No. 2，東京：メジカルビュー社，2015：52-65.

常见问题解答（Q/A）

30 在 CMEF 术中出血时什么样的止血对策是最妥当的？

中川 幸洋

使用内镜施行椎间孔扩大手术，在显露神经根时，控制其周围的静脉丛或者容易出血的围神经膜组织出血是手术成功的关键。一旦出血，为了止血仅在局部填充止血材料，就对神经组织施加额外的压迫，或者为了止血而盲目使用双极电凝，这些应对措施不可避免地会对神经组织产生刺激，患者术后必然出现感觉障碍，严重的可能会诱发触摸痛、感觉过敏。如果施术者缺乏 CMEF 经验，有时会产生内镜下手术无法想象的出血量。

Fessler 等研究报道称，在初始采用俯卧位手术的病例，平均出血量 247.1 mL/ 节段（30 ~ 800 mL），手术时间是 140.1 min/ 节段（75 ~ 530 min）。就是说，有 1 个椎间隙的内镜下颈椎椎间孔扩大术（CMEF）中，出血量可以达到 800 mL，手术时间最长 530 min 的病例记录。可以说，在内镜下颈椎椎间孔扩大术（CMEF）中，对出血的控制是手术成功的关键。

以下介绍一下出血的应对方法。

◆ 以坐位姿态进行手术

用 Mayfield 固定头颅后，患者取坐位手术（图 2-9-11）。最初接受内镜下颈椎椎间孔扩大术（CMEF）的 Adamson 医师，也是采用该体位施行手术的。一般认为，这一姿势是降低静脉压、减少出血的最好体位，但随着手术时间的延长，该体位会产生空气栓塞等麻醉管理上的问题，因此，与麻醉科医师的合作不可或缺。

◆ 避免出血，切实按照止血操作规范（外科手术常规程序：Surgical routine）操作（图 2-9-12）

难以控制的出血常常是由于探针和椎板咬骨钳等器械盲目操作而引起的。非常重要的是，必

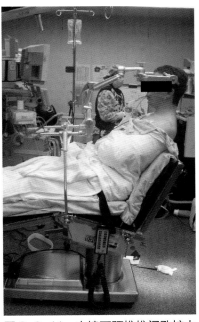

图 2-9-11　内镜下颈椎椎间孔扩大术（CMEF）的体位（坐位）

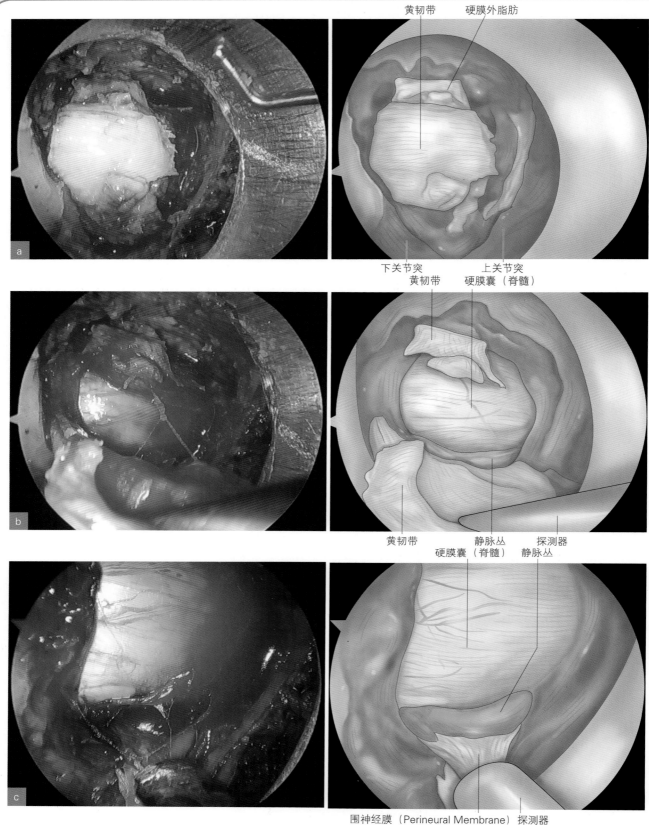

图 2-9-12　(a~c) 内镜下颈椎椎间孔扩大术（CMEF）时出血的对策 [39 岁，男性，内镜下颈椎椎间孔扩大术（CMEF）
　　　　右 C6/7，俯卧位手术]

a：首先要进行充分的骨切除减压。本例中，为了同时解除并发的脊髓压迫，最初施行内镜下颈椎后路减压术（CMEL），接着过渡到内
镜下颈椎下椎间孔扩大术（CMEF）。骨切除要超出头尾两端椎弓根，至 Luschka 关节外侧的附近为止。

b：在硬膜囊外缘将黄韧带进行纵向切开之后，掀起黄韧带并向外侧翻转，使神经根显露。该过程中，要反复观察神经根周围的静脉丛是否出血。

c：用带有冲洗装置的双极电凝等对静脉丛出血部进行止血。

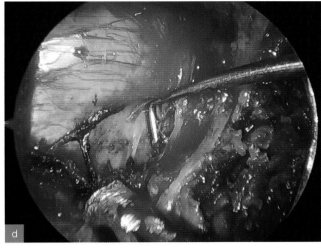
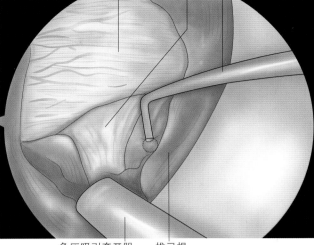

硬膜囊（脊髓）　神经根　球形探测器

负压吸引牵开器　椎弓根

图 2-9-12　(d) 内镜下颈椎椎间孔扩大术（CMEF）时出血的对策 [39 岁，男性，内镜下颈椎椎间孔扩大术（CMEF）右 C6/7，俯卧位手术]

d：确认神经根。

须在彻底完成骨性减压后，再行神经根显露，在脊髓硬膜囊外侧附近切开黄韧带，一边牵拉其末梢端，向上抬起仔细进行游离；一边观察神经根及其周围疏松结缔组织即围神经膜，一旦有明显出血，则立即使用输出功率在 15% 左右的双极电凝止血。

◆并非一定要勉强显露神经根

充分进行骨切除和减压（达到近、远两端的椎弓根部位及超出 Luschka 关节外侧外缘的部位），从手术效果观察到，操作到这个步骤后即使不切除黄韧带和围神经膜，减压也已经很充分了，镜下可观察到从软组织下沿着神经根的途径出现搏动。到此为止结束手术操作也不会留下什么问题，症状已经得到改善。手术中原计划显露神经根，操作时一旦出现静脉丛出血，即刻止血后终止手术也是可行的。总之手术开始时，充分地进行恰当范围的骨切除减压是最为重要的。

参考文献

[1] Fessler RG, et al. Minimally invasive cervical microendoscopic foraminotomy: an initial experience[J]. Neurosurg, 2002, 51（suppl2）: 37-45.

[2] Adamson TE. Microendoscopic posterior cervical laminoforaminotomy for unilateral radiculopathy: results of a new technique in 100 cases[J]. J Neurosurg（Spine1）, 2001, 95: 51-57.

[3] 中川幸洋, 他. 内視鏡下頚椎椎間孔拡大術 [M]// 馬場久敏. 頚椎の手術―ベーシックからアドバンストまで必須テクニック, OS NOW instruction No. 22. 東京: メジカルビュー社, 2012: 118-127.

[4] 中川幸洋. 内視鏡下頚椎椎間孔後方拡大術 [M]// 西良浩一. 頚椎・腰椎の後方除圧術, OS NEXUS No.2. 東京メジカルビュー社, 2015: 52-65.

[5] 中川幸洋, 他. 頚部神経根症に対する内視鏡下後方椎間孔拡大術 [J]. 整外最小侵襲術誌, 2007, 45: 2-7.

[6] 中川幸洋, 他. 頚椎症性神経根症に対する内視鏡下椎間孔拡大術――短期成績の向上と低侵襲化のための工夫 [J]. 中部整災誌, 2009, 52: 493-494.

常见问题解答（Q/A）

31 施行 CMEF 中的前方骨赘和髓核突出囊摘除的判断标准是什么？

中川 幸洋

关于颈椎神经根症，如果采用内镜下颈椎椎间孔扩大术（CMEF），则需要在术前首先对前方入路手术操作和患者病情有深入细致的了解。因为内镜下颈椎椎间孔扩大术（CMEF）通常是从后方进行神经减压，当然对于伴随动态不稳定、轴性疼痛以及严重局部过伸的病例，有时选择前方固定方式也是妥当的（表 2-9-1）。在临床实践中单纯以 JOA 点数来决定治疗方法的判断法过于简单，需要医师综合全面地予以判断。对于患者存在上述病情，但在程度上并不那么严重的情形，可应对的入路也很多，不管是前方入路还是后方入路，哪边都行。像退行性脊柱骨关节病和颈椎椎间盘髓核突出引起的神经根症，可从后方入路进行内镜下颈椎椎间孔扩大术（CMEF），除此以外，有关是否摘除前方的骨赘或者对于髓核突出的判断，大部分的情况下，基本上能够按不摘除这一术前计划方针加以对应。

从椎间孔的解剖学特征来看，神经根最大的压迫部位是椎间孔入口部。由于对上关节突前端进行了充分切除，将骨切除至 Luschka 关节外缘，即通过 50% 左右的关节突关节切除可以得到充分的减压。基本上到此为止结束手术亦就可以，但在髓核突出的情况下，如果能使上述骨性减压后在神经根显露，髓核突出内压高的情况下往往在神经根腋下部有明显隆突，在该处摘除髓核也不困难。对于难以摘除的，并不需要勉强摘除，特别是对于髓核膨隆时，仅予后路减压，期待着随时间的流逝髓核突出会自行退缩，不应忘记这一点。

表 2-9-1 前方减压固定术和内镜下颈椎椎间孔扩大术（CMEF）的适应证

前方固定	CMEF
轴性颈部疼痛	外侧型髓核突出
正中型髓核突出等正中病变	单上肢疼痛
颈部过伸	短颈
滑脱和明显不稳定性	

 参考文献

Albert TJ. Surgical management of cervical radiculopathy[J]. J Am Acad Orthop Surg, 1999, 7: 368-376.

行 CMEF 时，解剖标志应置于何处？

中川　幸洋

　　开始施行内镜下颈椎椎间孔扩大手术（CMEF）时，需要从手术开始和手术进行中事先充分了解作为手术评估指标的解剖学标志部位。内镜下颈椎椎间孔扩大术（CMEF）如前项（171 页）中所述，首先必须充分进行骨性减压。手术开始时，要使上、下椎板间隙和关节突关节所形成的"Interlaminar V"处于手术视野中心位置（图 2-9-13）（参照 172 页，图 2-9-2）。对椎板和关节突关节的边界部加以确认，但在不易辨认的情况下，可将神外显微游离器插入关节面内，然后慢慢地往上撬，便可看到远端椎板的关节面，因此充分进行确认（图 2-9-14）。

　　预先确定关节突关节切除量的大致标准（图 2-9-15），将其骨切除成圆形。

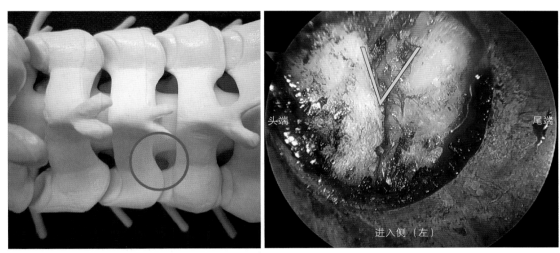

图 2-9-13　手术开始时的部位标志"Interlaminar V"

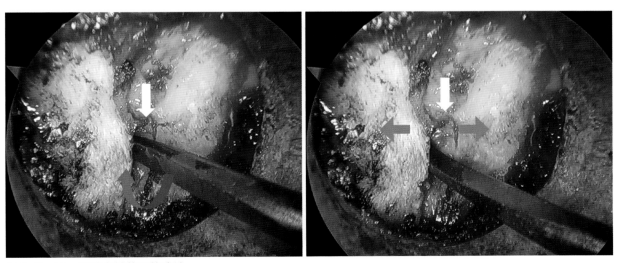

图 2-9-14　关节突关节面的确认
插入前端稍微折弯的神外显微游离器，轻轻地往上撬（左图中，红箭头标记），上下拉（右图中，蓝箭头标记），以确认下位椎板的上关节突关节面（白箭头标记）。

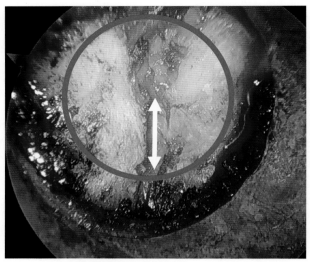

图 2-9-15　骨切除范围的大致标准
预先确定关节突关节的切除量（两箭头），以椎弓椎间关节边界
部为中心，进行骨切除，使成圆形（红圆圈）。

中川　幸洋

常见问题解答（Q/A）33　行颈椎内镜下手术时髓核突出摘除采用何种方法？

　　一般认为内镜下颈椎椎间孔扩大术（CMEF）中没有必要摘除突出的髓核，但减压以后发现，神经根明显地受到髓核的压迫而产生扁平化，在这种情况下从神经根的腋下进行突出髓核的摘除并不困难。

　　具体来说，神经根显露后（图 2-9-16a），充分地对其周围进行止血，将神经根慢慢抬起，便于进行游离，显露突出髓核（图 2-9-16b）。用手术刀切开髓核突出部的纤维环之后，用微型

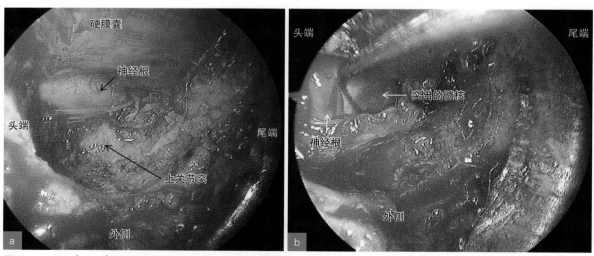

图 2-9-16　（a、b）内镜颈椎椎间孔扩大术（CMEF）中疝囊的切除
a：内镜下颈椎椎间孔扩大术（CMEF）骨性减压结束后，神经根显露出来（神经根扁平化）。
b：神经根的回缩与确认突出的髓核。

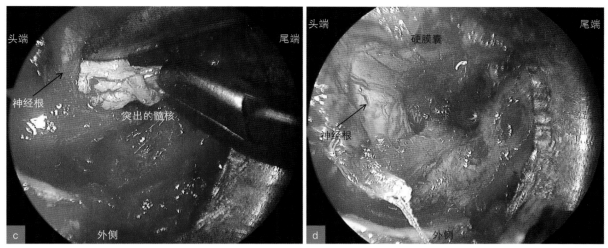

图 2-9-16 （c、d）内镜下颈椎椎间孔扩大术（CMEF）中疝囊的切除

c：摘除突出的髓核。

d：摘除突出的髓核后，解除神经根的扁平化。

球头形探钩在里面搔抓，或者用神外显微游离器来将髓核牵拉到纤维环切口附近，将髓核挤压出来以后，再用钳子拉出予以摘除（图 2-9-16c）。由于突出髓核被摘除后，自前方对神经根的压迫消失，神经根的扁平化被解除（图 2-9-16d）。

34 确认 CMEF 外侧部位的标志时的要点是什么？

中川　幸洋

　　施行内镜下颈椎椎间孔扩大术（CMEF）时，神经根减压术的目标是：对于头、尾两端方向，骨切除部的范围是能触及头尾两端的椎弓根，从内外侧来说，则需要到 Luschka 关节外侧（参照 173 页）。

　　实际上，对于直径 16 mm 的狭窄圆筒形牵开器内的视野，很难加以定位（Orientation），有时难以判断骨切除的范围究竟到了哪里。特别是 Luschka 关节的骨赘，因为从后侧入路并不能直接看到，因此术前需要通过 CT 图像预先测量从椎板和关节突关节的边界开始切除到外侧几毫米，减压就够充分。手术中，比如用球头形探钩直接测量自椎板关节突关节边界部到外侧的 5 mm 区域，进行骨的切除。至于椎弓根，可用微型球头形探钩直接接触（图 2-9-17a）。而在外侧则朝椎间孔的外侧插入探测器以探寻神经根，便可明确所施行的减压是否充分（图 2-9-17b）。

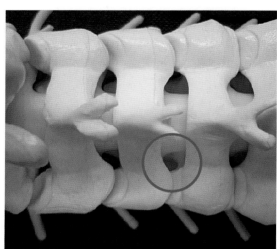

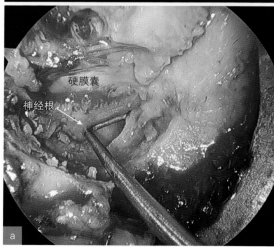
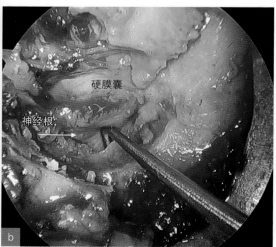

图 2-9-17　用微型球头形探钩确认释压范围
a：椎弓根的触知。
b：触知外侧的减压范围。

第10章

关于颈椎椎间盘髓核突出后路内镜下减压术的适应证和椎间盘缩小

中川 幸洋

内镜下后路对颈椎椎间盘髓核突出施行的神经减压术，一般来说虽然称不上黄金标准（Gold Standard），但根据病情和患者状况可成为有效治疗的选择。

对于颈椎椎间盘髓核突出的外科治疗，因椎间融合器（Cage）的便利性使其在前方减压固定术中被频繁应用到。作为前方入路手术的优点，即能直接摘除突出的髓核组织，可以预料术后症状即刻得到改善。另一方面，却难以避免围绕前方入路的各种重要内脏器官的并发症、术后呼吸道水肿等围术期风险。椎间隙固定以后，邻近椎间隙退变变性的发生率呈高发状态，因此将来需要注意邻近椎体间障碍。如果是从后方进入的手术，前方入路手术所特有的相关风险是不存在的，而且采用内镜下手术时，可避免产生颈部轴性疼痛，并且还能尽早获得颈部的活动性。

椎间盘髓核突出基本上可随着时间的流逝而逐渐地缩小，因此考虑手术时，应彻底理解前方入路法与后路显微内镜减压的各自的优点和缺点以及以神经症状为中心的患者的状态，综合性地确定最佳手术方案。

1 颈椎椎间盘髓核突出引起的颈部神经根症

颈部神经根症的起因是颈椎症或者椎间盘髓核突出，因此后方入路的内镜下颈椎椎间孔扩大术（CMEF）（参照第9章171页）为最佳治疗方式。对于髓核突出的病例来说，是否从后方摘除是一个问题，而椎间孔扩大术则是切除后方造成神经根卡压的上关节突部分，从而解除来自前后方向的对神经的压迫，因此从其理念来说，内镜下颈椎椎间孔扩大术（CMEF）中，未必一定要摘除突出的髓核。并且大多数椎间盘髓核突出随着时间的推移而逐渐缩小，如果从后路减压，随着岁月的流逝由髓核突出引起的压迫有可能慢慢减小。但一般认为，将直接压迫神经的突出髓核摘除，往往可能取得即刻性效果，为此，只要操作上不存在特别的困难，也可将其摘除。此时，对来自神经根周围静脉丛的出血加以控制最为重要。但对于中央型较大的突出髓核，需要将经后方进入摘除作为禁忌事项。因为在摘除大型突出的髓核过程中，有可能损伤到脊髓。

马尾部神经有其特性，神经被拉伸后出现弛缓，术后有发生不可逆神经损伤的危险性，必须牢记。

2 颈椎椎间盘髓核突出引起的颈部脊髓症

研究报道，颈椎椎间盘髓核突出引起的脊髓症，在行椎板成形术后，髓核将会逐渐地缩小。作为自后方进入内镜下颈椎后路减压术（CMEL），其目的在于解除来自后方的夹钳机制（Pincers Mechanism）。（参照162页，第二部分第8章），即使是髓核突出的病例，通过内镜下颈椎后路减压术（CMEL）进行减压，术中也能看到硬膜出现良好的搏动（图2-10-1）。其结果导致医师和患者都期待突出的髓核能够自行吸收，由颈椎椎间盘髓核突出引起的脊髓症是内镜下颈椎后路减压术（CMEL）的适应证。据之前笔者所做的调查，在接受过内镜下颈椎后路减压术（CMEL）的病例中，有椎间盘髓核突出者占90%，椎间盘膨隆者占65%，可确认作为前方压迫要素的椎间盘（突出或膨隆的椎间盘）明显缩小（图2-10-2、

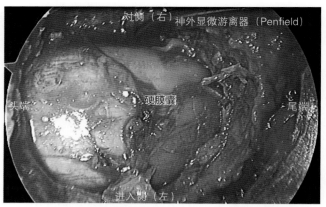

图 2-10-1 对椎间盘突出的 CMEL 手术中的硬膜囊减压
在椎间盘突出的病例下，因期待术后会逐渐被吸收，获得脊髓的充分脉动，对头、尾两端也要进行充分的减压。从图中可以知道，直至头、尾端和对侧硬膜囊的外缘，均得到了良好的减压（用神外显微游离器来确认减压的状态）。

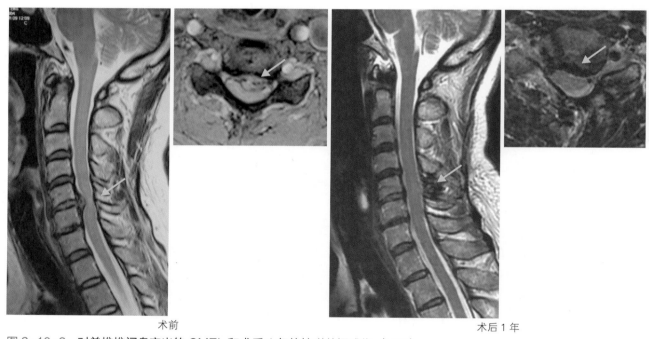

术前   术后 1 年

图 2-10-2 对单椎椎间盘突出的 CMEL 和术后 1 年的核磁共振成像（MRI）
病例：患者 54 岁，女性，因 C5/6 颈椎椎间盘突出施行了单椎间 CMEL。术后 1 年 MRI 表明，后路减压已完成，突出也消退（箭头标记）。

图 2-10-3）。由后方进入的减压可使硬膜出现搏动，至于突出髓核的吸收是由手术的促进作用还是自身演变，目前尚不明确。

这个病例的诊治经过可以作为类似患者的治疗指导。在对颈椎椎间盘髓核突出施行内镜下颈椎后路减压术（CMEL）时，头、尾两端及椎管外侧必须充分进行减压，为了保证在术中确认硬膜囊搏动，需要扩大减压的范围。对颈椎椎间盘髓核突出进行内镜下颈椎后路减压术（CMEL）的优点，除了其侵袭性低之外，还保留了颈部关节的可动域以及术后不需要进行外固定，可以尽早开始运动。但呈重度脊髓症的病例中，如果期望术后得到明显的效果，可选择利用前方入路进行突出髓核的摘除。

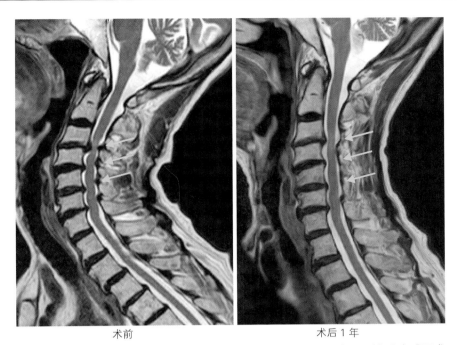

| 术前 | 术后 1 年 |

图 2-10-3　对髓核突出或膨出椎间盘引起的颈髓症实施内镜下颈椎后路减压术
　　　　　（CMEL）和术后磁共振成像（MRI）

病例：患者 87 岁，女性。C3/4 椎间盘突出，在对伴随 C4/5、C5/6 隆出椎间盘的颈髓症进行诊断的基础上，对 C3/4、C4/5、C5/6 三椎间施行了内镜下颈椎后路减压术（CMEL）。从术后 1 年的磁共振成像（MRI）中看到，除了后路减压之外，突出已消退，隆出椎间盘也明显退缩（箭头标记）。

✎ 参考文献

[1] Yoshida M, et al. Indication and clinical results of laminoplasty for cervical myelopathy caused by disc herniation with developmental canal stenosis[J]. Spine, 1998, 23: 2391-2397.

[2] Matsumoto M, et al. Relationships between outcomes of conservative treatment and magnetic resonance imaging findings in patients with mild cervical myelopathy caused by soft disc herniations[J]. Spine, 2001, 26: 1592-1598.

[3] 中川幸洋, 他. 頚椎症性脊髄症に対する内視鏡下除圧術（CMEL）[J]. 整・災外, 2014, 57: 253-258.

[4] 中川幸洋. 頚部脊髄症に対する内視鏡下椎弓形成術（CMEL）[J]. 脊椎脊髄, 2015, 28: 799-807.

第 11 章

胸髓症内镜下胸椎椎板切除术（TMEL）

野村　和教

胸部脊髓节段的内镜下减压术 [Thoracic Microendoscopic Laminotomy：胸髓症内镜下胸椎椎板切除术（TMEL）] 与颈髓症减压术相似，但在脊柱内镜下手术中是技术要求最高的手术。只要熟练掌握内镜下手术技术，也可以安全地进行操作，并且这是一种非常有用的手术方式。

1 手术适应证

在引起胸髓症的疾病中，从后方压迫脊髓的病变，仅施以后路减压术即可。具体来说，适用于胸椎黄韧带骨化症（Ossification of Ligamentum Flavum：OLF）和由于胸椎黄韧带肥厚引起的脊髓压迫。

在施行神经减压的同时，需要矫正脊柱序列的病例和需要采用固定术的病例，不在胸髓症内镜下胸椎椎板切除术（TMEL）的适用范围内。并且在胸椎黄韧带骨化症（OLF）病例中，对于硬膜囊正中部骨化粘连的，由于骨化部与硬膜的粘连度很紧密，手术中可能会发生硬膜损伤的情况下，在内镜下进行处理是十分困难的，这些情况通常不作为适用对象。合并后纵韧带骨化症的病例也不属适应证。

2 手术体位

与腰椎内镜下手术的体位相同，但是在术前，通过 C- 臂 X 线透视机下患者的正位片和侧位片确认手术节段。

3 入路与皮肤切口

胸椎黄韧带骨化症单侧骨化病例或者黄韧带肥厚的病例，可通过单侧进入施行减压手术。切开皮肤前，首先将圆筒形牵开器设置在手术节段间隙皮肤的表面，并使牵开器的壁挂靠在棘突边缘，在 C- 臂 X 线透视机下进行调节，将外侧位置设置在头端椎板下缘附近的椎间隙中心，在该部位用手术刀纵向切开

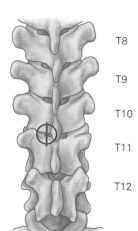

T8

T9

T10

T11

T12

图 2-11-1　单侧进入时皮肤切开的位置（T10/11）
图中蓝色的圆圈表示圆筒形牵开器的位置，红线表示皮肤切开的位置。两侧进入时，采用相同高度，皮肤切开位置位于正中，分别在左、右深筋膜进行切开操作。

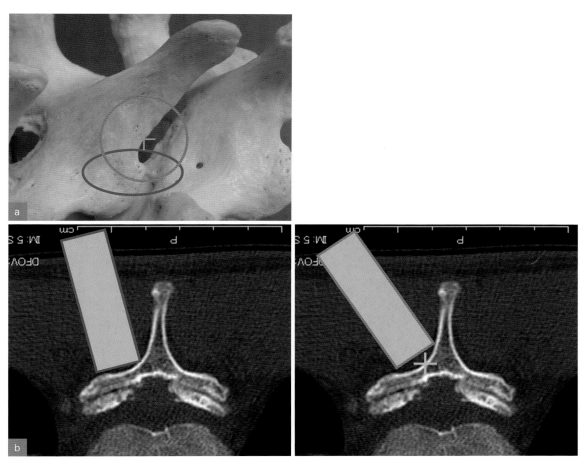

图 2-11-2　圆筒形牵开器的角度

a：图中为设置圆筒形牵开器，使其与椎板接触时的情形（蓝圆圈）。设置时，在上位椎板的末梢端节段（Level），使棘突从椎板突起的部位（十字标识）进到圆筒形牵开器的中心位置（红圆圈）。

b：图中为 CT 图像上角（T10/11）来表示的圆筒形牵开器的角度。左图相当于上述的蓝圆，右图相当于红圆圈和十字符号。

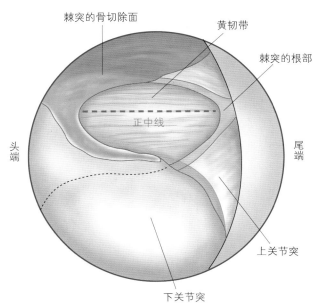

图 2-11-3　切除棘突后对正中线的确认

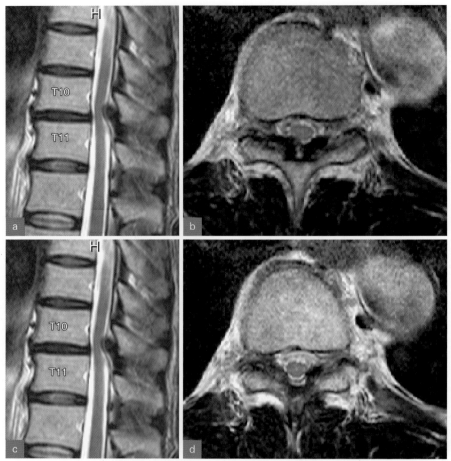

图 2-11-4 （a~d）单侧进入两侧减压的病例（76 岁，男性，T10/11 左侧进入）
a、b：术前磁共振成像（MRI）T2 加权像（T10/11）。
c、d：术后磁共振成像（MRI）T2 加权像（T10/11）。

皮肤约 17 mm（图 2-11-1）。

胸椎黄韧带骨化症（OLF）的两侧均存在韧带骨化的病例中，通过两侧进入方式进行减压。皮肤切口位于后正中线，切口长 17 mm，利用一个切口便可以在左侧和右侧分别进行减压操作。

4 圆筒形牵开器的设置

切开皮肤后，切开筋膜。首先是施术者以食指劈裂棘突两侧的肌肉，用食指指端做导引触及头端椎体的棘突和椎板下缘，以头端椎板为目标，按直径从小到大的顺序依次插入扩张器，最终完成圆筒形牵开器的设置。

如果在胸椎节段插入圆筒形牵开器，常常在其内侧有棘突根部干扰，在外侧有横突干扰，通常将圆筒形牵开器的前端设置于关节突关节的正上方。实际上想要减压的椎管中心线位于棘突的正下面，因此在近端椎板末梢边缘，圆筒形牵开器正确的设置区域为棘突丛椎板凸起部，这样手术区域才能进入内镜的中心区（图 2-11-2）。

5 切除椎板

在透视下再次确认手术节段后，用高速气动手术磨钻（直径 3 mm 金刚砂钻头）进行削骨。以棘突

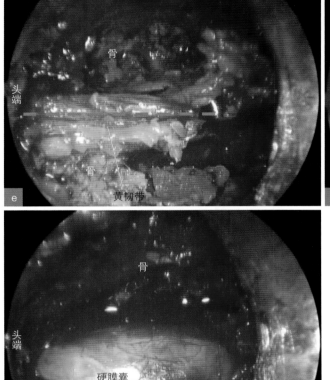

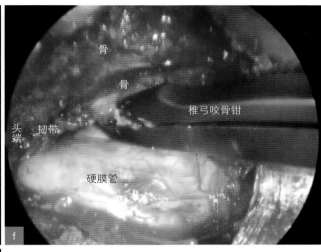

图 2-11-4 （e~g）单侧进入两侧减压的病例（76 岁，男
性，T10/11 左侧进入）

e：手术中照片（骨切除后），蓝虚线表示中心线。
f：手术中照片（对侧的处理）。
g：手术中照片（减压结束）。

的起始部为中心，头端椎板沿左右方向一点点地进行骨切除，同时对尾端椎板的上缘也稍微进行骨切除。
如果能确认椎板的形状（U 字形）和尾端棘突起始部的上缘，即能容易地推定椎管的正中线（图 2-11-
3）。这样切除头端椎板时进行向头端推进的操作时可保证骨切除区左右对称。以单侧进入进行两侧减压
时，暂时将圆筒形牵开器稍微往外拔，然后用手术磨钻再将阻碍圆筒形牵开器设置的棘突根部削除少许，
接着重新将圆筒形牵开器放置到正中方向，则可不挤压硬膜而使对侧的处置变得容易。

对椎板继续进行骨切除，直至近端方向的黄韧带正中起点部被自然剥落为止。以此为中心，朝近端
方向，左右对称地逐步推进椎板切除。而对外侧部，骨切除应直至关节突关节内侧缘为止，要预先将上
关节突内侧缘切削成喇叭状（图 2-11-4e）。如果充分进行椎板切除，则能通过黄韧带看到硬膜囊的搏动。

当黄韧带出现明显的骨化时，用手术磨钻削刨骨化部，使其减薄（图 2-11-5 g）。

6 黄韧带的摘除

在中线部用球头形探针将黄韧带沿间隙划分成左、右 2 片。从硬膜与黄韧带之间分离，如果感觉有
阻力，切勿勉强操作，可从容易分离的部位先行游离。如果无大的粘连，可以从正中将黄韧带左、右分
开，然后用椎板咬骨钳等器械摘除黄韧带。特别是进行对侧处置时，必须注意避免椎板咬骨钳的背侧对
硬膜造成压迫（图 2-11-4f）。

对于胸椎黄韧带骨化症（OLF），要先从容易进行游离的黄韧带处着手推进手术，最后摘除骨化部。

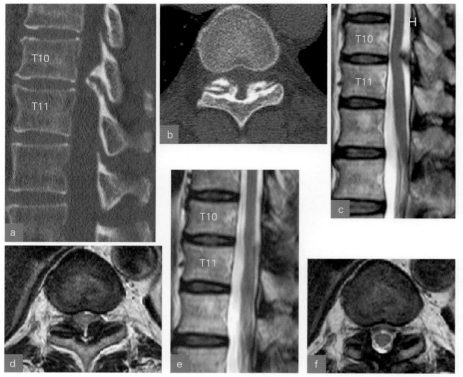

硬膜囊

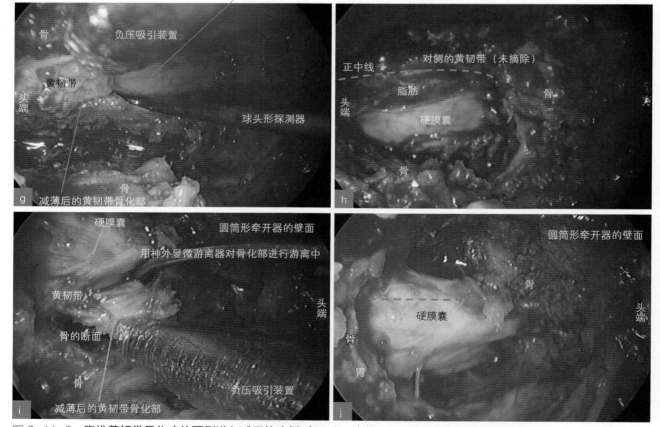

图 2-11-5　胸椎黄韧带骨化症的两侧进入减压的病例（75 岁，女性，T10/11 左侧→右侧进入）

a、b：术前 CT（T10/11）。

c、d：术前 MRI T2 加权影像（T10/11）。

e、f：术后 MRI T2 加权影像（T10/11）。

g：术中照片（用左侧进入的黄韧带骨化部游离）。

h：术中照片（左侧进入减压后. 虚线表示中心线）。

i：术中照片（用右侧进入的黄韧带骨化部游离）。

j：术中照片（两侧减压后，虚线表示中心线）。

当骨化部和硬膜的严重粘连难以游离时，绝对不可强行操作，可将发生粘连的骨化部残留在硬膜表面，在此状态下切断其周围的连续性，使骨化部向上漂浮即可。

确认已充分地减压，其范围已达到作为目标的一侧（单侧或两侧）硬膜囊的外侧缘（图 2-11-4g），冲洗后，在单侧进入手术的情况下，可留置引流管，缝合筋膜和皮下，最后施行创面闭合。在采用两侧进入手术后，仅需缝合筋膜，在对侧减压手术时，施术者应改成术侧站立位置。

7　对侧进入施行减压

胸椎黄韧带骨化症（OLF）施行两侧进入手术时，用正中同一皮肤切口行对侧筋膜切开。由于已实施椎板切除，此后进入的椎板间隙大多已有较宽敞的空间，因此首先通过手指导航来确认骨组织的解剖，此时必须注意避免将扩张器插入过深造成脊髓损伤。将圆筒形牵开器设置在近端椎板上，如果要游离软组织，可从椎板切除部确认硬膜囊。按与对侧同样的要点来扩大椎板间隙，以求减压到硬膜囊外侧缘为止（图 2-11-5j）。止血及冲洗后，留置 1 根引流管，分层闭合创口。

典型病例

a　**单侧进入两侧减压**（图 2-11-4）

患者 76 岁，男性。T10/11 的黄韧带肥厚，在左侧进入施行两侧减压。

b　**两侧进入减压**（图 2-11-5）

患者 75 岁，女性 T10/11 的胸椎黄韧带骨化症（OLF），采用两侧入路手术。首先在左侧进入，对左面的胸椎黄韧带骨化症（OLF）进行菲薄化处置，摘除后，以右侧进入的方式摘除右面的胸椎黄韧带骨化症（OLF）。

第12章 多节段手术 （Tandem Peration）

桥爪 洋

"多节段（Tandem）"原本是指串联的双驾（前后排列的两匹马）马车，后来演绎为两人乘坐的摩托车和自行车等。笔者将两名施术者对脊柱的多处病变在脊柱内镜下同时进行减压术命名为多节段内镜下手术 [Tandem Micro-endoscopic Decompression（Td-MED）]，本章节结合所积累的病例，解说其手术方式的要点。

1 对颈椎和腰椎的多节段椎管狭窄（Tandem Spinal Stenosis）施行的 Td-MED（图 2-12-1 ~ 图 2-12-4）

我们将颈椎的椎管狭窄（由发育性狭窄合并颈椎症变化导致脊髓压迫的状态）和腰部椎管狭窄并存的情况称为多节段椎管狭窄（Tandem Spinal Stenosis：TSS））（图 2-12-1）。有研究显示，多节段椎管狭窄（TSS）的发病率为 5% ~ 25%，但因各研究中抽样总体和诊断标准有所不同，日本人群中真正的发病率至今尚不清楚。根据笔者所在医院脊柱病变的数据库，从 1991 年 8 月到 2008 年 4 月期间，在对颈椎症性脊髓症、伴有发育性狭窄的颈椎椎间盘髓核突出、腰部椎管狭窄症（包括退行性滑脱症）其中任何一项的诊断中，施行手术治疗的患者共计 1313 例，在对上述患者的调查中发现，多节段椎管狭窄（TSS）的患者有 66 例（占 5%）。另外，2008—2010 年，以和歌山县内 931 名普通居民（年龄 40 ~ 93 岁）为研究对象，进行脊柱全长磁共振成像（MRI）检查，做了横断面的流行病学调查。结果在 102 名患者（11%）的影像上发现有多节段椎管狭窄（TSS）。从该数值中可以了解到，多节段椎管狭窄（TSS）绝不是

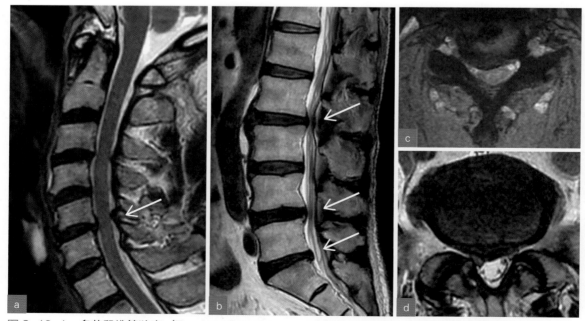

图 2-12-1　多节段椎管狭窄（Tandem Spinal Stenosis）患者（68 岁，男性）的磁共振成像（MRI）
a：颈椎矢状断面像。**b**：腰椎矢状断面像。**c**：C5/6 高位横断面像。**d**：L5/S1 高位横断面像。

罕见的病症。

对于多节段椎管狭窄（TSS）的治疗，治疗方案有以下多种：①先行颈椎手术。②先行症状强烈的部位。③颈椎和腰椎手术同时进行。笔者一直以来采取 2 名施术者同时进行颈椎和腰椎的手术（多节段串联手术）方案。作为手术方式，以颈椎椎板成形术（向左、右两面掀开式椎管扩大术）和腰椎部分椎板切除术为基础，必要时，追加腰椎后路固定术。只要医疗机构的条件允许，Td-MED 可成为老年常见的颈椎腰椎疾病并发症的一种合理的治疗方法。传统手术方法中，术者的工作空间拥挤狭窄，与这一部位的手术相比，队列手术出血量较多（手术中出血量 300 ~ 1000 mL，平均 500 mL），这是一个问题。

笔者自 2004 年以来，在多节段椎管狭窄（TSS）的手术中开展 Td-MED 技术，与以前采用的传统手术方法相比，手术中出血量已经显著减少，术后的创伤疼痛也很轻微，可以及早离床，住院天数得以缩短。在多节段手术中，同时腰椎也在内镜下进行手术，总出血量可减少，并且在高风险的病例中也能够适应。

方法 （图 2-12-2、图 2-12-3）

（1）手术室需要有一定的空间，能够设置 2 台内镜摄像机系统和 C- 臂 X 线透视系统（用于确认手术部位）。

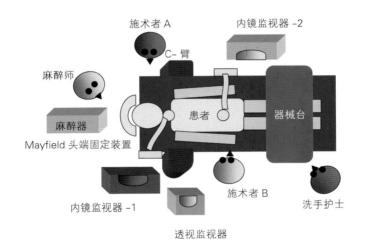

图 2-12-2　两名施术者在颈椎、腰椎脊柱内镜下同时进行手术时的布置图

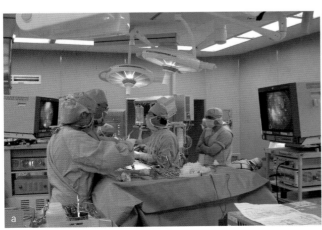
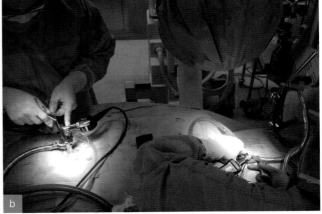

图 2-12-3　在颈椎、腰椎内镜下同时进行手术
a：手术中全景。**b**：对面右侧为头端。

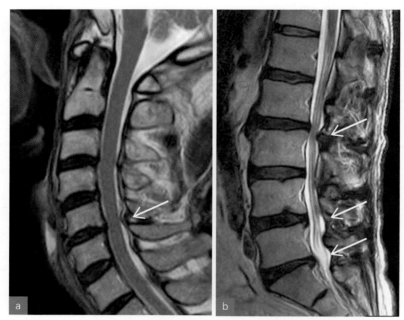

图 2-12-4　与图 2-12-1 为同一个病例的术后核磁共振成像（MRI）
箭头符号表示释压后的椎间。

　　（2）患者在 4 点支撑的手术床上，取俯卧位，头部用 Mayfield 头架固定装置固定。

　　（3）担当颈椎的施术者 A 站在患者的右侧，担当腰椎的施术者 B 站在患者的左侧（A 与 B 的站立位置左、右对调亦可）。将 2 台电视监视器设置在各施术者的对面。

　　（4）麻醉医师在患者的近端进行管理。

　　（5）洗手护士（1 名）站在患者的足侧，传递手术器械。

　　（6）手术操作要遵从颈椎和腰椎各自不同的手术方式（参照 162 页、171 页，第二部分第 8 章及第 9 章）。基本上采用单侧进入两侧减压的方式，关节突关节、棘突、棘间韧带被保留下来。

2　腰椎多部位病变的 Td-MED

　　对于腰椎多个部位受累的病例，术前对病变部位定位极为重要，除了包括步行负载后在内，对各神经根症状的详细检查之外，还要有选择性地做脊神经根鞘造影和神经根阻滞，同时避免减压范围不完全，这一点很重要。

　　然而，在马尾综合征的病例中，如果从影像学上发现多节段椎管间存在中心性狭窄，要明确责任间隙往往很困难。并且，L4/5 中心性狭窄和 L5/S1 椎间孔部狭窄二者合并时对第 5 腰神经根造成障碍的"双卡症候群"，准确地进行鉴别诊断也并非易事。关于被怀疑属于双卡症候群时的对应措施，目前因各医疗机构不同，所以在选择手术的方式上存在差异，但大致可分为以下两种选择：①首次手术即对 2 个节段同时进行减压。②先对 L4/5 进行减压，术者考虑手术过程中神经根减压的具体程度，再决定对 L5/S1 椎间孔部进行减压。选择后者的理由之一，如果用传统手术方法处理双卡症候群，则关节突关节和关节突间部的保留很难，因此将会追加固定手术。

　　对于椎间孔部狭窄，用脊柱内镜系统进入椎间孔外侧进行神经减压的低侵袭手术法是极为有用的。

　　Td-MED 最大限度地运用了脊柱内镜下手术的优点，今后或将成为一种新的微创手术方法。

方法 （图 2-12-5~ 图 2-12-10）

手术时，2 名施术者面对面站立进行手术。

（1）手术室需要有能够设置 2 台内镜摄像机系统和 X 线透视系统（用于防止手术部位误判）的宽阔场地。

（2）患者在 4 点支撑的手术台上取俯卧位。

（3）施术者 A 站立在患者的右侧，施术者 B 站在患者的左侧（A 和 B 的站立位置左、右对调亦可）。将 2 台电视监视器设置在各施术者的对侧。

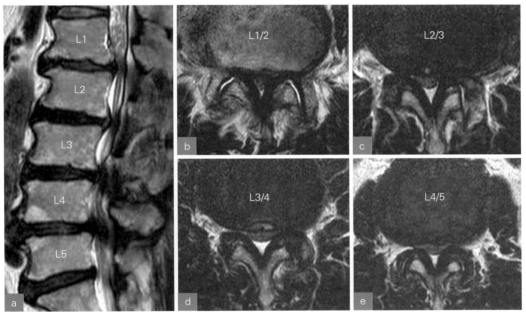

图 2-12-5　腰椎多椎间患病的实例（68 岁，男性）的 MRI 像
a：矢状位图。**b~e**：横断位图。

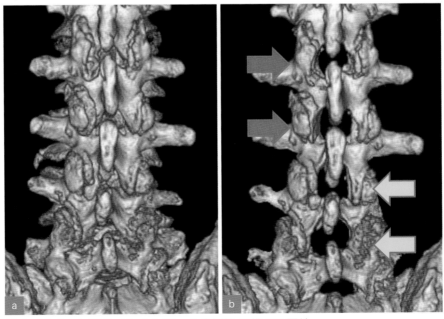

图 2-12-6　与图 2-12-5 为同一个病例的 三维 CT 图片
a：术前。**b**：术后，L1/2 和 L2/3 是从左侧，L3/4 和 L4/5 是从右侧入路单侧进入进行两侧减压。

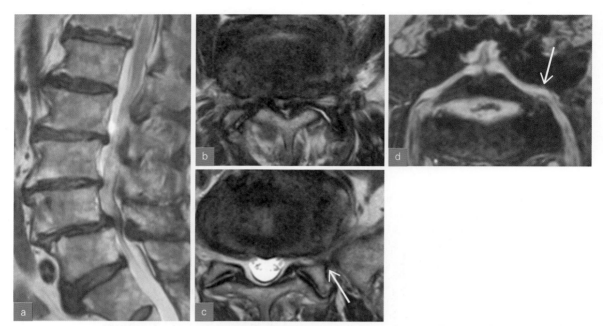

图 2-12-7　L5 神经的双卡（Double Crash）综合组患者（75 岁，女性，左侧患病）的磁共振成像（MRI）
在 L4/5 脊柱管内和左 L5/S 椎间孔部，发现了 L5 神经的压迫（箭头标记）。
a：矢状断面图。b：L4/5 横断面图。c：L5/S1 横断面图。d：3D- 磁共振成像（MRI）。

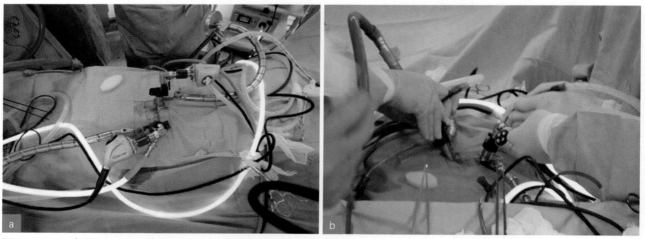

图 2-12-8　与图 2-12-7 为同一个病例的多节段手术时的配置
a：手术视野，对面右侧为头端。b：从尾端观察。

（4）用于保持圆筒形牵开器的柔性手术机械臂设置在与各施术者相同的一侧。

（5）麻醉医师在患者的头端进行管理。

（6）洗手护士（1 名）站在患者的尾端，提供器械。

（7）手术操作，对中心性狭窄按单侧进入两侧减压的术式，对椎间孔部狭窄则按椎间孔部减压术的手术技术进行操作。

　　2 名施术者站在患者左、右的哪一侧可因人而异。如果对神经根受压的部位侧进行减压，原则上应该站在患侧，而椎管的减压，则以单侧进入两侧减压为基本方式，因此要对椎管中心性狭窄进行减压，站在患者左、右哪一侧均可。与传统手术操作和显微镜下手术相比，脊柱内镜减压操作所需的作业空间

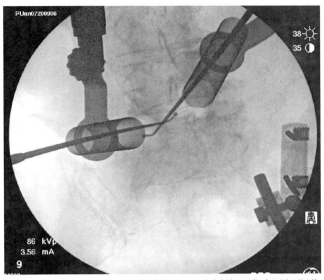

图 2-12-9 与图 2-12-7 为同一个病例的手术中透视影像
（减压结束后拍摄）

从设置在 L4/5 脊柱管（右侧进入）和左 L5/S1 椎间孔部（左外侧进
入）上的圆筒形牵开器插入的球头形探针相交叉的情形。

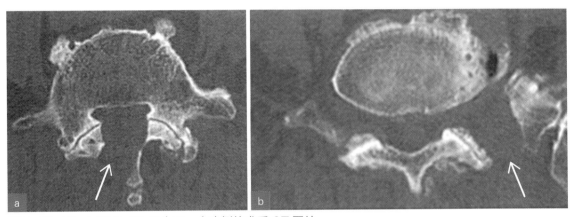

图 2-12-10 与图 2-12-7 为同一个病例的术后 CT 图片
a：L4/5 高位（右侧进入两侧降压术后）。b：L5/S1 高位（左椎间孔部减压术后），箭头标记表示减压部位。

相对较小，因此对于脊柱手术邻接部位也能设置 2 台圆筒形牵开器同时操作。如果 L5 神经为双卡症候群，对于椎间孔部狭窄从患病侧进行减压，中心性狭窄从对侧进行减压。

✎ 参考文献

[1] Epstein NE, et al. Coexisting cervical and lumbar spinal stenosis：diagnosis and management[J]. Neurosurgery, 1984, 15: 489-496.

[2] Lee MJ, et al. Tandem stenosis：a cadaveric study in osseous morphology[J]. Spine J, 2008, 8: 1003-1006.

[3] Lee SH, et al. Asymptomatic cervical cord compression in lumbar spinal stenosis patients：a whole spine magnetic resonance imaging study[J]. Spine, 2010, 35: 2057-2063.

[4] Matsumoto M, et al. Posterior decompression surgery for extraforaminal entrapment of the fifth lumbar spinal nerve at the lumbosacral junction[J]. J Neurosurg Spine, 2010, 12: 72-81.

[5] Yamada H, et al. Efficacy of novel minimally invasive surgery using spinal microendoscope for treating extraforaminal stenosis at the lumbosacral junction[J]. J Spinal Disord Tech, 2012, 25: 268-276.

第13章 术前模拟装置的开发与临床应用

中尾 慎一

　　脊柱内镜下手术具有侵袭性小、微创的优点，但同时出现的问题就是如何从极小的手术视野以及内镜独特的视野（斜视镜、鱼眼镜头和等距离投影）中把握术中定位（Orientation）并且有娴熟的手术技术。不仅如此，在上位腰椎和椎弓根之间狭窄的病例中，进入侧的对侧减压不充分和进入侧关节突关节的切除量过多成为临床上的一个新问题。同时老龄化社会迅速推进的状况下，以往的治疗方法对退行性椎管狭窄症的患者是采用脊柱固定的手术，但是伴随着并发症的增加，不得不采用低侵袭性手术，这样的患者今后会逐步增加。

　　为了放松施术者的紧张情绪，对技术未熟练的医师进行培训教育，笔者与松下医疗器械公司 [现在的 Panasonic-healthcare(公司)] 共同开展研究，为脊柱内镜下手术的应用开发出了手术模拟装置（Plissimo 2000）。本章节将向大家介绍该模拟装置，并且说明其在临床上的应用。

1　内镜下手术模拟装置的实际操作

　　笔者等开发的内镜下手术模拟装置在使用前将事先拍摄的 CT、MRI 的 DICOM 数据导入其中。可以选择使用单纯 CT 影像，或 CT 和 MRI 合并使用（图 2-13-1）。如果在内镜模式中插入摄像机，则转换为虚拟（模拟）内镜图像（图 2-13-2）。内镜模式并不单纯是放大影像。通常内镜图像是斜视镜、鱼眼镜头和等距离投影的效果相结合制作而成的图像，视野开阔的影像以独特的斜视畸变制成。因此内镜模拟装置必须能再现其畸变。此外，在骨刨削模式中，因为必须在计算机上再现高速骨切除的状况，对于制作完成的 3D 影像，并非像内镜那样产生畸变，而采用内镜信息变换后产生独特的数据重建（Volume Rendering）。本模拟系统能结合实际的视野调整斜视镜的角度，并且可结合视野的设置位置和摄像机的回转角，再现内镜下的实际影像（图 2-13-3）。在骨切除模式中，可设定气动手术磨钻头的直径，还能一

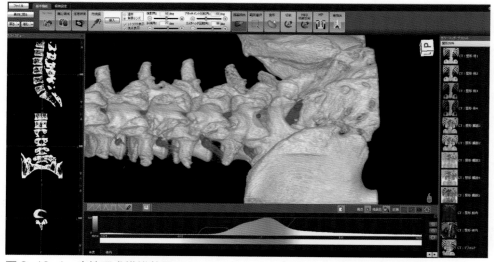

图 2-13-1　内镜手术模拟装置
影像为插入内镜前，将术前拍摄的 CT 和磁共振成像（MRI）融为一体。

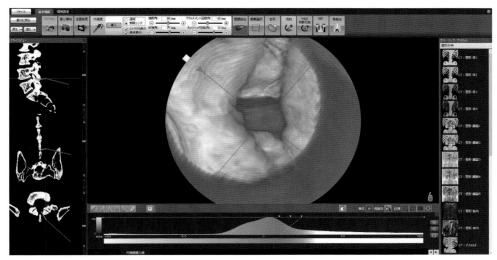

图 2-13-2　内镜模式的假想内镜图像
真实地再现了内镜的视野特性。图中的紫色部分是圆筒形牵开器，与骨接触的部分用红色显示。

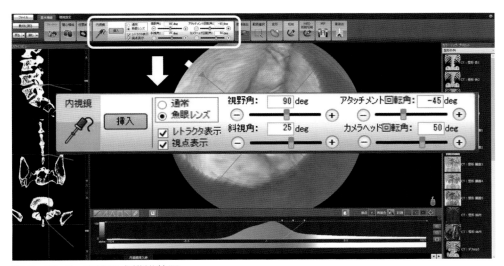

图 2-13-3　内镜手术模拟装置
在内镜模式中，能设定镜头、斜视镜角度、内镜的设置位置以及摄像机回转角。

边观察图像左侧的 CT 断面影像，一边进行骨切除。用计算机鼠标在模拟显示屏上进行骨切除。如果骨切除也能反映在 CT 断面图像中，则在 CT 断面图像中的骨切除也能顺利进行下去。同时，骨切除能按照设计予以残留，还可以阶段性地返回（图 2-13-4、图 2-13-5）。

　　以下将并列显示实际手术的影像和计算机的模拟影像。这是一位退行性脊柱严重畸形的 76 岁女性患者施行 L4/5 内镜椎板切除时的影像，因合并脊柱侧向滑脱和旋转畸形，许多结构与正常解剖有相当大的差异（图 2-13-6），但是如术前能完成计算机模拟仿真的情形，手术将会顺利地进行（图 2-13-7）。术中，阶段性地显示仿真的图像，能作为手术中的导航使用。本模拟装置是通过计算机软件来实现的，比导航系统价格便宜，导入操作容易。然而，其缺点是不能实时地显示相关信息，可以说这是模拟装置的局限。

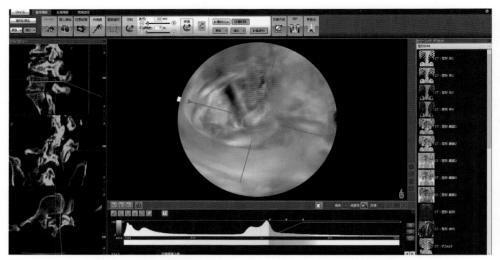

图 2-13-4　内镜模拟装置的切除方式
用假想气动手术磨钻进行骨切除。切除过程可以阶段性返回，也能作为切除计划予以保存。

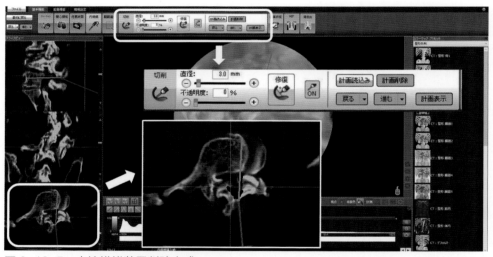

图 2-13-5　内镜模拟装置削除方式
能设定切除气动手术磨钻的直径，可以一边确认图像左面的 CT 断面图像，一边进行切除。

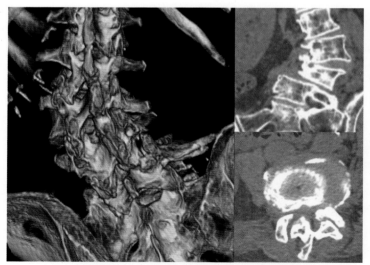

图 2-13-6　患者 76 岁，女性，退行性后侧弯的模拟图像
因有并发症，选择内镜手术，进行了模拟。

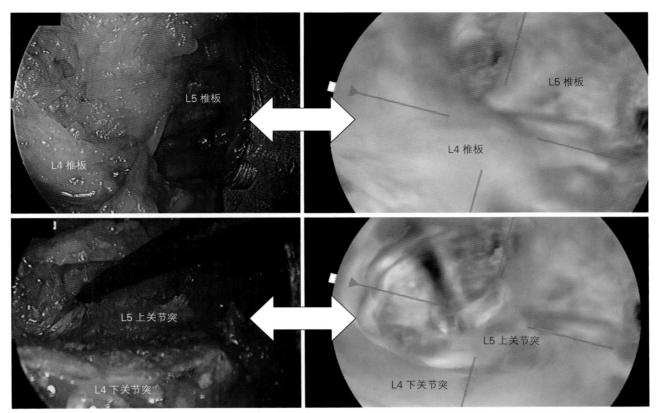

图 2-13-7　模拟装置内的假想内镜和实际内镜图像比较
单侧滑脱与旋转畸形并存，上、下椎板的位置关系和上关节突的位置与通常有差异，可通过模拟装置再现。

2 模拟装置的展望

　　本模拟装置还处在研究阶段，笔者正尝试通过利用从导航系统（Navigation System）取得的气动手术磨钻前端的位置信息，实时地显示骨切除的影像画面。在对虚拟空间中的实时骨切除影像能否再现内镜下手术骨切除的实际场景进行深入研究的基础实验中，我们已经得到了 90% 左右的再现性。实验中，我们将拍摄 CT 影像的腰骶椎模型的数据导入了导航系统 [神奇工作站（StealthStation）® S7 ®，Medtronic]，构筑起基于 CT 图像的导航系统。然后，在高速旋转气动手术磨钻（Midas Rex ®，Medtronic）和内镜视野上装设了红外线反射标志球（图 2-13-8、图 2-13-9），然后将内镜视野和气动手术磨钻的位置信息传送给模拟装置，在模拟装置上制作虚拟内镜上的实时骨切除影像。进行椎板切除时，同一椎骨的棘突上配置一个参照物，在内镜下进行了模型的椎板切除（图 2-13-10）。实际的手术中，棘突是不会显露出来的，因此要在髂骨上设置参照物（图 2-13-11）。经过对模拟内镜下进行骨切除后的 3D 图像和实际切除后模型的 3D CT 的比较，证实大体上能再现实际的骨切除状态（图 2-13-12）。在实验中，内镜图像和模拟内镜图像两者相符（图 2-13-13）。因此，我们认为实际的手术中，即使在被韧带组织所覆盖而无法确认神经的状态下，也能在手术时确认恰当的骨切除范围。本模拟装置作为导航是完全可靠的。

　　要想将导航系统上所取得的位置信息传送到其他设备上，必然产生高额的许可费，但该模拟内镜导航能再现实际的骨切除操作，作为内镜特定化的导航大有用武之地。今后，我们想探索以更低廉的价格导入该系统的方法。

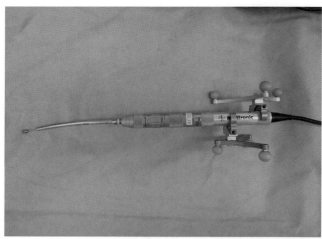 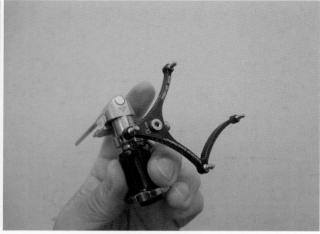

图 2-13-8　配置有红外线反射标志器（Marker）的高速气　图 2-13-9　带有反射标志器（Marker）装置的内镜
　　　　　动手术磨钻
因会产生盲点，所以配置了 2 台设备。

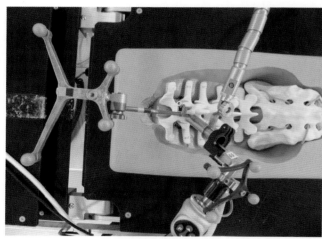 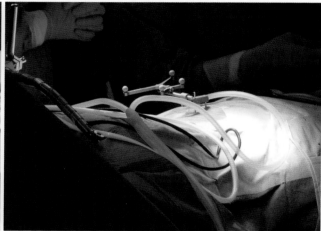

图 2-13-10　基础实验设备的构成
在棘突部装有参照物（Reference），进行模型的骨切除。

图 2-13-11　设置在右髂骨上的参照物（Reference-frame）

虚拟内镜上的椎体模型切除　　　　　　　　　　　切除后，重新拍摄的 CT 椎体模型

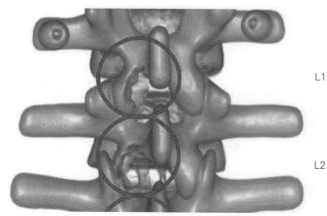 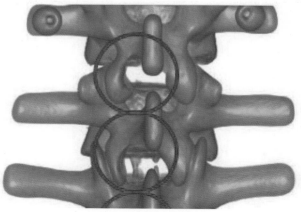

L1

L2

图 2-13-12　虚拟内镜上的切除区域和切除后 CT 拍摄模型比较
取得了 90% 以上的一致度。

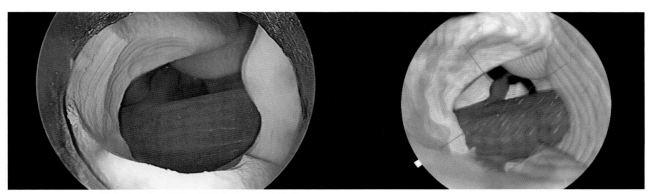

图 2-13-13　实验中的实际内镜与虚拟内镜二者的比较

同时，可真实地再现骨切除的全过程。

参考文献

[1]　Guiot BH, et al. A minimally invasive technique for decompression of the lumbar spine[J]. Spine, 2002, 27: 432-438.

[2]　Palmer S, et al. Bilateral decompressive surgery in lumbar spinal stenosis associated with spondylolisthesis: unilateral approach and use of a microscope and tubular retractor system[J]. Neurosurg Focus, 2002, 12: E4.

[3]　明石裕地, 他. 上位腰椎後方内視鏡手術における椎間関節温存率の検討 [J]. 東日本整災誌, 2008, 20: 218-222.

[4]　森　正人, 他. 脊椎内視鏡手術のための内視鏡のレンズ特性を反映したボリュームレンダリング [J]. 医療の質・安全学会誌, 2010, 5: 143-145.

第14章　导航下手术的实际操作

中尾　慎一

第14章　导航下手术的实际操作

　　在脊柱内镜下手术中，基于其极其狭小的手术视野和内镜独有的视野特性，很容易陷入丧失方向的感觉（Disorientation），不难想象，导航必然是十分有用的辅助技术。

　　手术中使用导航，将手术视野的位置信息即刻反映到手术前拍摄的影像资料上，以便协助手术中的定位。由此，施术者能够一边掌握三维定向信息，一边顺利地推进手术操作，可确保更安全、更准确地施行手术操作。最近，我们增设了能够在手术室拍摄 CT 影像的设备，在手术前使位置信息反映到由手术体位所得到的图像中，由此更准确地把握定位成为可能。

　　本章节，我们将介绍在笔者所在的医疗机构开展的内镜手术中导航系统的实际运用情况。

1　导航系统

　　导航系统由专用工作站用于显示影像的监视器、用于监测探针前端位置的位置探测装置构成（图 2-14-1）。在用前端位置的探测装置中，使用了红外摄像机（图 2-14-2）。红外摄像机是根据参照物（Reference-frame）和安装在手术器械上的反射球之间的相对位置关系进行定位测定的。

　　启动导航前，必须登记手术前拍摄的患者的图像和参照物的位置关系。该操作是作为登录（Registration）的程序。作为登录方法，有表面协议（Surface Agreement）和 CT 透视图像适配登录（Fluoromatch Registrtion）（图 2-14-3）。前者要求作为对象的骨表面信息与 CT 图像立体表面信息相适配，后者则要求手术中拍摄的透视图像与根据手术前拍摄的 CT 图像数据虚拟制作而成的模拟（虚拟）透视

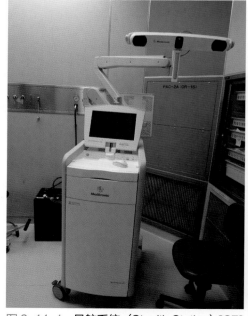
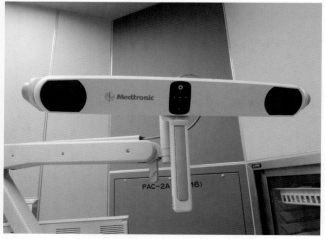

图 2-14-1　导航系统（Stealth Station）®S7®　　图 2-14-2　红外摄像机

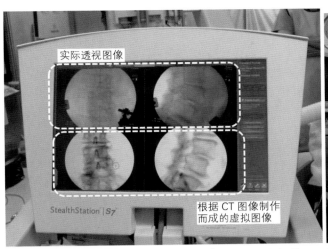

实际透视图像

根据 CT 图像制作
而成的虚拟图像

StealthStation | S7

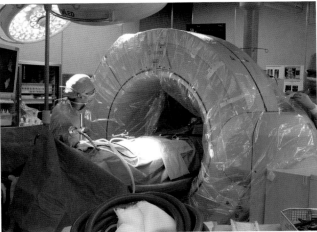

图 2-14-3　CT 透视图像配对登录（Fluoromatch Reg-　图 2-14-4　手术中 CT 拍摄装置（O-arm®，Medtronic）
istration）

图像相适配。手术中安装参照物之后，要使其与导航透视影像以及和 O- 臂机® 等手术中拍摄装置（图 2-14-4）联动，不需要登录作业。导航是一种十分方便的工具，但是并非在任何状态下都能保持其精度。设置骨骼作为参照物的精度不存在问题，但如果其间隔有关节，手术中也有可能发生移位。另外参照物本身也有可能出现松动。因此一旦导航和自己的感觉不协调，必须再次确认后再工作。

2　脊柱内镜下手术中导航的实际操作

笔者使用的是 Medtronic 公司的手术用导航系统——神奇工作站（StealthStation）® S7 ®。这里介绍脊柱内镜下手术中导航的操作步骤和实际使用示例。

步骤

第一步设置参照物。在脊柱手术中，大多数设置刺入椎体的棘突上，但是在脊柱内镜下，棘突不会显露，因此在腰椎的手术中，参照物设置在髂骨上（参照 204 页，图 2-13-11）。而颈椎的手术中，则是设置在固定颈椎的器械上（图 2-14-5）。第二步是登录步骤。如果使用手术前拍摄的 CT 图像进行导航，则需要登录程序。如前所述，在内镜下手术中，不会大幅度地显露骨表面，因此要进行 CT 透视图像适配登录，使手术中拍摄的透视图像与根据手术前所拍摄的 CT 数据虚拟制作而成的虚拟透视图像相适配（图 2-14-3）。应用透视图像导航或者手术中进行 CT 拍摄时需要安装参照物之后拍摄，并不需要先前的登记操作。神奇工作站（StealthStation）® S7 ® 能够与手术中 CT 拍摄装置的 O-arm®（Medtronic）（图 2-14-4）相联动，可获得手术体位放置后的影像，因此不易产生导航的误差。通常，确认部位用探针（Pointerprobe）进行，但是如果有适配器，用于在手术器械上装设反射球，甚至安装到钻头上面，便可以一边进行椎板切除，一边确认位置（图 2-14-6）。

实际病例

以下是实际应用于内镜下手术中的导航影像，供大家观览。患者，76 岁，男性，针对 L5 分离部的 L5 神经根压迫，实施了内镜的分离部减压术（图 2-14-7）。以手术前拍摄的 CT 影像为基础，用 FluoroMerge™ 进行了登记。从外侧对分离部进行了减压，并通过视频图像加以确认，再稍微推进一点就

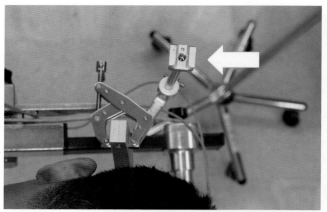

图 2-14-5　使用颈椎内镜时用于导航的参照物（reference）的安装构件（箭头标记）

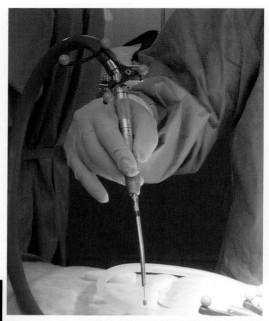

图 2-14-6　用附件安装反射标志器的高速旋转手术钻头

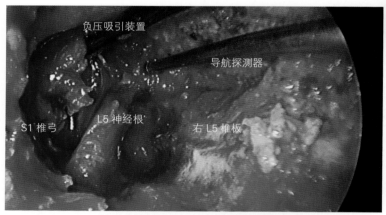

负压吸引装置

导航探测器

S1 椎弓　　L5 神经根　　右 L5 椎板

图 2-14-7　在 L5 分离部对 L5 神经根压迫的内镜下分离部减压（76 岁，男性）

到达椎管（图 2-14-8）。另外一个病例，70 岁，女性，右 L5/S1 椎间孔外狭窄症，实施内镜外侧减压（图 2-14-9）。因使用 O-arm 在手术中拍摄了 CT 图像，不需要登记作业。该导航影像表示，术中对 L5 横突和骶骨翼进行骨削除，显露腰骶韧带，以便确认关节突关节内侧（图 2-14-10）。一般认为，对通常无畸形的椎管狭窄症病例，并非均需要使用导航系统，但我们考虑，对于畸形严重的病例，椎间孔内外减压、分离部减压，使用导航系统有助于手术操作的成功进行。

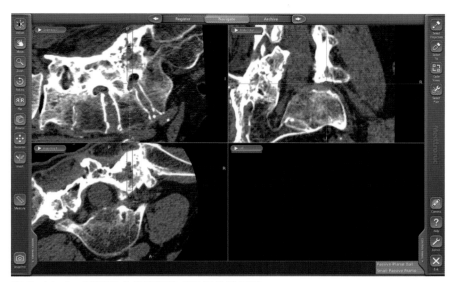

图 2-14-8 基于手术前拍摄的 CT 影像的导航
已从外侧进行分离部的减压，从影像上确认再精深一点便到达椎管了。

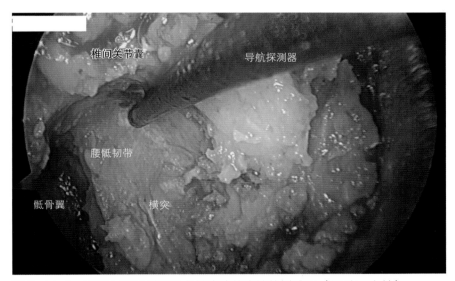

图 2-14-9 对右 L5/S1 椎间孔外狭窄症的内镜外侧减压（70 岁，女性）

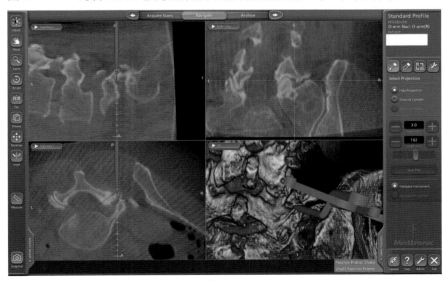

图 2-14-10 手术中拍摄 CT 的导航中摄影 CT
已确认 L5 横突与骶骨翼、椎间关节的内侧。

第三部分

并发症对策篇

第 1 章

引自日本骨科学会的报告

岩崎　博

根据最新的报告显示，在 2014 年的 1 年期间，日本有 328 家医疗机构施行了脊柱内镜下手术，除了经皮内镜下椎间盘切除手术（PED）外，后路内镜下手术上升到 12,094 例。这种使用 MED 系统的脊柱后路内镜下手术，作为对脊柱退行性疾病的微创手术方法已经确立了坚实的地位（图 3-1-1）。

为了向全体国民提供高安全性的内镜下手术，在日本骨科学会内新设了医疗安全对策委员会分会，自 2005 年开始，该委员会每年开展全国问卷调查并且举办报告会。2005 年的 1 年内，在 208 家医疗机构共施行 4,215 例脊柱内镜下手术。这期间并发症事件的报告件数有 66 例（1.6%），按其分类，报告中发生硬膜损伤的数量最多，共 44 例（1.1%），神经并发症 5 例（0.1%），术后血肿 4 例（0.1%）。

2009 年脊柱内镜下手术的现状显示，在 252 家医疗机构中手术 7,543 例，并发症发生数 186 例（2.47%）。在这 186 例内，有记载内容的并发症 86 例，硬膜损伤最多，有 61 例（70.9%），神经根症 3 例（3.5%），节段定位错误 3 例（3.5%），术后血肿 2 例（2.3%）。

最新的报告显示，2014 年的 1 年间，有 328 家医疗机构（回答问卷调查的医疗机构占 27.3%）施行了脊柱内镜下手术，除了经皮手术外，后路内镜下手术数上升到 12,094 例（占全部脊柱内镜下手术的88.1%）。数据表明，实施医疗机构数以及手术件数如图 3-1-1 中所示，呈现逐年增加的态势。2014 年 1 年的并发症发生状况显示，全部并发症有 361 例（2.63%），与手术例数相同，呈增加倾向。为了将并发症的发生控制在最小限度，请灵活运用本手册。

2014 年的并发症事件同往年一样，硬膜损伤最多，有 248 例（68.7%）；其次是发生血肿较多，38 例（10.5%）；神经根和马尾损伤 24 例；感染 16 例；节段定位错误 15 例。作为其他并发症事件的内容，报告中有关节突骨折、引流管边缘渗液以及各种改良方法等（表 3-1-1~ 表 3-1-3）。特别是同一年度在透析患者中并发感染，偶发事件等级达到 5 级，考察结果表明，即使是微创手术，也必须时刻要将感染风险和疾病症状恶化的可能性放在心中。

脊柱内镜下手术存在一定的学习曲线（Learning Curve），存在内镜特有的并发症，这是事实，重要的是要充分地理解并发症的特点，熟悉其注意事项及处置方法。

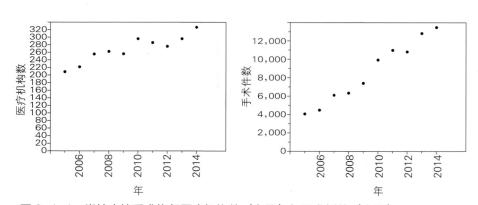

图 3-1-1　脊柱内镜手术施行医疗机构数（左图）与手术例数（右图）
（日本骨科学会脊椎脊髓病委员会：脊柱内镜手术的现状——2014 年 1 月—12 月手术实施状况调查。偶发事件报告综合结果。日本骨科学会杂志，90：41-47，2016 年修订）。

表 3-1-1　各手术偶发事件内容（腰椎后路椎间盘切除术）

偶发事件内容	例数	频度 / （%）
硬膜损伤	103	70.5
神经根、马尾损伤	8	5.5
节段（Level）误认	5	3.4
关节突骨折	3	2.1
传统手术法改良	8	5.5
血肿	13	8.9
感染	4	2.7
引流管漏	1	0.7
复发	1	0.7
合计	146	

（日本骨科学会脊柱脊髓病委员会：脊柱内镜下手术现状——2014 年 1 月—12 月手术实施状况调查与偶发事件报告统计结果。日本骨科学会杂志，90：41-47，2016 起变更）。

表 3-1-2　各手术偶发事件内容（腰椎椎板切除术）

偶发事件内容	例数	频度 / （%）
硬膜损伤	115	76.2
神经根、马尾损伤	5	3.3
节段（Level）误认	7	4.6
传统手术法改良	3	2.0
血肿	17	11.3
感染	4	2.6
合计	151	

（日本骨科学会脊柱脊髓病委员会：脊柱内镜手术现状——2014 年 1 月—12 月手术实施状况调查与偶发事件报告统计结果。日本骨科学会杂志 90：41-47，2016 起变更）。

表 3-1-3　各手术偶发事件内容（颈椎后方）

偶发事件内容	件数	频度 / （%）
硬膜损伤	11	52.4
神经与脊髓障碍	1	4.8
节段（Level）误认	1	4.8
感染	5	23.8
血肿	3	14.3
合计	21	

（日本骨科学会脊柱脊髓病委员会：脊柱内镜手术现状——2014 年 1 月—12 月手术实施状况调查与偶发事件报告统计结果。日本骨科学会杂志，90：41-47，2016 起变更）。

✎　**参考文献**

[1]　日本整形外科学会脊椎脊髄病委員会. 脊椎内視鏡下手術の現状——2014 年 1 月～12 月手術施行状況調査・インシデント報告集計結果 [J]. 日整会誌，2016，90：41-47.
[2]　山本博司. 日本整形外科学会脊椎内視鏡下手術・技術認定医制度の発足について [J]. 日整会誌，2004，78：476-482.
[3]　長谷川　徹，他. 日本の内視鏡下技術認定制度と脊椎内視鏡下手術の現状 [J]. 日整会誌，2006，80：754-761.
[4]　長谷川　徹，他. 脊椎内視鏡下手術の現状——2009 年 1 月—12 月手術施行状況調査・インシデント報告集計結果 [J]. 日整会誌，2010，84：1071-1075.

硬膜损伤：缝合

中川　幸洋

1 关于缝合

在 MED 系统中，内镜的硬膜缝合专用持针器和镊子等器械尚未正式开发出来。现在使用的是新研发的 Syncha 套件（参照 20 页）中的精巧器械（Fine Instrument），目前尚未正式在市场上出售，期待今后得到普及。持针器是采用 Byteup 型的脯氨酸线（Micro Pichuitari6-0）穿过硬膜损伤的两侧，在圆筒形牵开器外边打结，用关节镜手术中所使用的推结器（图 3-2-1）进行缝合。在狭窄的圆筒形牵开器内进行缝合，有时非常困难，特别是让线穿过两侧硬膜的操作异常艰难。缝合线的选择，根据实际状况而定，使用单端针的 Out-in-out 法或者两端针的 Bboth-inside-out 法（图 3-2-2、图 3-2-3）。

另外，在圆筒形牵开器内的缝合依赖于施术者的经验和技术，要在操作困难的情况下，很快关闭硬膜漏口。此时如果适度延长皮肤切口，并且部分切除近端椎板和棘突，加设热尔皮（Gelpi）牵开器等，则此后的操作会变得容易些。

2 关于脑脊液的渗漏

硬膜损伤后，不可对置留的引流管使用负压吸引。引流是针对常压下自然排出的那部分积液。在手术视野内，如果脑脊液（Cerebro Spinal Fluid：CSF）的渗漏不明显，术后的问题就比较少。有时如果去掉引流管后，脑脊液继续从引流管口不断渗出来，最好再次用补丁等方法对硬膜损伤部进行修补。即使

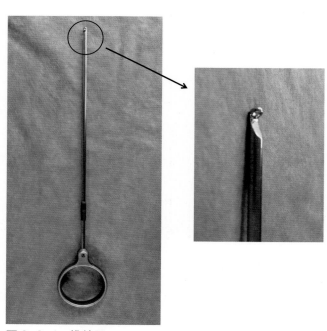

图 3-2-1　推结器
在圆筒形牵开器外打个结，用本工具将其推压到牵开器内。

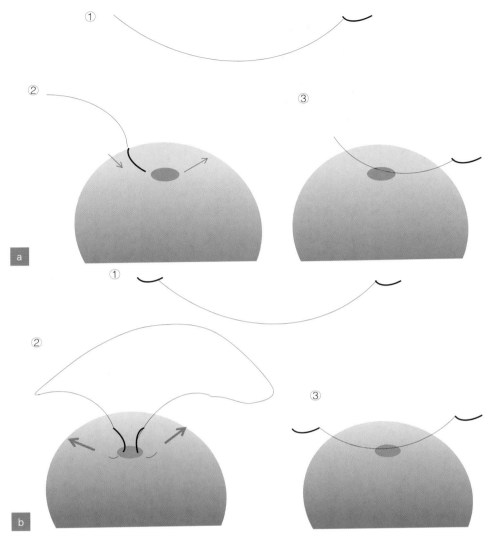

图 3-2-2 **缝合线的选择**

a：用带针的缝合线（单针），从硬膜外侧穿入内侧，再让缝合线穿到对侧硬膜的外侧，然后打个结。
b：用带针的缝合线（两针），两端均从硬膜的内侧穿到外侧，再在硬膜的外侧打个结。

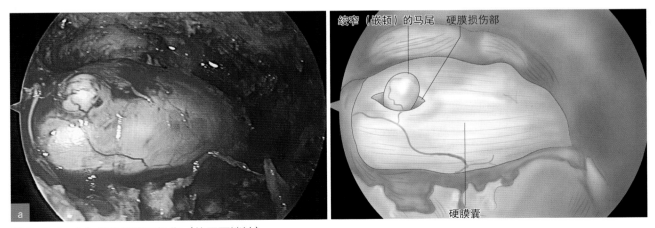

图 3-2-3 （a）缝合的实际操作（使用两端针）

a：如果马尾从硬膜损伤部喷出，须将神经回纳（Reduction）。

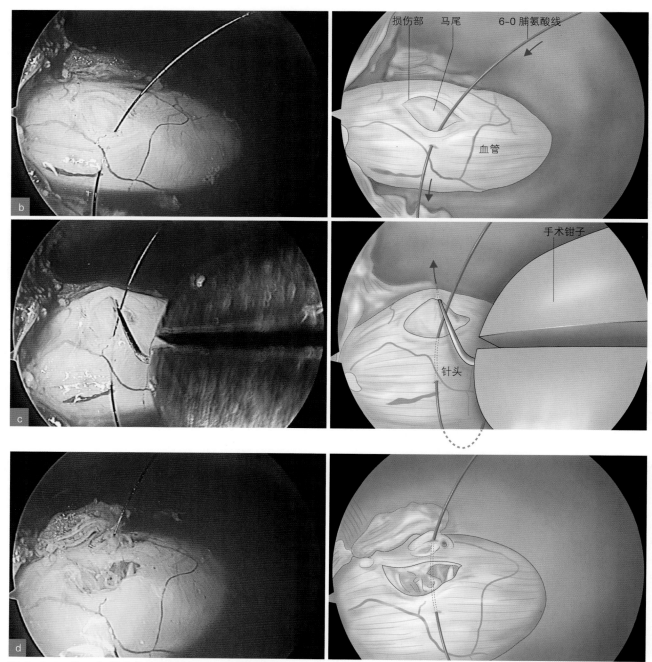

图 3-2-3　（b~d）缝合的实际操作（使用两端针）

b：用两端针在单侧从硬膜的内侧穿到外侧。

c：另一端的针也从硬膜的内侧穿到外侧。

d：缝合线穿过后打个结。

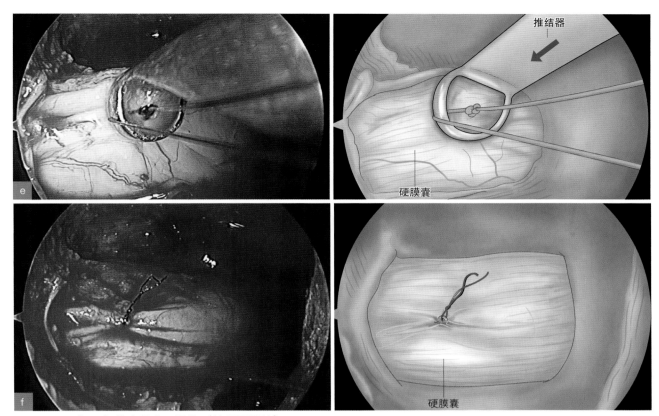

图 3-2-3 （e、f）缝合的实际操作（使用两端针）
e：在牵开器外打个结后，用推结器来闭锁结。
f：缝合处。

在引流瓶里有大量积液，也不可中途随便排放。无论在内镜下手术中还是脊柱常规开放手术中，如果在引流管内脑脊液排出量突然增加，则有引起小脑和颅内出血的危险性，对这一点医师必须有清醒的认识。

🖊 **参考文献**

[1] 中川幸洋. 内視鏡下手術合併症防止のための工夫 [J]. MB Orthop, 2012, 25: 61-69。

[2] 中川幸洋，他. 低侵襲手術の合併症対策—内視鏡下手術における合併症対策 [J]. 整形外科 Surgical Technique, 2015, 5: 301-307.

[3] Hashidate H, et al. Cerebellar hemorrhage after spin surgery[J]. J Orthop Sci, 2008, 13: 150-154.

第3章　硬膜损伤：补丁技术

岩崎　博

　　在脊柱内镜后路减压手术中，发生率最高的并发症是硬膜损伤，据日本骨科学会脊柱脊髓病委员会提出的报告显示，2014 年的并发症与往年相同，硬膜损伤 248 件（68.7%），是最多的并发症。

　　开展内镜下手术伊始，运用神外椎板咬骨钳的前端部进行盲目下的操作造成硬膜微小损伤是最常见的并发症，有些情况下，甚至还伴随着神经损伤和马尾嵌顿，这是必须引起注意的。对于特别狭窄的部位，如果要插入神外椎板咬骨钳等锐性工具的前端，必须注意要有一定的操作空间。随着手术技术的提高，这类损伤的发生频度逐步减少，但有时也会因游离操作等造成针孔损伤。

　　如果发现马尾嵌顿，在马尾终丝回纳后，需要进行硬膜缝合，在对侧和神经根附近受到损伤的情况下，内镜下的缝合很困难，有时需要将手术转换成开放手术。在针孔小口和较短的硬膜损伤的情况下，可以在漏口上覆盖纤维蛋白黏糊或者将游离的单个脂肪细胞或几个细胞群进行粘贴修补，应用纤维蛋白糊结合细胞片，或是补丁技术进行修补。

　　2008 年，芝山（Shibayama）等发表了在硬膜损伤部用纤维蛋白糊、丙交醋双聚合物片粘贴（Polyglactin Sheet）补丁加以修复的方法。笔者所在的医院也使用此方法进行了修复。将创伤被覆材料（Baikulimesh®neoveil®）

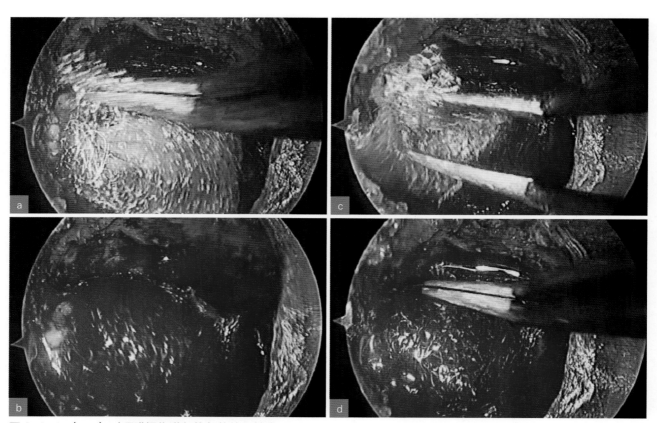

图 3-3-1　（a~d）对硬膜损伤进行修复的补丁技术
a、b：粘贴第 1 片创伤被覆材料（neovweil®）。**c、d**：粘贴第 2 片创伤被覆材料（neovweil®）。

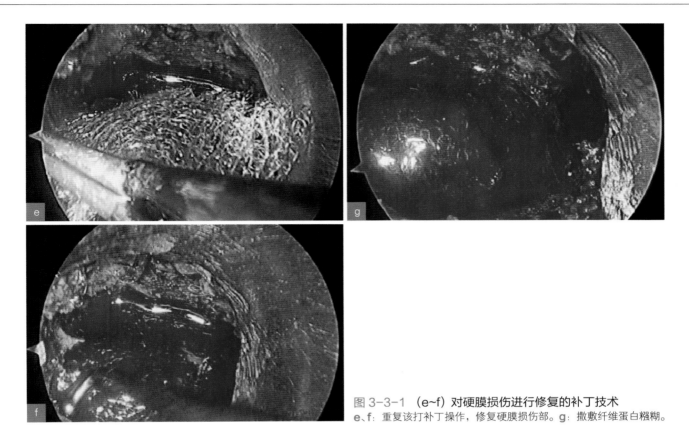

图 3-3-1　(e~f) 对硬膜损伤进行修复的补丁技术

e、f：重复该打补丁操作，修复硬膜损伤部。g：撒敷纤维蛋白糨糊。

切成 5 ~ 12 mm 的正方形，事先在玻璃器皿上，浸渍少量的纤维蛋白液（A 液）。然后将它粘贴并压接在硬膜损伤部位以后，喷上凝血酶液（B 液）进行凝固固定。重复该补丁的处置过程，以形成多重补丁层的形式进行修复（图 3-3-1）。

使用了此项技术后，如果需要施行硬膜囊和神经根的追加减压，则会带来很大困难，预先需要完成必要的神经减压。在此情况下，可以用本谢（Bensheet）等神经保护片来保护硬膜损伤部，以抑制脑脊液流出的状态下再行减压操作流程即可。

通常，笔者在硬膜修复后放置引流管，不做负压吸引而让积液自然流出。另外，尽管使用补丁技术，在手术结束时没有明显的脑脊液漏出，但是在少数患者的手术后，由于排便等有加大腹压的动作后，出现脑脊液流出的情况，因此手术后的观察也很重要。脑脊液持续流出和量的增加有引起头颅内出血的危险性，要对其有充分的认识并细心观察，这十分重要。

参考文献

[1]　日本整形外科学会脊椎脊髓病委员会. 脊椎内視鏡下手術の現状——2014 年 1 月—12 月手術施行状況調查・インシデント報告集計結果 [J]. 日整会誌, 2016, 90：41-47.

[2]　Shibayama M, et al. Patch technique for repair of dural tear in microendoscopic spine surgery[J]. J Bone Joint Surg, 2008, 90-B: 1066-1067.

[3]　中川幸洋. 内視鏡下手術合併症予防のための工夫. 特集　腰椎内視鏡手術における私の工夫 [J]. MB Orthop, 2012, 25: 1-6.

第4章 髓核突出复发

南出 晃人

　　为了预防髓核突出的复发，术中用球头形探钩对神经根的周围和硬膜囊腹侧进行充分的探查，避免手术中残留髓核，这一点很重要。髓核块往往会在后纵韧带的腹侧沿着椎体后壁移动，因此在这个口袋状的间隙中，需要仔细搜索后纵韧带的正中和腹侧部。然后用生理盐水轻度加压冲洗这个间隙。反复冲洗后，再次用髓核钳和球头形探钩确认无任何髓核碎块残留。

　　腰椎椎间盘髓核突出手术后再度复发突出在影像上的典型表现为椎体终板的信号出现变化。采用Modic 分类进行评估，大都为 I 型，特别多见于椎体后部终板有改变的病例（图 3-4-1）。

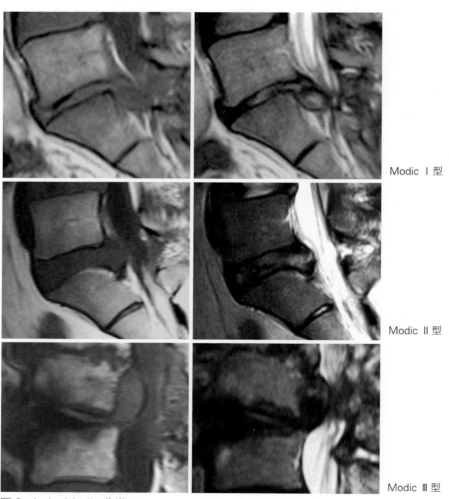

Modic I 型

Modic II 型

Modic III 型

图 3-4-1　Modic 分类

✎ **参考文献**

[1] 村山　岳, 他. MRI からみた腰椎椎間板ヘルニア再発の危険因子と初回手術対策 [J]. 臨整外, 2001, 36: 849-852.
[2] 南出晃人, 他. Failed back surgery の原因と再手術手技——腰椎椎間板ヘルニアの再手術の原因と revision 手技 [J]. 脊椎脊髄, 2009, 22: 826-833.

第5章 手术后的血肿与预防

中川 幸洋

1 脊柱手术后的硬膜外血肿与出现临床症状的发生概率

不仅是脊柱内镜下手术，一般来说，脊柱手术后硬膜外都会出现不同程度的血肿，不过大多数是无症状性的。硬膜外血肿的容积超过椎管的 50%，依然可以是无症状性的，也有患者几个月后血肿被自然地吸收了。

据索科洛夫斯基（Sokolovski）等的报道，术后的有症血肿（Symptomatic Postoperative Hematoma）的发生率为 0.1% ~ 0.2%，而无症状的血肿（Asymptomatic Hematoma）的发生率为 33% ~ 100%。根据笔者进行的调查显示，术后 2 日拍摄的 MRI 图像中，硬膜外血肿的发生率占 67.6%，由血肿导致的椎管占位的发生率平均约为 22.1%。其中，引发一过性症状恶化的病例中，血肿在椎管内占位面积平均为 51.4%，症状很快得到改善的病例中，由血肿引起的椎管占位面积平均为 17.7%。

2 作为报告中偶发事件的术后血肿与现状

根据每年日本骨科学会的脊柱内镜下手术偶发事件的报告汇总，主要并发症中，硬膜损伤占多数，术后硬膜外血肿不足并发症全部的一成。可是，据推测，如果将轻微的硬膜外血肿病例也包括在内，其发生率远远高于报告中的数据。实际上由于施术者克服了学习曲线，硬膜损伤的发生率大大降低，不过，即使是熟练掌握手术技术的、有经验的高年资医师，也必须高度注意术后血肿引起的症状恶化。脊柱内镜下手术时，因为采用目标定点（Pinpoint）减压，手术区域的无效腔很小，血肿无法流向到其他空间去的路径，即使是少量血肿也很容易引起症状性疾病。还有，手术血肿的严重程度上也不相同，包括患者术后几个小时麻醉作用结束后的急性疼痛、手术创伤所致的疼痛症状加重、腰痛伴下肢疼痛增强等。虽然通过服用止痛药或者采用神经阻滞等的保守疗法患者均可感到疼痛症状有所缓解，或随着时间的流逝，血肿被自然地吸收，有的病例甚至无法诊断出出现的症状是否真的是血肿引起的，不知不觉的时间就过去了。一般认为，之所以术后血肿的报告发生频度低，就是因为处在这样的背景下。

3 手术后发生的对侧神经根症状恶化

作为内镜下手术后产生的血肿特征性的观察结果，血肿引起的神经根症状的加重，有时发生在入路的进入侧或对侧。我们考虑这是因为从单侧进入行硬膜囊、神经根的减压，两侧并非是均等的（对侧的减压不足），除此之外，术后硬膜外血肿的形成是其重要原因，即使以某种程度进行了对侧的减压，与进入侧相比，减压程度低的情况下，由于增大的血肿相对地造成减压不足的状况。伊库塔（Ikuta）等报道，在对 LCS 施行的 MEL 单侧进入两侧减压的 47 例病例中，有 7 例发现对侧存在一过性神经根障碍，报告称，所有这些症状的发生随着施术者经验的积累和引流管的设置，已经逐步减少。

即使是减压手术顺利地结束，硬膜外血肿仍然有一定比例的产生可能，因此需要确实预先设置好引流管，必须谨慎而认真采取止血措施，严格执行两侧均等且充分的减压。

表 3-5-1　手术后硬膜外血肿的发生原因以及针对出血源的对策

出血源	对策
静脉	出血点明显时：双极电凝处理 双极电凝不能止血时和渗出（Oozing）：采用外科用止血剂（Integran）等进行局部压迫止血，止血后等待一定时间，必要时再次止血
松质骨髓	严格执行使用金刚砂钻的规程，从皮质骨侧着手刨削 对来自骨髓腔的出血使用骨蜡
圆筒形牵开器外的肌肉和软组织	手术结束后，去除圆筒形牵开器，一边用内镜观察有无出血处，一边往外拔除牵开器

4　脊柱内镜下手术中的硬膜外血肿的预防

　　脊柱内镜下手术为了预防硬膜外血肿的发生，手术中需要谨慎和认真地止血、恰当地设置引流管。表 3-5-1 详细介绍不同状况的止血方法。

✎ 参考文献

[1] 遠藤　徹，他. 腰椎後方内視鏡手術にみられる術後硬膜外血腫と術後閉鎖式ドレーンの設置不良との関連について [J]. 臨整外，2007，42：1205-1210.
[2] 中川幸洋，他. 脊椎後方内視鏡手術と合併症——とくに術後血腫とその対策について [J]. J Spine Res，2013，4：7-15.
[3] Sokolowski MJ, et al. Prospective study of postoperative lumbar epidural hematoma. Incidence and risk factors[J]. Spine，2008，33：108-113.
[4] 中川幸洋，他. 腰椎後方手術後に生じる硬膜外血腫と神経症状悪化との関連 [J]. 臨整外，2007，42：1079-1083.
[5] Ikuta K, et al. Evaluation of postoperative spinal epidural hematoma after microendoscopic posterior decompression for lumbar spinal stenosis: a clinical and magnetic resonance imaging study[J]. J Neurosurg Spine，2006，5：404-409.

第 6 章

术后发生血肿时的对策

中川　幸洋

术后硬膜外血肿大致可分为两大类：术后数小时至 24 h 之间发病的急性硬膜外血肿和术后 24 h 后产生的亚急性硬膜外血肿。

1 急性硬膜外血肿的诊断和治疗

急性硬膜外血肿是手术刚刚结束后患者出现的剧烈疼痛和产生麻痹，通常需要紧急清除血肿。特别是对于以疼痛作为特征性表现的患者，多数以不能忍受的创部疼痛增强为主诉。术后数小时以内发生不能自制的疼痛，特别苦闷状地诉说痛苦，大声呼喊，翻滚倒转等，存在上述表现时，可推测这是由急性硬膜外血肿引发硬膜外压急剧上升的结果。如果伴随进行性下肢麻痹，即使不伴随下肢麻痹，如果诉诸上述那样不堪忍受的疼痛时，应尝试用类固醇类药物进行间歇治疗，如果没有效果，则应考虑紧急进行手术清除血肿。如果通过 MRI 确认为硬膜外血肿时，或者在未做 MRI 检查的情况下，认定了上述特征性疼痛的症状，则大体上能够确诊。

血肿的清除手术，在全身麻醉下打开伤口缝线，使用内镜系统消除血肿和确认硬膜囊及神经根减压，对活动性出血进行止血。另外，因为是手术中止血，不需要去除的外科用止血剂（Integran）、吸收性局部止血剂（avitene）等局部止血剂有时也会由于吸收血液过多而出现膨胀，成为神经再次压迫的因素，需要加以确认。在此情况下，必须迅速地除去这些止血材料，同时再次进行止血。对于以上事项，如果在手术现场不能及早地应对，可在病房和处理室等处，在麻醉下进行拆线并尽可能消除血肿。在局部麻醉下进行创部和筋膜的拆线，开放创部，减小内压，疼痛多数会得到缓解。同时尽可能清除血肿，置入烟卷式引流管纱布敷料覆盖。通过拆线及尽可能消除血肿后，不能取得充分效果的情况下，需要重新进行全身麻醉下的清除血肿和确认神经减压的操作。

表 3-6-1　**手术后发生硬膜外血肿的对应措施**

· 要点
1. 血肿在什么情况下可以等待自行吸收？
MRI 检查：即使血肿面积较大，但不伴有四肢运动障碍，那么可以暂时采用神经阻滞、口服药物等保守措施控制患者的疼痛和感觉障碍。但是在 MRI 图像显示存在明显的血肿，且对以上保守疗法无效的，应及时进行手术清除血肿

2. 血肿压迫仅仅表现为疼痛是否需要再次进行手术？
首先采用保守疗法，疼痛剧烈的可使用非甾体类药物重复治疗，但如果患者出现前述特征性疼痛症状，即表现出苦闷状，诉诸痛苦，大声呼喊，出现翻滚倒转等症状，且保守治疗无效，则考虑实施手术清除血肿。从经验上看，对仅仅只是诉说疼痛的患者在局部麻醉下开放创部、清除血肿、留置卷式引流管，往往症状会戏剧性地得到改善

缺陷：注意凝血因子缺乏症
术前检查（PT、APTT）中，对血液凝固功能进行常规检查，但是凝血因子的缺乏是一种特殊检查。如果手术后，发生原因不明的持续性出血，则需要怀疑凝血因子的缺乏。其治疗方法为可给予患者新鲜冷冻血浆。如果属于第 XIII 凝血因子缺乏，可给患者使用干燥浓缩人血液凝固第 XIII 因子（Fibrogammin）

（高见正成等．以颈椎术后硬膜外血肿为契机发现的第 X/XIII 凝血因子缺乏症 1 例 [J]．根据临床骨科，2007，42：945-948．）

2 对亚急性硬膜外血肿的诊断和治疗

由亚急性硬膜外血肿引发的症状，大多数比上述情况轻微些，但发生和持续时间较长。用 MRI 影像来评估血肿的程度，如果血肿面积并不是非常广大，可以期待血肿被自然地吸收，多数尝试保守治疗。肌力麻痹程度 MMT4 左右，或 MMT1 级恶化程度看不到恢复迹象，创部痛患者尚能控制的情况下，可以继续保守疗法。关于更轻度的症状，可使用 NSAID 等止痛药，不过，保守疗法使用最多的是类固醇类药物。甲强龙（Solumedrol）500 mg+ 生理食盐水 100 mL 静脉滴注。对腰痛、下肢痛，则采用骶管硬膜外阻滞等方法也有效。

有关手术后硬膜外血肿的应对措施（保守疗法及血肿清除）归结在表 3-6-1 中。

✎ **参考文献**

[1] 中川幸洋，他. 脊椎後方内視鏡手術と合併症——とくに術後血腫とその対策について [J]. J Spine Res，2013，4：7-15.

[2] 中川幸洋，他. 低侵襲手術の合併症対策——内視鏡下手術における合併症対策 [J]. 整形外科 Surgical Technique，2015，5：301-307.

[3] 中川幸洋，他. 脊椎内視鏡手術における合併症と対策 [J]. J Spine Res，2016，7：1377-1381.

[4] 高見正成，他. 頚椎術後硬膜外血腫を契機に発見された第 X/XIII 凝固因子欠乏症の 1 例 [J]. 臨整外，2007，42：945-948.

第7章 后根神经节术后相关神经痛的预防和对策

山田　宏

　　外侧髓核突出和椎间孔部狭窄症在手术后很少发生后根神经节（Dorsal Root Ganglion：DRG）相关神经痛。该病症呈自发痛、痛觉过敏和感觉异常（Allodynia）等，临床病情非常复杂且有特异性，因此医师常常对其束手无策。其病因可能是术中对后根神经节激惹过度，产生 DRG 的细胞体的自发冲动现象而引起的一种神经障碍性疼痛。对各种药物治疗均无效，患者感到十分痛苦，因此如果在后根神经节（DRG）近旁有手术侵袭的话，必须事先考虑到，本并发症的发生风险极高。

1　诊断的要点

　　（1）患者自己诉说整个下肢出现症状，手术侵袭到超越腰神经的生皮节（Dermatome）则可呈现出大范围的感觉异常。

　　（2）多数白天症状停留在自我控制以内的，夜间则症状明显增强，存在彻夜难眠那样极端的事例。

　　（3）患者主诉极具个体差异性，比方"咕嘟咕嘟地搏动性疼痛""火烧火燎般烧灼痛"，或者一种与普通伤害造成的疼痛完全不同的痛刺激症状。其中也有像"被利剑的尖刺透一样""被铁钉穿透了脚一样"，所举之例是患者自身从未体验的感觉。

　　（4）为回避对病肢的刺激，不想穿袜子和鞋，常常从被褥里伸出脚来。

　　（5）进行下肢伸展上举（SLR）试验和 Kemp 征候等诱发疼痛的试验，但症状未出现或加剧。也未发现因负重步行导致症状恶化的病例。

　　（6）重症病例中，患侧肢体存在交感神经障碍，出现水肿和皮肤的色泽变化。

2　预防与对策

a　手术中的预防

　　（1）对后根神经节（DRG），要始终如一地进行爱护性手术操作。

　　（2）因内镜下手术工具的杆臂较长，施术者要理解以超出常规类同操作力量的力矩对神经组织起作用。

　　（3）为预防因气动手术磨钻的摩擦热造成神经损伤，需要定时间隔中断操作，将气动手术磨钻头浸在生理盐水中冷却。

　　（4）要避免因髓核突出的压迫和过度狭窄而导致神经过度牵拉。必须按照 CRTP 法（参照第 7 章 149 页）在间接神经减压以后，转到神经的处置。

　　（5）为预防手术后神经炎症和水肿的发生，手术结束时，在神经根内注入倍他米松（Betamethasone）4 mg（图 3-7-1）。

b　术后发生症状的对策

　　（1）基本上 NSAID S 无效。理论上认为有效的普加巴林（Pregabalin）效果并不理想，在笔者自己的病例中，类固醇类药物最有效。

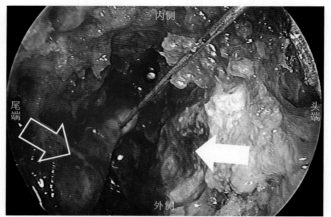

图 3-7-1　手术结束时在神经根内注入倍他米松
避免直接注入后根神经肌内（白框箭头：后根神经肌。白箭头：椎弓根）。

（2）间歇治疗法：用 500 mL 的生理盐水溶化甲泼尼龙琥珀酸钠（Mechirupuredonizoron）甲泼尼龙（Solu-medrol）500～1，000 mg，1 日 1 次，持续 3h 进行点滴静注，连续 3 天为一个疗程。在此后，对于遗留症状的病例，用口服类固醇类药物进行术后疗法。在单独采用类固醇类药物进行静脉间歇治疗的情况下，几乎未发现副作用。

（3）口服类固醇类药物的处方。

·轻微病例：泼尼松 5 mg/1 次。

·重症病例：倍他米松 1.5 mg/3 次。

一边观察止痛功效，一边适宜地给患者调整药量和服用次数。如果口服类固醇类药物的使用是长期的，需要对糖耐量异常、高血压、感染症和消化道溃疡等副作用加以细心考量。并且，为避开用药脱离综合征，不可突然中止和减量，必须分节段性地逐步减少药量。

✎ **参考文献**

山田　宏，他. 腰椎手術後に発生した神経障害性疼痛の臨床的特徴 [J]. 整形外科，2013，64：1-5.

第8章 引流管

中川　幸洋

1 内镜下手术后使用引流管的必要性

手术后留置引流管的作用有预防感染、预防血肿，而内镜下手术后留置引流管的最大目的是预防血肿。因为单椎间减压术和髓核摘除术的手术创伤程度并不大，手术中出血也因此比较少，作为预防感染和血肿而留置引流管的必要性现在尚有争论。佩恩（Payne）等及戛纳亚麻（Kanayama）的报告中认为，1个椎间左右的减压手术中是不需要引流管的。另一方面，米尔扎伊（Mirzai）等则提出，在腰椎间盘髓核突出病例的术后，出现硬膜外纤维组织（Fibrosis）者在引流管使用群中为31.6%，在非使用群中为58.3%，因此认为术后留置引流管是有必要的。虽然类似支持的使用留置引流的报告不多，但从经验上来说，使用引流管有利于减轻患者术后症状。笔者所在医院以往省略了留置引流管时，频繁发生血肿引起的术后症状，因此以后引流管基本上成为全部病例的必需配备品。

2 内镜下手术后引流管的问题

引流管故障增大了发生症状性硬膜外血肿的风险。因此需要熟悉引起故障的原因和处理方法（表3-8-1）。如其他项中表示的那样，反复移动引流管前端，或者将引流管留置在不适当的位置。在引流瓶内未完全存积血液时，可以考虑导流装置未发挥效能，引流管可能被阻塞。设置引流管之后，到创面闭合前，必须使引流管和负压吸引装置相连接，监视其是否发生堵塞，导流装置是否有效地工作着。远藤等提出，与通常的开放手术相比，内镜下手术后，引流管被配备在不合适位置的情况明显较多，并且导致硬膜外血肿的症状加重，多数为引流管不良病例，引流管设置不良是脊柱内镜下手术独特的问题，有增加血肿引起的症状恶化的危险性。

3 拔去引流管的时间点

基本上手术后48h左右应该拔掉引流管，但是如果引流液在引流瓶内的储存量增多时应该推迟撤管时间。医疗机构不同，撤管的判断标准也不同，笔者常用的尺度是，如果12 h内排液10 mL左右，即可

表3-8-1　导致引流管故障的原因及其对策

引流管故障的原因	对策
引流管前端对神经产生刺激	将引流管稍微向外退一些或拔去
置管附近的疼痛和不适感	将引流管的材质换成柔软产品（撤除聚乙烯制品，改成硅胶管）
患者离床引流管脱落	引流瓶和引流管放在患者能看到的地方。放入专用的收纳包里，挂在颈部
引流管前端设置在不合适的位置	闭创前通过透视再次确认
引流管的闭塞和引流不通畅	从插入引流管后，到闭创为止，一直与负压吸引装置连接，并且监视引流状态。如果发生闭塞，逆行性用空气冲扫，则通常可以重新开通

拔除。引流量多但引流瓶内的血液与血浆成分相分离，也可作为拔除引流管的判断依据。

4 总结

· 如何预防和控制手术后血肿是开启脊柱内镜下手术成功之门的钥匙。

· 要想使脊柱内镜下手术获得成功，彻底止血以及恰当地留置引流管是至关重要的。

· 脊柱内镜下手术后，涉及引流管的故障也增加，要预先熟悉应对方法。

参考文献

[1] Payne DH, et al. Efficacy of closed wound suction drainage after single-level lumbar laminectomy[J]. J Spinal Disord, 1996, 9: 401-403.

[2] Kanayama M, et al. Is closed suction drainage necessary for single-level lumbar decompression[J]. Clin Orthop Relat Res, 2010, 468: 2690-2694.

[3] Mirzai H, et al. Are drains useful for lumbar disc surgery?A prospective randomized clinical study[J]. J Spinal Disord Tech, 2006, 19: 171-177.

[4] 遠藤　徹, 他. 腰椎後方内視鏡手術にみられる術後硬膜外血腫と術後閉鎖式ドレーンの設置不良との関連について [J]. 臨整外, 2007, 42: 1205-1210.

腰椎内镜下手术的不同节段的注意事项

麻殖生和博

L4/5、L5/S1 等下位腰椎节段部分，将下关节突稍微切除过量，多数也不成问题，但是如果以同样的切削量切除上位腰椎节段，绝大多数会过量地切除了下关节突。也就是说，在 L3/4 节段以上，从棘突到关节突关节间的椎板狭窄的病例也很多，譬如进行 L3/4、L4/5 2 个椎间的 MEL 时，要先进行 L4/5 的减压，然后以其感觉进行 L3/4 减压时，就会过度切除关节突关节，医师需要注意这一点。为了防止这种情况的发生，手术前，要通过 MRI、CT 预先测量在各节段，对下关节突内侧切除多少毫米以上则会发生危险，手术的最初时要充分地切除棘突根部，将圆筒形牵开器尽可能地设置在进入侧正中附近，这些都是手术操作的关键点。

L1/2、L2/3 是从脊髓圆锥部过渡到马尾的节段，必须在手术前通过 MRI 预先把握脊髓圆锥部的水平位置。如果在 L1/2 节段发现大的中央型髓核突出，最好考虑不采用 MED。在上位腰椎节段，必须对与下位腰椎节段同样的硬膜囊过度地向正中方向回缩持严厉而谨慎的态度，应该极为爱护地进行回缩。

上位腰椎中，因椎间盘位置比椎板间隙更靠近近端，与下位腰椎相比，需要更多地对近端的椎板下缘进行切除，对这一点希望医师们预先注意（图 3-9-1）。并且上位腰椎的椎管形态近似圆形，椎间盘后面也呈塌陷状，被后纵韧带广泛地覆盖，突出髓核很难穿透后纵韧带进入椎管内，因此比较多地呈现向近远两端扩展的形态。在已穿破韧带的情况下，与神经根分支部相比，椎间盘节段靠近近端，比较容易到硬膜囊神经根肩部（背侧）脱出，要预先铭记这一点。

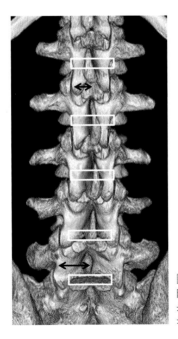

图 3-9-1　**腰椎节段入路的注意事项**
随着向上位过渡，从正中到关节突关节的距离变窄（箭头），与椎板间相比，椎间盘水平（四方形框线）更靠近头端。

✎　**参考文献**

[1]　麻殖生和博，他. 上位腰椎椎間板ヘルニアに対する MED 法 [J]. 脊椎·脊髓手術手技，2005，7：83-86.
[2]　西村行政，他. 硬膜管背側脱出型腰椎椎間板ヘルニアの治療経験 [J]. 整形外科，1994，45：317-322.

第 10 章 退行性脊柱侧弯（旋转）

南出　晃人

超高龄社会已经到来，随着年龄的增长，脊柱的退行性变化脊柱侧弯症（Degenerative Lumbar Scoliosis：DLS）患者日益增加。退行性脊柱侧弯症大致分为 2 个类型：①以脊柱平衡不良导致的腰背部痛、消化器官症状等为主的。②以椎管狭窄导致腰部及下肢痛、间歇性跛行等为主的。

手术方法应该根据病情加以选择：①脊柱平衡不良引起的，需要施行脊柱固定手术，以矫正脊柱的平衡。②以伴随椎管狭窄的神经症状为中心的，可选择减压术、短节段融合。退行性脊柱侧弯症（DLS）中，了解病情和明确诊断是尤其重要的。对于有无椎间孔部、椎间孔外狭窄的并发症，需要通过 3D-MRI 以及包括选择性神经根造影等在内的影像诊断、电生理学的诊断等进行综合性的术前评估。本章将根据伴随退行性脊柱侧弯症（DLS）的腰部椎管狭窄症的内镜减压术的临床功效结果阐述其适应证。

临床效果

在对腰部椎管狭窄症施行内镜下减压术的病例中，科布（Cobb）角 10° 以上的退行性脊柱侧弯症（DLS），术后经过 1 年以上的调查。调查项目有 JOA score、改善率、腰痛（VAS、RDQ）、JOABPEQ、术后满意度、临床效果或不良结果。其结果是，在手术后平均经过 2.5 年的随访，从整体性看，无侧弯加重案例，JOA 的改善率约 50%，马尾型、神经根型和混合型中任何一种病情未发现偏差。JOABPEQ 中各项目的有效率在 50% 以上，腰痛也得到改善。在椎间孔部狭窄并发的病例中，存在效果差的不良病例，女性，术前科布（Cobb）角 >20°。科布（Cobb）角 >5° 的病情发展是其不良因素。同时，JOA 的改善率上，术前科布（Cobb）角 30° 以上，术前 P I(pelvic incidence)–LL(lumbar lordosis) 的不适配也有影响。

手术适应证

伴随退行性脊柱侧弯症（DLS），以神经障碍为中心的腰部椎管狭窄症中，马尾型、神经根型和混合型中的任何一种都可列为适应证。从患者的术后评估来看，临床效果也比较良好。但是，在高度退行性脊柱侧弯症（DLS）病例 [科布（Cobb）角 30° 以上] 中，椎间孔部狭窄、侧弯进行性发展、PI–LL 不适配的因素对临床效果产生了影响，在其选择手术上需要慎重考虑。

参考文献

[1] 山田　宏，他. 脊髄神経根の 3 次元 MRI[J]. 脊椎脊髄，2008，21：115-121.
[2] 安藤宗治，他. 感覚神経活動電位を用いた腰椎椎間孔部狭窄の診断 [J]. 整・災外，2008，51：299-307.
[3] 岩﨑　博，他. 腰椎椎間孔部狭窄の電気診断 [J]. 脊椎脊髄，2010，23：521-526.
[4] Minamide A, et al. Minimally invasive decompression surgery for lumbar spinal stenosis with degenerative scoliosis: predictive factors of radiographic and clinical outcomes[J]. J Orthop Sci, 2017 (in press) .

230

好书推荐

人工全髋关节置换术

定价：198.00 元

主编：（日）伊藤　浩

主译：陈统一

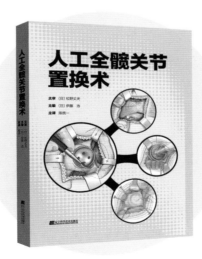

好书推荐

脊柱手术入路与解剖

定价：168.00 元

主编：（日）菊地臣一

主译：陈统一

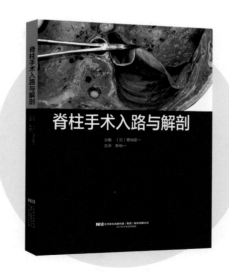